中華醫藏

第三編

叢書卷

泉唐沈氏醫書九種

2

（清）沈靈犀 編

《中華醫藏》編委會 編
江凌圳 主編

國家圖書館出版社

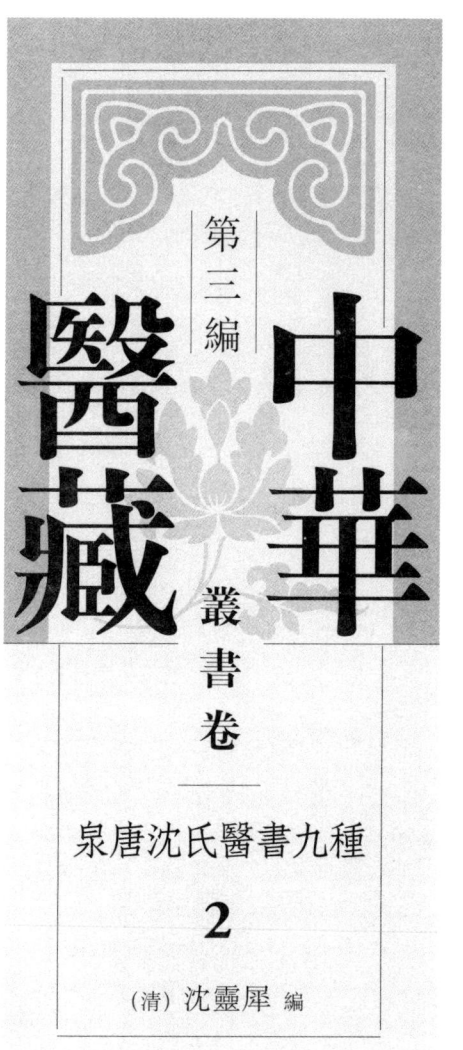

第二册目録

（清）沈靈犀 編

泉唐沈氏醫書九種十三卷（二）

清稿本

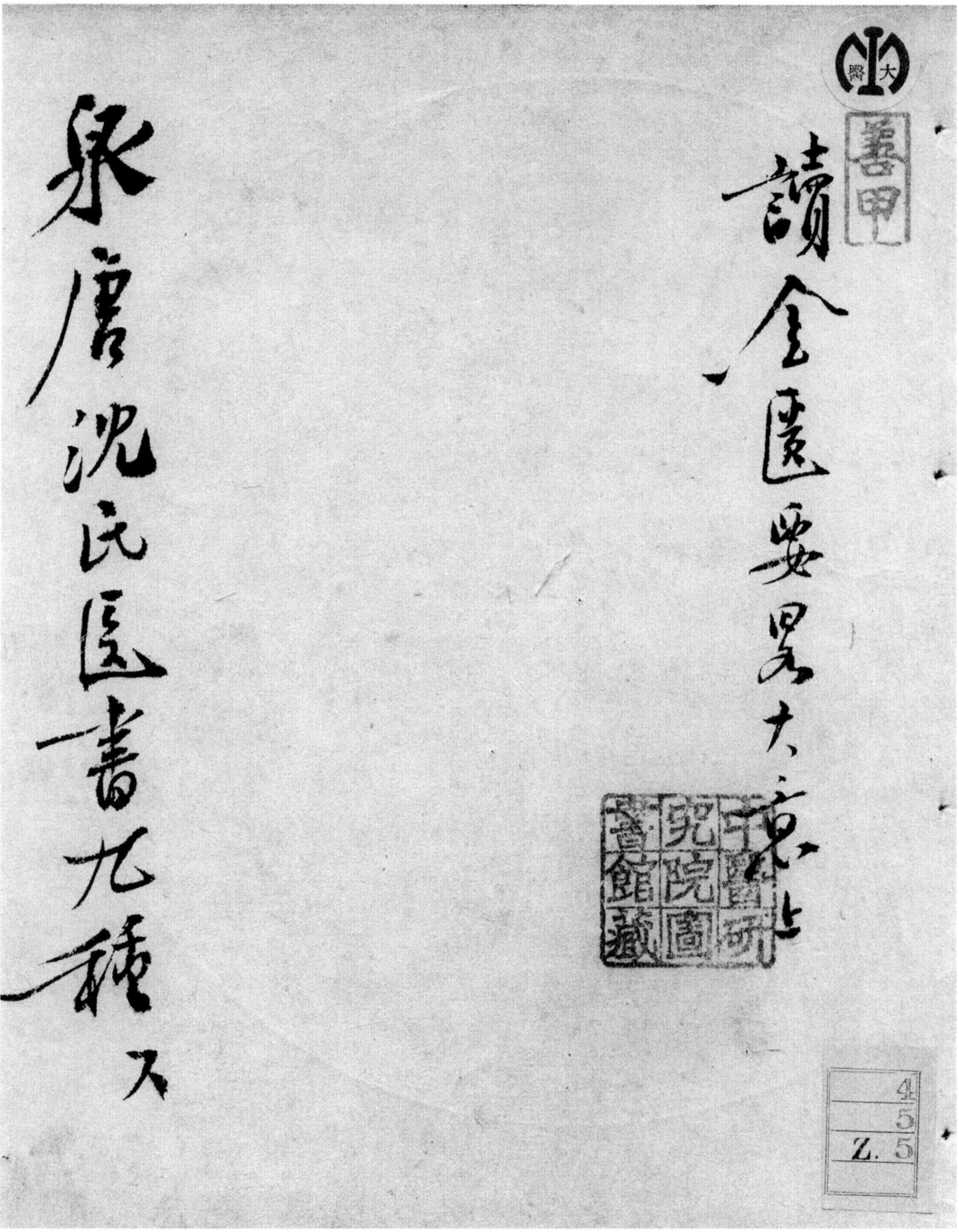
讀金匱要畧大意上
泉唐沈氏醫書九種
善甲
中醫研究院圖書館藏
4
5
Z. 5

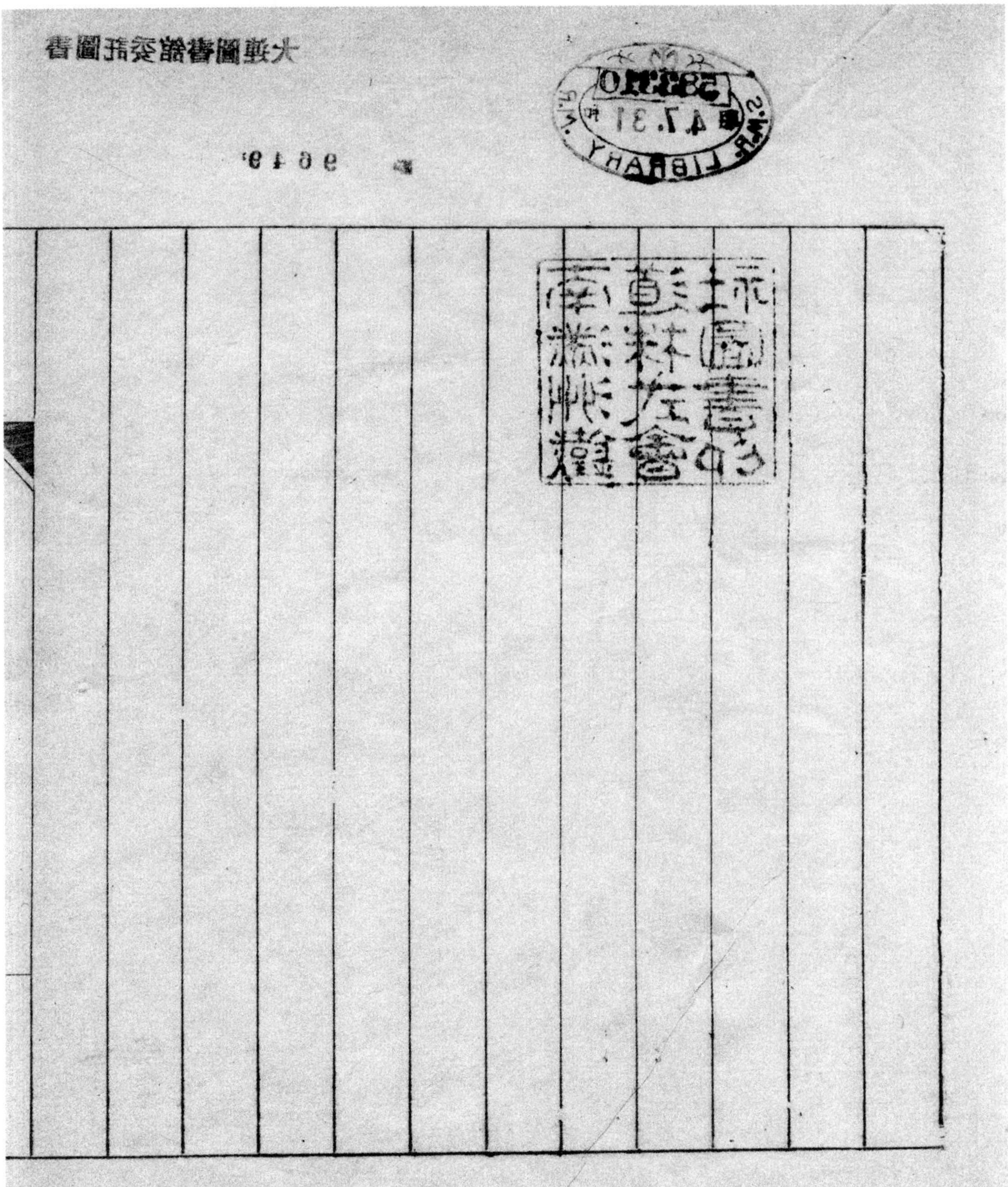
大連圖書館委託圖書
S.M.R. LIBRARY

讀金匱要畧大意

泉唐沈靈犀編

痙濕暍病脈證并治法

痙者風病也其症頸項強急頸熱足寒目赤頭搖口噤背反張

痙病初起不外太陽經其發熱者病在標陽也無汗者邪在膚表則表實也及惡寒者本亦病也以其表實名曰剛痙脈必弦緊

更有病在標陽而發熱膚表反虛而汗出本不病而不惡寒者名曰柔痙脈必浮弦

痙病固屬太陽但太陽之裡即是少陰如病在標陽而發熱脈反沉细而屬陰是症見太陽脈見少陰為入臟之重症最難治

太陽病未必即能成痙必由發汗太多津液外脫筋失所養而致也

太陽中風病不知以桂枝湯解之而以下藥下之下多則亡陰陰亡陽無所制則灼筋而成痓若下後發其汗汗出則更傷其陰而不能養筋必拘急

瘡家膿血出多津液將涸雖身疼痛表证尚未淨者亦不可發汗汗出津液愈竭筋失所養而成痓即婦人產後亡血過多因而成痓者亦然

經云因於風者上先受之故病痓者身熱足寒風傷太陽之經則頸項強急風傷太陽之氣則週身惡寒陽氣上行於頭面則時頭熱面赤太陽之脈起於目內眥則目赤風行於項則頭獨動搖筋脈不舒則背反張風客會厭則卒然口噤此痓病之本象也

若不知其為痓而誤發其汗汗出衣濕濕久不干復受之則為寒

濕甚表亦因汗出而益虛則惡寒更甚且其脈亦變屈曲如蛇形

此痓病誤治後之變象也

痓病誤治而變病之後暴然見其腹脹大者是爲入府之實症乃診其脈仍如蛇狀反加伏弦者此變而又變之痓也宜先以厚朴生姜甘草人參半夏湯以消其脹後再以法治之

痓之本脈必勁急弦直按之緊如弦自寸至尺直上下行者是也

痓病誤用灸法則風火交煽真陰立亡爲難治之症用風引湯減去桂枝干姜一半煮服或可有效

太陽桂枝證悉備但身体强几几然者爲風邪入於經輸然經輸之病脈應浮數今反沉遲者是將成痓之脈也此不爲傷寒而爲柔痓以栝蔞桂枝湯主之

栝蔞桂枝湯

括蔞根三兩　桂枝三兩　芍藥三兩　甘草二兩
生姜二兩　大棗十二枚
右藥煮取溫服微汗〻不出食頃啜热粥發
太陽麻黃証悉備表實而無汗者邪氣不得外達也小便反少
者邪氣不得下行也邪氣既不能外達又不得下行遂逆上
而衝胸口噤不得語是為欲作剛痓也以葛根湯主之
葛根湯
葛根四兩　麻黄三兩　桂枝二兩　甘草二兩炙
生姜三兩　大棗十二枚　芍藥二兩
右先煮麻黄葛根去沫内諸藥煮去滓溫服覆取微似
汗不須啜粥

痓病入裡則胸滿氣閉而口噤背反張而卧不着席筋為热灼

而脚攣急上必平關縈而齘齒可與大承氣湯急下其热以救
陰若病稍减餘证未盡者當審其緩急而再服之或以白虎
加人參湯滌陽明之熱或以黄連阿膠湯救少陰之陰再以
竹葉石羔湯收功

大承氣湯

大黄四两　厚朴半斤　枳實五枚　芒硝三合

右先煮枳朴去滓納大黄煮去渣納芒硝更上微火一两
沸温服得下餘勿服

濕為六淫之一亦如中風傷寒之自太陽經始但風寒之太陽病
病在肌表濕之太陽病之在關節關節為濕邪所傷則關
節疼痛而煩濕為陰邪故其沉細此名濕痹濕痹之候閉
氣不化而小便不利濕閉於內而大便反快但當利其小便則濕

從小便而去矣

濕家之為病濕盛於外者熱必鬱於內濕盛於外則一身盡疼陽鬱於內則發熱濕熱鬱於肌肉之間則身色如烟之熏黃而帶黑也

濕家但頭汗出者是霧露之邪中於太陽之氣處而不行故也背強者濕邪滯礙而經輸不利故也欲得被覆者陰氣盛於表故也喜向火者病尚在表也病在表而若下之太早則寒濕之邪陷於胃而為噦濕邪壅塞氣道而或胸滿氣化不行而小便不利舌上濕滑白如胎而非胎者總由寒濕之邪陷於胸膈命門之陽鬱在下焦是為丹田有熱胸中有寒丹田有熱故渴欲得飲胸中有寒故欲飲而不能飲口燥而心煩也

痓濕暍

濕家誤下後額上汗出者此陽明之氣脱絶而真液上泄也微喘者此太陽之氣絶而真氣上脱也小便利者此少陽之氣絶而津液下注也三陽氣絶上下離脱主死若中土敗而地氣陷不必三陽氣絶而亦主死

風濕者内有濕而外感於風也風濕相搏則一身盡疼痛法當微似汗則風濕盡去而解若汗大出但風氣去濕氣仍在故不愈也所以治風濕者但微微似欲汗出則陰陽兩不相負而風濕俱去耳

濕家無汗屬表也其僅身煩疼而不發黄可知濕未鬱於内而爲熱且無小便不利可知濕未入於裏而爲痹表則宜汗解可與麻黄加术湯發其微汗爲宜慎不可以火攻之

風濕相搏一身盡痛無汗其發熱每在於申酉戌之日晡

所劇者以陽明主於申酉戌當其王時則增也此名風濕蓋所以致此風濕之病乃傷於汗出當風汗隨風滲入所致或久傷取冷亦能致之可與麻黄杏仁薏苡甘草湯寒濕亦可用之

麻黄加术湯

麻黄 三兩　桂枝 二兩　甘草 一兩炙　白术 四兩

杏仁 七十个

右五味先煮麻黄去上沫再納諸藥煮溫服

麻黄杏仁薏苡甘草湯

麻黄 半兩　杏仁 十个　薏苡 半兩　甘草 一兩炙

脈浮為風身重為濕若見此脈證汗不出而惡風者為實邪可以前二湯中選用之若汗出惡風者為虛邪以防己

黄耆湯主之

防己黄耆湯

防己一两　甘草半两炙　白术七錢半　黄耆一两一分

生姜四片　大棗一枚

右藥煮去渣温服　喘者加麻黄半两　胃中不和者

加芍藥三分　氣上衝者加桂枝三分　下有陳寒者加

细辛三分服後當如虫行皮中從腰下如氷坐被上又以

一被繞腰下令微汗差

傷寒至於八九日值少陽主氣之朔宜從少陽之樞而出矣

乃不解復感風濕合而相搏寒邪拘束則身体疼風邪

煽火則心煩濕邪沉着則不能自轉側邪未入裡則不嘔

不渴脉浮虚為風濇為濕此風多於濕之証宜以桂枝附

子湯主之

桂枝附子湯

桂枝 四兩　附子 三枚　甘草 二兩炙　生姜 三兩

大棗 十二枚

若濕多於風者，脾受濕傷，不能爲胃行其津液，則大便

堅；脾受傷而津液不能還入胃中，則小便利，宜白术附

子湯主之

白术附子湯

白术 四兩　附子 三枚　甘草 二兩炙　生姜 三兩

大棗 十二枚

右藥煮温服，其人如冒狀，勿怪，即是术附並走皮中逐水

氣未得除故耳

風濕相搏若已深入骨節則疼煩掣痛不得屈伸近之則
痛劇若榮衛與三焦之氣俱病則見汗出短氣小便不利
惡風不欲去衣或身微腫之証宜固其陽而暖其氣庶經
脉柔和陰陽得煦而水泉動矣以甘草附子湯主之

甘草附子湯

甘草二兩炙　附子二枚　白朮二兩　桂枝四兩

暍者暑也暑亦六淫之一故先傷太陽之標氣則發熱惡
寒身重而疼痛熱傷氣則其脉弦細芤遲小便已洒洒然
毛聳陽氣虛不能榮於四末則手足逆冷氣虛不能自支
則小有勞身即熱陰液爲熱所爍不能上滋則口開前板
齒燥若誤認爲傷寒而發其汗則表虛而惡寒甚若因
其寒甚而加溫針則經脉虛而發熱甚若因其發熱甚

而故下之則裡虚水源竭而淋甚矣

太陽中熱者暍是也暑干肌表而氣虚微則汗出惡寒

暑熱燥津則身熱而渴以白虎加人參湯主之

白虎加人參湯

知母 六兩　石膏 一斤　甘草 二兩 炙　粳米 六合

人參 三兩

先煮粳米候米熟湯成去米納諸藥煮溫服

太陽中暍身熱疼重而脈微弱者此以夏月因暑熱而

復傷冷水水行皮中所致也一物瓜蒂散主之

一物瓜蒂湯

瓜蒂 二十个

白虎加人參湯治暑不兼濕之証也暑合濕邪為患

則用一物瓜蒂湯後人用五苓散大順散小半夏加茯苓湯十味香薷飲白虎加蒼术湯皆推廣其法而兼治溼也

百合狐惑陰陽毒病脈証并治法

百合病者分為百脈合為一宗悉致其病也其証意欲食而復不能食口欲言而又不言常默然欲卧而又躁而不能卧欲行而又懶而不能行飲食或有美時或有不欲聞食臭時如寒無寒如熱無熱口苦小便赤諸藥不能治得藥則劇吐利如有神靈者若身形如和但其脈微數每溺時而頭每痛者則知其有熱也六十日乃愈若溺時頭不痛淅淅然者則病稍淺四十日可愈若溺時快然但頭眩者則病更淺矣二十日可愈其百合证多於傷寒大病後見之或熱氣

先動未病而預見或病四五日而出或二十日或一月後見者
遺熱不去故也各隨証治之
百合病見於陰者以陽法救之見於陽者以陰法救之若
見陽病而攻其陰則并傷其陰矣後發其汗爲重傷其
陽也此爲逆見陰病而攻其陽則并傷其陽矣乃後下之
爲重竭其陰也此亦爲逆
百合病見於發汗之後者以誤汗亡液故也百合知母湯主
之
百合病見於下之後者以誤下而熱邪下陷也百合滑石代
赭石湯主之
百合病見於吐之後者以誤吐而傷陰也百合雞子湯主
之

百合病未經吐下發汗病形如初者以熱氣先動未病預見也百合地黃湯主之

百合病一月不解變成渴者熱壅皮毛故也百合洗湯主之

百合病洗後而渴不差者熱甚傷津也栝蔞牡蠣散主之

百合知母湯

百合 七枚　知母 三两

右先以水洗百合漬一宿當白沫出去水另以泉水煎取一升去滓別以泉水二升煎知母取一升再合煎温服

百合滑石代赭湯

百合 七枚　滑石 三两　代赭石 如彈丸大一枚

煎法如前

百合雞子湯

百合七枚　雞子黄一枚

右先煎百合去滓再納雞子黄攪匀煎温服

百合地黄湯

百合七枚　生地黄汁一升

右先煎百合如前法再納地黄汁煎服

百合洗方

百合一升以水一斗漬之一宿以洗身洗已食煮餅勿以鹹

鼓也

栝蔞牡蠣散

栝蔞根　牡蠣

右爲细末飲服日三服

百合病變發熱者其有内熱可知也以百合滑石散主之

百合滑石散

百合 一兩 炙　滑石 三兩

右爲散日三服當微利者止服熱則除

狐惑病虫病也狀如傷寒默默欲眠目不得閉臥起不安蝕於喉爲惑蝕於陰爲狐而且不欲飲食惡聞食臭其面目乍赤乍黑乍白者皆虫擾動所致也蝕於上部則喉傷而聲啞以甘草瀉心湯主之蝕於下部則傷厥陰氣自下而上衝故咽干以苦參湯洗之蝕於肛者以雄黃薰之

甘草瀉心湯

甘草 四兩 炙　黄芩 三兩　干姜 三兩　人參 三兩

半夏半升　黄連一兩　大棗十二枚

苦參湯

苦參一升水煮去滓薰洗日三次

雄黄薰法

雄黄一味燒向肛门薰之

病者脉数微烦默默但欲卧热盛於裡也無热汗出病不在表也初得之三四日目赤如鸠眼肝热注於目也蓄热不去势成癰腫至七八日目皆黑則癰已成矣若能食者膿已成也以赤小豆當歸湯主之

赤小豆當歸散

赤小豆三升浸令芽出曝干　當歸十分

右二味杵為散日三服

陰陽二毒是感非常災癘之氣從口鼻而下入咽喉致死甚速自不可不詳辨之

陽毒為異氣中之陽也邪適中人之陽則上干陽位而面赤斑斑如錦紋陽毒從口而入則咽喉痛入胸膈則吐膿血五日經氣未遍尚可救治宜升麻鱉甲湯至七日陰陽經氣已周而再行則不可治矣

異氣適中人之陰則為陰毒邪入於陰則血凝血凝不上榮於面而面目青血不環周於一身則身痛如被杖邪從口而入則咽喉痛五日經氣未遍尚可救治以升麻鱉甲湯去雄黃蜀椒主至七日陰陽經氣已周而再行則不可治矣

升麻鱉甲湯

升麻二两 當歸二两 甘草二两 蜀椒炒一两

鱉甲一大片炙 雄黄半两

右以水煎服取汗陰毒去雄黄蜀椒

瘧病脉証并治法

瘧者寒熱往來之有定候也雖有三陽三陰之異而其舍偈不外乎少陽之半表半裏之间故揔其大綱曰瘧脉自弦弦而兼數者多熱弦而兼遅者多寒弦而小緊者小即沉之義沉在裏故可下而差弦而兼遅者多寒可温之弦而兼緊不小而浮者知其在表而不在裏可以發汗針灸也弦而兼浮大者知其邪在高分可以吐而越之弦而兼數者多熱熱之極生風當知為風發也君以上因脉施治而久不愈者當以飲食消息之

瘧病以月計之一日一發者當十五日愈設不差當更一旺氣月盡解也如至月盡而病仍不解是更二旺氣之時其邪必與氣血痰飲結而為癥瘕名曰瘧母當急治之宜鱉甲煎丸

鱉甲煎丸

鱉甲十二分炙　射干三分　黄芩三分　柴胡六分

鼠婦三分　干姜三分　大黄三分　桂枝三分

石韋三分　厚朴三分　紫葳三分　半夏一分

阿膠三分　芍藥五分　丹皮五分　䗪虫五分

葶藶一分　人参一分　瞿麦二分　蜂窠四分炙

赤硝十二分　蜣蜋六分　桃仁二分

右二十三味為末取煆灶下灰一斗清酒一斛五升浸灰

候酒盡一半着鼈甲於中煮令汁焗如膠漆絞取汁
納諸藥末爲丸如梧子大空腹七丸日三服
陰氣孤絶陽氣獨發者則氣爲火耗火無水濟而身熱
少氣煩冤陰孤絶固無以濡外又無以守中則手足熱
而欲嘔名曰癉瘧故知其但熱不寒之所以然者實因其
邪氣藏於心外舍分肉之間令人消爍肌肉可用白虎加
桂湯或用竹葉石羔湯亦可
温瘧者伏氣病也火盛於内外爲寒氣所格而不出至春令
感温之氣則發或夏令感熱氣而發與冬感不同故其脉如平
但此病當憑証而不憑脉見其身無寒但熱骨節煩疼時嘔
者以白虎加桂湯主之
白虎加桂枝湯

知母六兩　石羔一斤　炙草二兩　粳米二合

桂枝三兩

右先煮米熟成湯去米納諸藥並溫服

瘧病少熱多寒者非真寒也緣寒氣挾痰飲伏於心間陽氣不能外達於肌表故多寒甚則有寒無熱心為牡藏因名之曰牡瘧以蜀漆散主之或借用桂枝去芍藥加蜀漆龍骨牡蠣救逆湯亦可

中風歷節病脉證並治法

中風與痹有別風之中人徹於上下而半身不遂若或着於一處但臂不遂者此不為風而為痹夫風之中人必由虛入故其脉微熱是風發則其脉並鼓故脉微而鼓為中既成之証使然也

風之傷人必先在榮衛榮衛傷則寸口之脉以應之若中風而傷於中寒者寸口之脉必浮而緊之則為寒浮則為虛寒虛相搏邪在皮膚故脉浮者數為血虛血虛則無以充皮膚而養絡則絡脉空虛又無以循常度而禦邪則賊邪不瀉或左或右為邪氣所傷則筋脉不用而反緩無邪之處則正氣獨治而即急正氣引邪其口目喎僻不遂左喎者邪反在右右喎者邪反在左若邪在於絡則表病而肌膚不仁邪在於經則裡病而筋骨重滯不勝邪在於府即不識人邪入於臟舌即難言口唾涎沫也風中經絡與府者可用驅風至寶膏若入臟最防逆入於心宜用侯氏黑散

侯氏黑散　本文治大風四肢煩重心中惡寒不足者

中風歷節

菊花四十分　白朮十分　防風十分　桔梗八分
黄芩五分　細辛三分　干姜三分　人參三分
茯苓三分　當歸三分　川芎三分　牡蠣三分
礬石三分　桂枝三分
右十四味杵為散酒服日一服初服二十日溫酒調服禁一
切魚肉大蒜常宜冷食六十日止即藥積腹中不下也熱
食即下矣冷食自能助藥力
中風之偏在風者則寸口之脈遲而緩遲則為寒緩則
為虛榮行脈中沉而見緩者則為亡血衛行脈外浮而
見緩者則為中風若邪氣中經則身癢而癮疹若心氣
不足邪氣入心則據胸中但逼正氣胸滿而短氣風引
湯主之

風引湯

大黄四両　干姜二両　龍骨四両　桂枝二両

甘草二両　牡蠣四両　寒水石六両　滑石六両

赤石脂六両　白石脂六両　紫石英六両　石膏六両

右十二味杵粗篩以韋囊盛之取三指撮井水三升煮三沸温服治大人風引小児驚癇瘈瘲日数発醫所不療者

風逆入心風乗火勢火借風威其病如狂状妄行獨語不休熱既逆於内而外反無熱惟其脈益浮所以然者風火交煽於内致脈益浮耳宜防己地黄湯主之

防己地黄湯

防己一分　甘草一分　桂枝三分　防風三分

右四味以酒一杯漬之絞取汁生地黄二斤㕮咀蒸之如斗米飯久以銅器盛藥汁更絞地黄汁和服

中風歷節

歷節者遍歷關節而為病也大抵由於肝腎先虛而心陽復鬱所致診其寸口之脈沉而弱者沉即主骨弱即主筋沉即為腎弱即為肝是為肝腎虛而筋骨病也肝腎既虛之人於汗出時入浴水中則寒濕之氣從汗孔而內侵鬱為濕熱則病歷節病而黄汗亦時出然此非中風不遂者比故但曰歷節

亦有濕熱內盛之人因風而成歷節者有三証一曰左胃其胃之趺陽脈浮而滑滑則知其穀氣實浮則知其胃熱而汗自出是因濕熱內鬱復受風而成為黄汗也

一曰左胃其胃之少陰脈浮而弱弱則血不足浮則為風風血相

持即疼痛如掣並因血虛之人而兼風濕使然也
一曰肥盛之人其脈不滑而濇小者濕滯於中也因濕阻滯而
短氣因風作使而汗自出風濕相搏則歷節疼不可伸屈
此皆可比之飲酒當風所致
諸肢節疼痛身體尫羸脚腫如脫則氣絶於下也頭眩
短氣則氣虛於上也温温欲吐則氣逆於中也此肝腎俱
虛而榮衛三焦亦因之而病以桂枝芍藥知母湯主之

桂枝芍藥知母湯

桂枝四兩 芍藥三兩 甘草二兩 麻黄二兩
附子二兩 白朮四兩 知母四兩 防風四兩
生姜五兩
右九味以水煮取温服

肝腎虚則病歷節但肝腎所以致虚之由因味過酸則病肝而傷筋，筋傷則不收持而緩名曰泄，過鹹則病腎而傷骨，骨傷則不能立而痿名曰枯，枯泄相搏名曰斷洩斷泄者榮氣涸流而不通榮不通則衛不獨行而榮衛俱微三焦氣乏而亦無所御則四屬失養而斷絕由是精不化於上而身體羸瘦陰濁全注於下而獨足腫大且黃汗出脛常冷假令發熱便為歷節也

病歷節不可伸屈疼痛烏頭湯主之

烏頭湯

麻黄三兩　芍藥三兩　黄耆三兩　炙草三兩

烏頭五枚

右四味以水三升煮去滓納蜜並服

血痺虛勞病脉証并治法

血痺之証由於質虛若尊榮之人形樂而志苦志苦則骨弱形樂則肌膚盛盖骨弱則不能耐勞肌膚盛則氣不固若重因疲勞則汗出汗後血疲而嗜卧卧中不時動揺加被微風遂得而干之與血相搏而爲痺但以血痺人之六脉自微濇其関上之寸口而小緊者其爲風寒之邪所侵可知矣宜針引陽氣令和緊去則愈

血痺之脉陰陽俱微寸口脉在関上者亦微但尺中獨小緊者其邪既入之後搏於陰分而不去故也外証身体不仁雖如風痺之狀而其實則非風宜以黄耆桂枝五物湯主之

黄耆桂枝五物湯

黄耆三兩　芍藥三兩　桂枝三兩　生姜六兩

血痺虛勞

大棗 十二枚

男子平人应得四時五藏平脈若脈大即為七情色慾過度内損骨精勢將為勞脈極虛亦為飢飽勞役過度内損脾氣亦為勞

或男子面色無華而淺薄主氣不布精而口渴及失血過多而亡血卒然氣不順而喘心不寧而悸更診其脈之浮於外者便知其氣血之虛裡也

男子勞而傷陽之氣不足則脈虛沉弦無表邪而自無寒熱但病短氣下焦虛而氣不行則裡急小便不利少腹滿血不榮於面則面色白上虛則頭眩而目瞑陽虛陰必走則並見鼻衄此為勞而傷陽使之然也

男子氣弱而脈浮弱精弱而脈濇為得天之守不足當無

子因其人之精氣必空清冷故也

肝腎爲子母之藏腎病而未有肝不病者故腎病失精必見肝病之少腹弦急且精氣過泄則陰頭無氣而自寒肝腎皆虛則目眩而髮落以上諸證徵之於脈必極虛芤遲之爲清穀芤爲亡血虛爲失精並虛勞之脈復不一致爲脈得諸芤動微緊諸象於男子則爲陰虛不得陽之固攝而失精於女子爲陰虛不得陽之剛正而夢交以桂枝龍骨牡蠣湯主之

桂枝龍骨牡蠣湯

桂枝三兩　芍藥三兩　生姜三兩　甘草二兩炙

龍骨三兩　牡蠣三兩　大棗十二枚

男子平人脈虛弱細微者亢陽不足也陽不足而陰不生則

陰虚不足而不能自守喜盗汗也

人年五六十陽氣就衰其脈不宜大而反大者非真陽有餘乃為陽虚上亢必痹挾脊背之左右行若陽氣以勞而外越則寒動於中而為腸鳴火擾以勞而上逆則與痰相搏於腋下則生馬刀扣搏於頸旁則生俠癭皆為虚勞得之

脈沉小遲並見為陽氣大虚之証名為脫氣之既脫而疾行則氣竭而喘喝陽虚則寒盛於外而手足逆冷寒盛於中則腹滿甚則溏泄食不消化也

脈軽按弦而重按大弦則為陽微而遞減大則為外盛而中氣減則陽不自振為內寒氣則陰不守中為中虚之寒相搏此名為革見此脈者婦人則不能安胎而半產不能凋經而漏下男子不能統血而亡血不能藏精而失精

虛勞病如元陽之氣不能內充精血則血虛而見裡急悸衄
腹中痛夢失精等證不能外充四肢口咽則見四肢痠疼
手足煩熱咽干口燥等證也以小建中湯主之

小建中湯

桂枝 三兩　甘草 二兩　芍藥 六兩　生姜 三兩

飴糖 一升　大棗 十二枚

右藥先煮成去滓再納膠飴更上微火消化溫服

虛勞證裡虛脈急者則眩悸喘喝失精亡血腹（痛）諸不足
之證相因而至也以黃耆建中湯主之

黃耆建中湯即小建中湯內加黃耆一兩

氣短胸滿者加生姜腹滿者去棗加茯苓及療肺虛
損不足補氣加半夏

虛勞腰痛者腎氣虛也腎氣虛則膀胱之氣亦不化故小腹拘急而小便亦不利以八味腎氣丸主之若服後無大效是力藥不足之故可再以天雄散主之

八味腎氣丸

干地黃八兩　山藥四兩　山茱萸四兩　澤瀉三兩

丹皮三兩　茯苓三兩　桂枝一兩　附子一枚

天雄散

天雄三兩　白朮八兩　桂枝六兩　龍骨三兩

右四味杵爲散酒服半錢日三服不知稍增之若天雄無真者可以大附子代之

虛勞諸不足風氣百疾薯蕷丸主之

薯蕷丸

薯蕷三十分　人參七分　白朮六分　茯苓五分

甘草二十分　當歸十分　芍藥六分　白斂二分

川芎六分　麦冬六分　阿膠七分　干姜三分

大棗百枚为膏　桔梗五分　杏仁六分　桂枝十分

防風六分　神麴十分　柴胡五分　豆黄卷十分

干地黄十分

右二十一味末之煉蜜丸如彈子大空腹酒服一丸

虚勞证虛煩不得眠者是挾心火而兼肝鬱之证也以酸棗仁湯主之

酸棗仁湯

酸棗仁二升　甘草一兩　知母二兩　茯苓二兩

川芎一兩

血痹虛勞

右先煮豉棗仁再納諸藥並溫服

五勞虛極一身羸瘦腹滿不能飲食傷在脾胃也其所以受傷之因或食傷憂傷飲傷房室傷肌傷勞傷以及經絡榮衛氣傷等類皆其因也勞極在內並熱肝血肌膚無（則血干而）血榮潤則如鱗甲之交錯目無血以滋養則兩目黯黑凡裡急由於血干者以法緩其中虛弱由於血干者以法補其虛其法維何即用大黃䗪虫丸是也

大黃䗪虫丸

大黃十分　黃芩二兩　甘草三兩　桃仁一升

杏仁一升　芍藥四兩　干地黃十兩　干漆一兩

虻虫一升　水蛭百枚　蠐螬百枚　䗪虫半升

右十二味末之煉蜜和丸小豆大酒服五丸日三服

虚勞不足汗出而悶熱極而悸脈結悸行動如常不出百日危

急者以炙甘草湯主之

炙甘草湯

炙甘草四兩　桂枝三兩　生姜三兩　麦冬半升

麻仁半升　人参二兩　阿膠二兩　大棗三十枚

生地黄一斤

右藥以酒和水先煮去滓再納膠消盡溫服

肺痿肺癰欬嗽上氣病脈証并治法

肺痿肺癰皆由於熱但有虚實之分虚者為痿實者為

癰之脈數實痿脈數虚

成痿之由或從汗出或從嘔吐或從消渴小便利數或從便難

又被快藥下利重亡津液所致

脈數而虛欬而口中反有濁唾涎沫者爲肺痿之病若脈反滑數口中辟辟作空響而燥欬胸中隱隱作痛此爲肺癰欬吐膿血

肺癰之始寸口脈微而數微則爲風數則爲熱汗出惡寒呼吸不靈風熱鬱結於肺中則欬而口干喘滿咽燥不渴多吐濁沫久而不解血爲之凝滯蓄結而成癰吐膿如米粥始萌可救膿成則死

痿證或由於肺冷者必頭眩口多涎沫不欬不渴遺尿而小便頻數所以然者上焦氣虛不能制約下焦陰水故也宜甘草干姜湯以溫之若服此湯而反渴者屬消渴宜另以法治之

甘草干姜湯

炙草四兩　干姜三兩

肺癰將成未成之際，邪壅於肺，喘而不得卧者，宜葶藶大棗泄肺湯主之

葶藶大棗瀉肺湯

葶藶　大棗

右先煮棗，去棗，納葶藶，煮，温服

肺癰既成，其証必欬而胸滿，振寒脈數，咽干不渴，時出濁唾腥臭，久久吐膿如米粥，宜桔梗湯主之

桔梗湯

桔梗一兩　甘草二兩

右藥煮，温服，再服則吐膿血也

肺痿涎唾多，心中温温液液者，宜千金甘草湯主之

千金甘草湯

甘草一味水煎温服

肺痿欬吐涎沫不止咽燥而渴者千金生姜甘草湯主之

或桂枝去芍藥加皂湯亦可

千金生姜甘草湯

生姜五兩　人參三兩　甘草四兩　大棗十二枚

咳而胸滿振寒脉數咽干不渴時出濁唾腥臭久久吐膿如米粥者爲肺癰外臺桔梗白散主之

外臺桔梗白散

桔梗三兩　貝母三兩　巴豆一分去皮熬研如脂

右三味爲散强人飲服半錢弱者減之病在膈上者吐膿在膈下者瀉出若下多不止飲冷水一杯則定

咳有微熱煩滿胸有甲錯是爲肺癰千金葦莖湯主之

千金葦莖湯

葦莖二升　薏苡仁半斤　桃仁五十枚　瓜瓣半斤

右先煮葦莖去滓納諸藥并服再服當吐如膿

尤在涇云肺癰諸方其於治效各有專長如葶藶大棗湯用治癰之始萌而未成者所謂乘其未集而擊之也其葦莖湯則因其亂而逐之者耳桔梗湯剿撫並行而意在於撫洵爲王者之師桔梗白散則爲搗堅之銳師也比而觀之審而行之庶幾各當而無誤矣

上氣證有正氣奪與邪氣實之不同亦宜分別而詳辨之

上氣面浮腫摇肩出息氣但升而無降其脈浮大者元陽之根已拔已爲不治之證若又加下利則陽脫於上陰脫於

肺痿肺癰欬嗽上氣

下陰陽分離其证尤甚必死無疑此爲正氣奪之上氣证也

上氣喘而躁者係風邪壅滯於肺間而成肺脹其逆上之涎沫將欲乘風勢而作風水宜發其汗以祛風則水無風戰而自愈此爲邪氣實之上氣证也

上氣更有欬與不欬之分不欬者僅有風邪欬者内有水氣外有風邪也

咳而上氣水與氣相觸聲在喉中連連不绝作水鷄聲者以射干麻黄湯主之

射干麻黄湯

射干三兩　麻黄四兩　生姜四兩　细辛三兩

紫菀三兩　款冬花三兩　大棗七枚　半夏半升

五味子 半升

右先煮麻黄兩沸去上沫納諸藥煮温服

欬逆上氣時時吐痰而膠濁但坐不得眠者此前证作水雞

聲者發甚急宜開其壅閉滌其汙垢以皂莢丸主之

皂莢丸

皂莢 八兩刮去皮弦炙

右一味末之蜜丸梧子大以棗膏和湯服三丸日三服

欬而不上氣之证病雖未甚但有在表在裡之别亦宜辨之

欬而脉浮者爲風寒病之在外也宜厚朴麻黄湯表散之

厚朴麻黄湯

厚朴 五兩　麻黄 四兩　石膏 一兩　杏仁 半升

半夏 半升　干姜 二兩　细辛 二兩　小麦 一升

肺痿肺癰欬嗽上氣

五味 半斤

右先煮小麦熟去滓內諸藥煮溫服

欬而脈沉者為痰飲病之在裡也宜澤漆湯蕩滌之

澤漆湯

半夏 半升　紫參 五兩　生姜 五兩　白前 五兩

甘草 三兩　黄芩 三兩　人參 三兩　桂枝 三兩

澤漆 三斤

右先煮澤漆去滓內諸藥煮溫服

火逆上氣者無欬逆吐痰水雞聲等証但覺咽喉若有物相礙而不爽利法宜止逆下氣以麦门冬湯主之

麦门冬湯

麦门冬 七升　半夏 一升　人參 二兩　甘草 二兩

粳米三合　大棗十二枚

肺脹之証欬而上氣其人大喘目突如脫其脈浮大則風大

挾水飲而上於肺宜以越婢加半夏湯主之

越婢加半夏湯

麻黄六両　石膏半斤　生姜三両　大棗十二枚

甘草二両　半夏半斤

右先煮麻黄去上沫納諸藥煮温服

肺脹欬而上氣煩躁而喘者心下有水氣挾熱邪也宜小

青龍湯加石羔湯主之

小青龍加石羔湯

麻黄三両　芍藥三両　桂枝三両　細辛三両

干姜三両　甘草三両　五味半升　半夏半升

石羔四兩

右先煮麻黄去上沫内諸藥煮温服

奔豚氣病脉証并治法

奔豚為邪氣干心之証但有四部同出一源兹特表而出之曰有心病而腎之水氣凌之則為奔豚有心病而胃之燥土從少陰之火化而生內癰則為吐膿有心病而肝之風木乘少陰之热氣而煽動則為驚怖有心病而腎之陰水不交於離火而既濟則為火邪此四部皆因心病而得之故以皆從驚發得之一語渾括之

奔豚病以其病從少腹上衝咽喉有如豚竄奔突之狀故名之也從腎發作上乘於心而欲死作已則氣衰復還於腎而此皆從驚傷心恐傷腎得之推之凡有所傷於心者皆

可作驚觀也有所傷於腎者皆可作恐觀也蓋以心腎之氣本自交通一受傷則無復限制矣

有因肝邪而發爲奔豚者其氣逆上而衝胸木邪尅土而腹痛肝邪之氣通於少陽則爲往來寒熱當以奔豚湯暢肝氣而去客邪蓋肝藏本病發作以烏梅丸爲神劑矣

奔豚湯

甘草二兩　川芎二兩　當歸二兩　黄芩二兩

芍藥二兩　半夏四兩　生姜四兩　生葛五兩

甘李根白皮一升

有因腎氣乘外寒而發爲奔豚者發汗後燒針令其身汗針處被寒之襲腠理火鬱脉中以致核起而赤者

其氣必從少腹奔豚而上衝於心須炙其核上各一壯以杜

再入之邪以桂枝湯外解寒邪加桂以伸腎氣也

桂枝加桂湯

桂枝五两　芍藥三两　生姜三两　炙草二两

大棗十二枚

有腎傷心虛而上逆發爲奔豚者以發汗傷其心液心氣虛

而腎氣動臍下悸以茯苓桂枝甘草大棗湯伐腎邪散

逆氣助脾土以制腎水

茯苓桂枝甘草大棗湯

茯苓半斤　甘草二两　大棗十二枚　桂枝四两

右以甘瀾水先煮茯苓後再納諸藥煮温服

胸痺心痛短氣病脉証并治法

胸痹證皆由上焦陽氣虚陰邪得以乘之也其關前之陽脈必微關後之陰脈必弦

陽脈虚知其病在上焦究其所以胸痹心痛者以其陰脈之弦故也陰脈弦陰中之寒邪乘上焦之虚而為痹為痛是虚為致邪之因而弦則露其襲虚之本象

胸痹證亦有不從虚得者如無病之人又無新邪而發寒熱乃忽然短氣不足以息者當是痰飲食積碍其升降之氣而然也此證不責其虚當責其實

胸中之陽虚陰邪得而乘之則為胸痹但諸陽之受氣於胸而轉行於背氣痹不行則阻其上下往來之路而為喘息欬唾塞其前後陰陽之位則為胸背痛且呼吸之間不相續而短氣更甚其寸口之陽脈沉而遲關上之陰脈

小緊故法當通胸中之陽以栝蔞薤白白酒湯主之

栝蔞薤白白酒湯

栝蔞實一枚　薤白半斤　白酒七升

胸痹証心痛徹背上氣不得卧者並有痰飲聚於膈間也宜栝蔞薤白半夏湯主之

栝蔞薤白半夏湯

栝蔞實一枚　薤白三兩　半夏半升　白酒一斗

胸痹心中痞者為覊留之客氣結聚在胸故也又見胸滿脇下之氣逆而搶心則陰邪横行無忌為害已甚急宜以枳實薤白桂枝湯主之其患病已久者可以人參湯主之

枳實薤白桂枝湯

枳實四枚　薤白半斤　桂枝一兩　厚朴四兩

栝蔞實 一枚

右先煮枳實厚朴後納諸藥煮鼓沸温服

人參湯

人參 三兩　干姜 三兩　白朮 三兩　桂枝 四兩

甘草 四兩

右四味先煮後納桂枝更煮温服

更有病勢之稍緩者胸中時覺氣之阻塞息之出入亦覺不流利而短氣此水氣滞而為病若水盛於氣者則短氣以茯苓杏仁甘草湯主之水利氣順矣若氣盛於水胸中氣塞者宜橘枳生姜湯以開其氣則痹通矣

茯苓杏仁甘草湯

茯苓 三兩　杏仁 五十个　甘草 一兩

橘枳生姜湯

橘皮一两　枳實三两　生姜半斤

又有本藏病而殃及他藏者胸痹本爲手少陰君火衰微以致足少陰之陰氣上干若勢盛而及於肝之主通身之筋今筋時見緩急者乙癸同病也薏苡附子散主之

薏苡附子散

薏苡仁十五两　大附子三两

右二味杵爲散日三服

胸痹之外病有同類者其狀心中痞悶或因痰飲客氣諸逆所致其心如懸空中動搖而痛者桂枝生姜枳實湯主之

桂枝生姜枳實湯

桂枝三兩　生姜三兩　枳實五兩

更有心痛徹背背痛徹心連連痛而不休則為陰寒邪盛浸浸乎陽光欲熄非薤白之類所能治者宜以烏頭赤石脂丸以急救之

烏頭赤石脂丸

烏頭一分　蜀椒一兩　干姜一兩　附子半兩

赤石脂一兩

右末之蜜丸如梧子大日三服每服一丸不知稍加

腹滿寒疝宿食病脈證并治法

腹滿證胃脈必微弦所以然者弦為陰象陰盛於陽法當腹滿若脈微弦而腹不滿者其陰邪下攻必便難或兩胠疼痛此虛寒不從外得而從內生其氣欲從下而上之也此證

不可發表當以溫中之藥以散內結之陰寒也

腹滿亦有虛實之辨腹滿按之不痛者為虛不可下痛者為實可下之舌必黃未經下者下之黃胎自去

腹滿時減復如故此為虛寒當與溫藥可與厚朴生姜人參甘草半夏湯

更有真虛反有實象之危証不可不知者病人面色痿黃若燥而渴者熱實也今燥而不渴腹滿連及胸中均作寒實之証當不下利若下利則是虛寒之極反有實象而且下利不止是虛寒即胃氣亦下脫也必死無疑

前云胃脈微弦者病從內得今寸口脈弦者病從外至也弦為寒而主痛其人脇下拘急而痛且嗇嗇惡寒非若病從內得之兩胠疼痛而且便難也

更有中氣虛寒之家喜欠者其爲陰盛引陽也清涕出
者其爲陽氣虛寒也若發熱面色和者此非內有素寒
乃爲外寒所持雖有清涕出亦必能善嚏而逐其寒邪
外出矣
若中氣素寒其人下利是裏虛而陽氣不振也雖欲嚏而
亦不能嚏其人之肚中寒不言可知矣
若瘦人形氣虛弱難禦外邪忽而繞臍痛必有外來之
風冷入內致穀氣因風冷留滯而不行醫者不知以溫藥
而助脾反以寒藥下之則正益虛邪必無制其氣必犯上
衝即不上衝亦必流連心下而作痞
腹滿爲裏實若發熱者表亦有邪也腹滿而兼發熱爲表
裏之邪相持至十日而脈尚浮而數者則表邪尚未去雖

飲食如故亦為風能消穀之徵宜以厚朴七物湯兩解之

厚朴七物湯

厚朴半斤　甘草三兩　大黄三兩　大棗十枚

枳實五枚　桂枝二兩　生姜五兩

腹屬陰腹中有寒氣必作雷鳴甚則切痛其氣從下而上至胸脇則為逆滿嘔吐宜以附子粳米湯主之

附子粳米湯

附子一枚　半夏半升　粳米半升　甘草一兩

大棗十枚

右先煮米成湯去米再納諸藥並温服

若腹痛而不發熱大便閉者為內實氣滯之的證不可用厚朴七物湯宜以厚朴三物湯下之

厚朴三物湯

厚朴八兩　大黄四兩　枳實五枚

右先煮二味後納大黄再煎温服以利爲度

按之心下滿痛者此爲有形之實邪也當下之宜大柴胡湯主之

大柴胡湯

柴胡半斤　黄芩三兩　芍藥三兩　半夏半升

枳實四枚　大黄二兩　大棗十二枚　生姜五兩

腹常滿而不减當責其實雖有時稍减亦不足言當下之宜大承氣湯

大承氣湯

大黄四兩　厚朴半斤　枳實五枚　芒硝三合

右先煮枳朴去滓，納大黄煮去滓，再納芒硝，上微火，須臾一兩沸，温服。

心胸中本陽氣用事，今有大寒與正氣相阻而作痛，寒氣上逆而作嘔，胃陽爲寒所痹，則不能飲食，腹中因寒邪所佈而作滿，寒邪肆擾於三焦，而難制勢必及於皮膚，皮膚必突起，其出見之形似有頭足，上下俱痛而手不可觸近者，急宜以大建中湯建立中氣。

大建中湯

蜀椒二合　干姜四兩　人參一兩

右三味，先煮去滓，内膠飴一升，微火煎，温服。

脇下偏痛，肝之實邪也；發熱若脉數大，胃之實邪也。今脉不數，大而緊弦，此陰寒凝聚之證，雖有發熱，亦是陽氣被

鬱所致非溫藥不能已其寒非下藥不能去其結當以溫藥

下之宜大黄附子湯

大黄附子湯

大黄三兩　附子三兩　细辛二兩

寒氣厥逆者四肢乃陽氣所起寒氣格之則陽氣不順接

而厥陰氣衝滿而逆以烏頭細辛伐内寒苓半以下其逆

上之痰氣此赤丸方之所由立也

赤丸方

烏頭二兩　茯苓四兩　细辛一兩　半夏四兩

右四味末之内真朱為色煉蜜為丸如麻子大食後酒

下三丸以知為度

寒疝者寒結腹中因病久益聚如山犯寒即發是也其

此腹滿而脈弦緊弦為陰從內而生內陰出而痹其外之陽則衛氣不行而即惡寒緊亦為陰但從外而得外陰入而痹其胃之陽則不欲食衛陽與胃陽並衰內寒與外寒交盛由是陰反無畏而上衝陽反不治而下伏邪正相搏即為寒疝繞臍痛若發作之時是陰寒內動或迫其汗而上出或迫其白津而下出之則為陰陽離脫故手足厥冷並見其脈沉緊是皆陰寒聚結於裡故也急宜以辛溫之大烏頭煎散結以救陽

大烏頭煎

烏頭 大者五枚

右一味煎去滓納蜜二升再煎溫服

大烏頭煎法寒則有餘而補血則不足寒疝之為寒多而血虛者

似不宜烏頭以寒多則脈絀血虚則脈不榮其證必腹中痛及脇痛裡急宜以當歸生姜羊肉湯養血而散寒

當歸生姜羊肉湯

當歸三兩 生姜三兩 羊肉一斤

右三味煮温服寒多加生姜成斤痛多而嘔者加橘皮二兩白术一兩

更有寒疝表裡俱劇之證其腹中痛逆冷陽絶於裡也手足不仁身疼痛陽痹於外也或攻其外或攻其内邪氣牽制不服兵刺諸藥皆不能治者惟有桂枝烏頭湯而兩頤之服後如醉狀者外寒方解之候得吐者内寒已伸之際爲已中病勿懼也

桂枝烏頭湯

烏頭五枚　以蜜二升煎去滓再内桂枝湯煎溫服

寒疝之証雖不外乎寒而寒中之虚實固不可不辨寒疝之脉雖不外乎弦緊而弦緊中之兼脉更不可以不知按其脉數而緊弦狀如弓弦按之不移此爲寒疝之本脉不以數而掩其真面目也若脉弦數者是陰脉中兼見陽脉當下其寒若脉緊大而遲者必心下堅所以然者脉大爲陽而甚緊脉並見是爲陽中有陰可下之宜大黄附子湯

人病腹滿而痛何以知爲宿食即有宿食脉當於寸部見沉滑而甚寸口無涉不知宿食之脉固當見於寸部但患之既久其穀氣積而壅盛故寸口脉浮而大按之不滑而反濇且中氣阻滯而水穀之精氣不能下逮其尺中之脉亦微而濇是以知爲有宿食以大承氣湯主之

脉數而滑者爲有餘之象故知有宿食也所可疑者上言微濇爲宿食此何以又言滑數爲宿食耶不知數滑宿食之本脉也因宿食而受傷則脉變而爲微濇矣宜以大承氣湯下之則愈

久利而不欲食者脾傷不能食也若下利之初即不欲食者此有宿食傷食惡食也當下之宜大承氣湯

胃有三脘宿食在上脘者膈間痛而吐此可吐而不可下在中脘者心中痛而吐或痛而不吐此可吐而不可下在下脘者臍上痛而不吐此不可吐而可下若宿食在上脘者當吐之宜瓜蒂散

瓜蒂散

瓜蒂一分　赤小豆三分

脘误写脘

右二味杵為散以香豉七合煮取汁和散温服

前言浮大反濇微濇數滑等脉均為有宿食不知更有緊脉如轉索無常者亦為宿食也但緊脉而浮者為傷寒緊而沉者為冷痛此雖不言沉緊然忽緊忽不緊而無常度再憑外症之腹滿腹痛等症自可斷言其有宿食而無疑矣

脉緊頭痛如風寒但風寒有惡寒惡風項强脉浮等症而此則但覺頭痛是宿食不化鬱滯之氣上蒸所致是為腹中有宿食不化

五藏風寒積聚病脉症并治法

肺為主氣之藏風中於肺則氣不布津而口燥氣壅不行則上逆而喘氣傷不支則頭運身重氣傷則清陽不

廾而頭冒氣傷則水道不行而腫脹其諸証之作皆由氣傷所致也

五液在肺則為涕肺中於寒則肺竅不通而鼻塞及從口中吐出濁涕

肺將死而真藏之脈見浮取之則虛按之則弱如蔥葉下無根者若如毛浮水面並胃氣而無之故主死

肝為風木之藏風中於肝則風淫風動而上行頭目為之瞤動肝脈佈於脇風勝則脈急而兩脇痛風傷筋則行常傴肝苦急必求助於甘故令人嗜甘

若肝中於寒則筋拘急而兩臂不舉肝受寒而逼熱上行則舌卒燥肝病則胆亦鬱胆鬱則善太息胸脇均為肝脈所布之處肝病胸脇痛之甚而不得轉側肝邪

上逆而衝胃々受熱而食則吐上逆而衝心々受病而汗自出也

肝將死而真藏之脈見浮取之則弱按之如索弦緊俱見去而不來曲如蛇行而不前是失陰陽往復之道而無胃氣也故主死

肝主疏泄氣血滯而不行則胸痞塞不快名曰肝著其人常欲以手蹈其胸上按摩以通其氣若先於未苦時但欲飲熱者是欲藉熱以求其散也旋覆花湯主之

旋覆花湯

旋覆花 三兩　蔥 十四莖　新絳 少許

心爲火藏爲君主之官若心中於風則翕々發風火並熇而蒸熱君主病而百骸皆廢則不能起火亂於中則心中嘈

而飢熱格於上則食即嘔吐
心中於寒者陰寒之邪來而火鬱結於内其人苦病心中熯
懽似痛非痛辛辣如啖蒜狀劇者心痛徹背〻痛徹心比
如虫之往來交注其脉浮者寒有外出之機殆用吐法則
不可俟其自吐則寒去而病乃愈
心傷者不関於風寒而爲内傷也其人一有勞倦則陽浮於
上而頭面赤上盛則下虛而下重血虛不能養心則心中痛
火亢則自煩發熱心虛於上以致腎動於下則當臍跳動
子盜母氣其脈則弦此爲心藏傷所致也
心將死而真藏之脈見浮取之實如麻豆按之益躁疾此
爲陰氣已絶主死
心傷之證更有如邪所憑而爲悲哭致使魂魄不安者雖

有六氣七情痰火之異而其源則爲血氣少也盖血氣之
所以少者屬於心之氣虛者其人則畏合目欲眠夢遠行
而精神離散魂魄妄行陰氣衰者爲顛陽氣衰者爲
狂是皆由心主傷而失其統御之权之所致

脾中於風則周身翕翕發熱形如醉人面紅四肢俱軟腹
中因風動火而煩脾氣本濕故身重上下眼胞屬脾胃
名曰皮目風入脾則皮目瞤動脾受病則氣壅滯而
氣短

脾將死脉見真藏浮取之大堅則胃氣已絶按之如
覆盃似中空無物之潔潔狀且躁疾不寧如搖者氣將
散也主死

脾中寒本文雖缺似即傷寒論中之太陰自利不渴

之證

腎中風似即少陰黄連阿膠湯證

腎中寒似即通脈四逆湯證

腎著者腎受冷濕著而不去之謂也其人身体因濕而見重腰中因寒而畏冷如坐水中著處之形如水腫狀寒濕内盛而口反不渴下部陽衰而小便自利病不在中焦而飲食如故推其所致之由皆由身勞汗出衣裡冷濕久之浸而傷之其證自腰以下冷痛至腹皆重如帶五千錢宜以甘姜苓术湯主之

甘姜苓术湯

甘草二兩 白术二兩 干姜四兩 茯苓四兩

腎將死而脈見真藏浮取之則堅而不沉其勢將外散

陽已離於陰位也按之則亂動如轉丸下入尺中者亦陽脫陰絕之象也主死

脾約者脾虛為胃所約之謂也其胃脈必浮而濇浮則為胃氣強濇則為脾陰虛脾陰虛不能為胃上輸精氣水獨下行而小便數大便則堅也以麻仁丸主之

麻仁丸

麻仁二升　芍藥半斤　大黃一斤　枳實半斤

厚朴一尺　杏仁一升

右末之煉蜜和丸如桐子大每服十丸

善噫證皆由中焦未和不能消穀所致耳中焦不和下焦亦因而虛竭即遺溺失便不能自禁制此下焦雖病不須治也以補脾健胃治其中焦久則自愈

熱在上焦者肺受之因欬而為肺痿熱在中焦者脾胃
受之則腹滿而堅痛熱在下焦者下焦為肝腎膀胱大
小腸所居之處或肝腎熱甚則尿血或膀胱熱甚則
令淋閉不通至若大腸有寒者則便溏泄有熱者便
膿血小腸有寒者則陰結便血而下重有熱者則流蓄
肛門而病痔

腹中痛有積聚癥氣三者之別積者藏病也始終不
移聚者府病也發作有時展轉痛移為可治癥氣者
食氣也脇下痛以手按之則食氣散而血若飲食稍
不節則復發

積病堅久則難治諸凡氣血痰食等積大法脈來沉
細而附骨者此乃為積也所以然者以積而不移之處

其氣血榮衛不復上行而外達則其脉益沉細也其脉出
寸口積在胸中微出寸口積在喉中出關上積在臍旁
上關上積在心下微下關積在少腹尺中積在氣衝脉出
左積在左脉出右積在右若沉細不起之脉兩手俱出
是中央有積其氣不能分左右也其積之在何處各以
其部位分之

痰飲欬嗽病脉證并治法

飲有四種曰痰飲懸飲溢飲支飲
其人素盛今瘦以津液皆化爲痰飲不復外充形体也第覺
水走腸間瀝瀝有聲者謂之痰飲痰飲即稠痰稀飲而俱見
者是也
飲後水流在脇下而懸結不散咳唾引痛者謂之懸飲

飲水流溢於四肢當汗出而不汗出壅滯經絡身体疼重者謂之溢飲

肺氣壅而不行欬逆倚息不得卧其形如腫者謂之支飲

水飲在心心下悸動如堅築狀氣短悪水不欲飲

水飲在肺吐涎沫渴欲飲水

水飲在脾則脾氣傷而少氣湿氣盛而身重

水飲在肝則脇下支滿嚏而牽引作痛

水飲在腎則臍下跳動水盛凌心而心下亦悸

留飲者留而不去之謂也心下有留飲則陽氣格而不入其人背亦寒冷如掌大

留飲者脇下痛引缺盆藉欬嗽之震動則輒已

胸中有留飲則其人之氣被阻遏不伸而短氣飲留不去而

痰飲欬嗽

津液不能上輸於口則口渴飲水橫流於肢節則四肢歷節痛且其脈亦沉

伏飲者伏而難攻之謂也膈上伏飲之病時見痰滿喘欬若值外邪猝中其內飲與外邪相援必吐露迅發因外邪則發寒熱背痛腰疼因內飲則喘欬目泣自出其人振振身瞤瞤諸劇大作故因以斷之曰必有伏飲

病人飲水多水停胸膈必暴喘滿此其易見而易知也推而言之凡食少則脾虛不能制水飲多則水邪因而壅盛皆為水停心下之證甚者助腎凌心則為悸微者妨礙氣道而短氣若脈雙手俱弦者寒水之症也皆因大下後傷中氣而裡虛若脈偏於一手見弦者飲氣偏注也

肺飲未甚者則脈不弦但苦喘短氣

支飲未甚者其脉亦平而不弦但喘而不能卧且短氣

病痰飲者當以溫藥和之

心下有痰飲則陽虚不運而胸脇支滿陰氣上干而目眩宜以苓桂术甘湯主之

苓桂术甘湯

茯苓三两　桂枝三两　白术三两　甘草二两

右煮溫服三服小便則利

短氣皆由於有微飲阻碍升降之路故也法當從小便而去之若呼氣短者是心肺之陽有碍宜苓桂术甘湯通其陽陽氣通則膀胱之竅利矣若吸氣短者是肝腎之陰有碍宜腎氣丸通其陰陰氣通則小便之関開矣

腎氣丸

干地黄八两　山藥四两　山茱萸四两　澤泄三两

丹皮三两　茯苓三两　桂枝一两　附子一枚

右八味末之煉蜜和丸梧子大酒下十五丸至二十丸日再服

病者脉伏為有留飲之象也其人欲自利利後反覺爽快是留飲從利而稍減也飲雖稍減而未盡去心下續堅滿者以甘遂半夏湯乘勢利導之庶飲盡去耳

甘遂半夏湯

甘遂大者三枚　半夏十二枚　芍藥五枚　甘草如指大一枚

右四味煮去渣以蜜半升和藥汁再煎服

脉浮非飲浮而兼細滑則為傷飲

按其脉則弦数察其証有寒飲是証與脉相左至冬寒之熱之時用藥不能兩全故為難治

脈沉而弦者亦爲懸飲内痛無疑病懸飲者十棗湯主之

十棗湯

芫花　甘遂　大戟

先煮肥大棗十枚成湯再納右藥並平旦温服不下者

再服得快利後糜粥自養

病溢飲者當發其汗然汗之中亦有别熱者以辛涼發其

汗大青龍湯主之寒者以辛温發其汗小青龍湯亦主之

大青龍湯

麻黄六两　桂枝二两　甘草二两　生姜三两

杏仁四十个　大棗十二枚　石膏如雞子大一枚

右先煮麻黄去沫納諸藥煮温服取微似汗

小青龍湯

痰飲咳嗽

麻黄三两　芍藥三两　干姜三两　炙草三两

细辛三两　桂枝三两　五味子半升　半夏半升

右先煮麻黄去沫納諸药煮温服

膈间有支飲迫近於肺則其人作喘飲塞胸中則作满連及心下則痞堅陰邪痹其正氣則面色不榮而黧黑其脈因水而沉因寒而紧得之数十日醫或疑其在上而吐之或疑其在下而下之俱不能愈宜以木防己湯開三焦之水结若吐下後水邪因脾虚而结者服之即愈若胃中有實雖愈而愈三日復發復與前湯不愈者宜木防己湯去石膏之寒加茯苓以直輸水道加芒硝以峻開堅结則自愈矣

木防己湯

木防己三两　桂枝三两　人参四两　石膏如鷄子大二枚

木防已去石膏加茯苓芒硝湯

木防已 三兩　桂枝 三兩　人參 四兩　茯苓 四兩

芒硝 三合

右五味先煮去滓納芒硝再微煎温服微利則愈

心下有支飲其人若冒眩者水氣凌心故也宜澤瀉湯主之

澤瀉湯

澤瀉 五兩　白朮 二兩

支飲胸滿者水氣充塞故也宜厚朴大黄湯主之

厚朴大黄湯

厚朴 一尺　大黄 六兩　枳實 四枚

支飲不得息者肺氣壅閉也宜葶藶大棗瀉肺湯

葶藶大棗瀉肺湯

痰飲欬嗽

葶藶　大棗

右先煮棗去棗納葶藶煮温服

嘔家必傷津液本應口渴〻者水從嘔去為飲解今反不渴是心下尚有支飲故也以小半夏湯主之

小半夏湯

半夏一升　生姜半斤

水結於腹則腹滿病水則津液不生而口舌干燥此為腸間有水氣以己椒藶黄丸前後分攻水結水結開豁則腹滿可消水化津生則口燥可除矣

己椒葶黄丸

防己一兩　椒目一兩　葶藶一兩　大黄一兩

右四味末之蜜丸先食飲服一丸日三服可漸增至五丸口

中有津液渴者加芒硝半兩以胃中之實熱

病人猝然嘔吐邪已從上越而出胸中宜爽利矣乃心下仍痞是膈間停蓄之水未去也水阻陽氣不升則頭眩水氣凌心則心悸宜小半夏加茯苓湯主之

半夏加茯苓湯

半夏 一升　生姜 半斤　茯苓 四兩

假令瘦人則不應有水乃臍下有悸是水動於下之徵吐涎沫是水逆於中之徵而且頭目顛眩是水犯上之徵此有水也以五苓散主之

五苓散

澤瀉 一兩六銖　豬苓 十八銖　茯苓 十八銖　白朮 十八銖

桂枝 半兩

右五味爲末白飲服日三服多服煖水汗出愈

病後心胸間虚氣滿不能食者宜外臺茯苓飲善其後

外臺茯苓飲

茯苓 三兩　人參 三兩　白术 三兩　枳實 二兩

橘皮 二兩半　生姜 四兩

欬嗽证表裏寒熱虚實七情勞傷俱致之最爲虚損之大

関鍵不得不詳辨之

欬家其脉弦爲有水十棗湯主之

支飲家飲氣動肺則欬動心則煩充塞胸中則痛若不卒

死延至一百日或一歲者病雖久而元氣尚良仍宜以十棗

湯主之

久欬數歲飲積於肺也其脉弱者邪尚未深爲可治脉實大

欬者邪已内甚故主死其脈虚者邪雖衰而正氣亦虚故心若冒以其人本有支飲在胸中也治屬飲家宜十棗湯

十棗湯雖爲攻飲之良方但其專主内飲而不主外寒若其人欬而氣逆倚几而息能俯憑而不得仰卧者係内飲而兼外寒也宜小青龍湯主之

青龍湯惟温散有餘之人則宜若誤施於下虚之人其湯下咽已即動其衝氣必多唾口燥厥氣上行陽氣不治則寸脈沉尺脈微手足厥逆甚則氣從小腹上衝胸咽手足不用而痹且其面色翕熱如醉狀復下流陰股而不歸其源以行氣化以故小便甚難時而復上行則冒宜與茯苓桂枝五味甘草湯治其衝氣

苓桂五味甘草湯

桂枝四兩　茯苓四兩　五味半升　甘草三兩炙

若服前湯衝氣即低而反更欬胸滿者停飲未去也宜苓桂五味甘草湯去桂加干姜細辛以治其欬滿

苓甘五味姜辛湯

茯苓四兩　甘草三兩　干姜三兩　細辛三兩

五味子半斤

服前湯欬滿即止而更復作渴衝氣亦復發者以細辛干姜之熱藥以逼之故服之當遂渴若渴而不已自當易以甘潤鹽寒降逆之劑今渴證甫增未治其渴而渴反止者為内有支飲也但有支飲者法當冒冒者必嘔嘔者有水也復用前湯納半夏以去其飲

苓甘五味姜辛半夏湯

茯苓四两　甘草二两　细辛二两　干姜二两

半夏半斤　五味半斤

水在胃為冒為嘔水在肺為喘為腫今水去嘔止其人形腫者胃氣和而肺氣未舒也因前方加杏仁主之其证应纳麻黄以其人逆痹故不纳之若逆而纳之者必厥所以然者以其人血虚麻黄发其陽故也

苓甘五味加姜半辛夏杏仁湯

茯苓四两　甘草三两　干姜三两　细辛三两

五味半升　半夏半升　杏仁半升

若面热如醉此為胃热上衝熏其面即於前方加大黄以利之

茯甘五味加姜辛夏杏大黄湯

茯苓四兩　甘草二兩　干姜三兩　細辛三兩

五味半升　半夏半升　杏仁半升　大黄三兩

先渴者水停而津不生也後嘔者飲多而上逆也故決其爲水停心下此屬飲家以小半夏加茯苓湯主之

消渴小便不利淋病脉證并治法

消渴證有上中下之別飲水多而小便少者水消於上名上消食穀多而大便堅者食消於中名中消飲水多而小便反多者水消於下名下消上中二消屬熱惟下消寒熱兼之以腎爲水火之藏故也

厥陰爲風木之藏若風鬱火燔之爲病則爲消渴消渴者水入不足以制火反爲火所消也其證氣上衝心之中疼熱胃受木尅則飢而不欲食即強食之則隨肝氣上衝

而吐下之不肯止非若陽明之消得下則止也
寸口脈浮而遲浮不因表即氣不歛而爲虛遲不因寒即
榮不充而爲勞氣既不歛而虛則衛行脈外之氣亦不足
榮既不充而勞則榮行脈中之氣亦竭虛而且遲水穀之
氣不上充而內鬱則胃熱而上消之證成矣更診其趺陽
脈浮而數浮即爲氣數即消穀而大堅浮數並見爲熱氣
蒸蒸胸中而渴但渴水足以救之今胃中堅燥全不受水
之浸潤轉從火熱之勢急奔膀胱則溲數溲數則胃愈
堅燥胃愈堅燥則溲愈數堅數相搏即爲消渴
男子消渴小便反多以飲一斗小便亦一斗此房勞傷腎中
無火化之下消證也宜以腎氣丸從陰中溫養其陽使腎
陰攝水則不直趨下源腎氣上蒸則能生化津液矣

若病發於表而脉浮水停於中而小便不利表邪未去而發

微熱水停不化而爲消渴者宜利小便發汗以五苓散主之

五苓散見痰飲门

更有因熱渴欲飲水飲水過多而不行水再入則吐者名曰水

逆以五苓散主之

更有太陽病應發汗而潠以水潠之致内熱被逼渴欲飲

水不止者文蛤散主之

文蛤散

文蛤五兩

右一味杵爲散以沸湯和服

淋之爲病小便短而頻數所出如粟狀者病在肝腎故見肝之

小腹弦急而腎之痛引臍中而也

趺陽脈數胃中有熱也胃中熱則消穀引飲大便必堅小便
則數〻而無度並中不痛是熱氣煩燥消渴之漸也頻數
而短並中作痛是熱氣下注淋病之根也
小便不利者膀胱之氣不化有水氣停而不行也其人若渴
是上焦有熱而津液干涸以栝蔞瞿麦丸主之

栝蔞瞿麦丸

薯蕷三兩　茯苓三兩　栝蔞根二兩　附子一枚
瞿麦一兩

右五味末之煉蜜丸如梧子大每服二丸日三服不知增至八
九丸以小便利腹中温爲也
若僅小便不利而無他証當審其若係温熱蒲灰散主之若
係血分滑石白魚散主之若係陰分之水温茯苓戎鹽湯

主之

蒲灰散

蒲灰半分　滑石三分

右二味杵爲散日三服

滑石白魚散

滑石二分　亂髮燒二分　白魚二分

右三味杵爲散日三服

茯苓戎塩湯

茯苓半斤　白术二兩　戎塩彈丸大一枚

右先煎茯苓白术再入戎塩煎溫服

渴欲飲水口干燥者肺胃熱盛也以白虎人參湯主之

白虎人參湯見暍病

消渴小便不利淋

脈大而浮肌肉上蒸〻發熱渴欲飲冷小便因熱甚液干而不利者宜猪苓湯主之

猪苓湯

猪苓一两　茯苓一两　阿膠一两　滑石一两

澤瀉一两

右先煮四味去滓内膠烊消溫服

水氣病脈証并治法

水氣病有五種曰風水皮水正水石水黃汗是也

風水其脈自浮〻為風外証必見骨節疼痛惡風

皮水其脈亦浮外証必見胕腫按之沒指惟其邪已去經而在皮自不惡風其腹外實中空如鼓狀邪未及藏故不渴當發其汗

正水其脉沉遲三陰結於下陽氣格於上外証則必自喘

石水其脉自沉邪在下外証自必少腹滿而不喘

黄汗其脉亦沉遲者寒水之邪鬱於内也但外亦有熱邪故身發熱之盛於上則胸滿四肢頭面腫若久不愈則邪氣侵陰榮氣不通必致癰膿

脉浮而洪浮則為風洪則為氣風氣相搏若風强於氣之淫風而侵淫肌膚而為癮疹身体為癢癢者藉搔而稍疎泄名曰泄風久則生虫則為痂癩若氣强於風之淫氣而鼓湧水液而為水之成則腫脹喘滿難以俛仰若風氣並强兩相搏擊而水液淫之以故身体洪大而腫汗出則風去水行乃愈惡風則虛表症此為風水之証也若不惡風者表無風邪也小便通利則非風水相搏也上焦有寒則其口多涎乃

水氣

水入傷心汗內返而為濕所致此為黃汗
寸口脈沉滑者中有水氣也但面目腫大則為風行於上身
有熱則為風鬱於経雖其脈僅見沉滑之水象而其證
則有風也故可正其名曰風水更視其人之目窠上微腫如蠶
新臥起狀其頸脈動時時咳此雖如正水之狀然按其手
足上陷而不起者知非正水而為風水矣
太陽病脈浮而緊為表有寒邪之候法當骨節疼痛今
反不疼且身体反重而痠則知其為風水之證也風水淡於
外未入於內故其人不渴病在外者宜汗之出即愈若汗後
反惡寒者此為極虛之證誤因發汗得之另有芍藥甘
草附子湯之治法不在風水之例
若前證更有渴而不惡寒者知非病而獨病水不在皮外而在

皮中此為皮水其证身腫而冷狀如周痹

更有胸中氣窒〻而作脹則不能食窒而不行則反聚痛至暮為陰分更躁而不得眠明是入水傷心塞鬱其热其证全在於胸此為黄汗

更有脈浮緊而痛在骨節欬而喘不渴者乃為水寒傷肺也此為肺脹其狀如腫宜發其汗庶寒水去則愈矣然諸病此者均宜發汗惟渴而下利小便數者為邪已入内非汗所能愈不可發汗

裡水者濕热鬱於裡也其证一身面目黄腫而無汗其脈不浮而沉热久鬱則小便不利假令小便自利而黄腫不除此因自利而亡其津液而不能去其裡水津液亡故令渴以越婢加术湯主之

水氣

越婢加术湯

麻黄六两　石膏半斤　生姜三两　甘草二两

大棗十五枚　白术四两

右先煮麻黄去上沫内諸藥煮温服

趺陽胃脈本不伏因病水脈亦當伏今脈反不伏而緊者以其人本自有寒〻水同病則患疝瘕腹中痛醫不温其寒而反下〻陽氣重傷即胸滿短氣而水病大作矣

若趺陽脈當伏不伏而反數者以其人本自有热〻則當消穀而小便數今反不利則水液日積此欲作水〻之病也

寸口脈浮而遲浮脈則热遲脈則潜者是客热而元氣潜於下也元氣既潜於下而不復舉則為热潜相搏名曰沉趺陽脈浮而數浮脈即热數脈即止者是客氣為热而真氣

止於下也真氣既止於下而不能升則為熱止相搏名曰伏

浮上而下者不返而終沉浮下而上者停止而久伏則旋運之

氣幾乎熄矣熄則陰水乘之故曰沉伏相搏名曰水寸口

之陽氣既沉而在下則絡脈必虛趺陽之真氣止而在下則

熱甚而小便難於是上不能運其水下不能出其水又焉能禁

水之胡行而亂走耶故曰虛難相搏水走皮膚即為水

矣

水氣

寸口脈弦而緊之為寒弦則衛氣為寒所結而不行衛氣不

行藩籬不固而即惡寒水液亦不能運而沾流走於腸間

遂橫流於肌膚肢體矣

少陰脈緊而沉緊則為痛沉則為水小便即難

脈得諸沉當責有水然必合之身體腫重方可斷其為水

若正水之病其脈當沉而陡然暴出者是爲真氣離根脫散於外也主死

夫水病人脾胃爲水氣所犯目下有形如卧蚕面目鮮澤脈伏其人胃中津液水飲俱外溢於皮膚無以上於喉舌則爲消渴若病水之勢既成則腹大小便不利其脈沉甚而欲絶者則爲有水可於扶陽中疏鑿其水以下之俾水去則陽回而元自復矣可用真武湯加木通防己川椒以導之

病下利後陰液亡則渴欲飲水飲水多而小便不利則水有入而無出積於腸中而爲腹滿因而爲腫者此法當病水若小便自利則水從下去及汗自出者則水從外泄自當愈

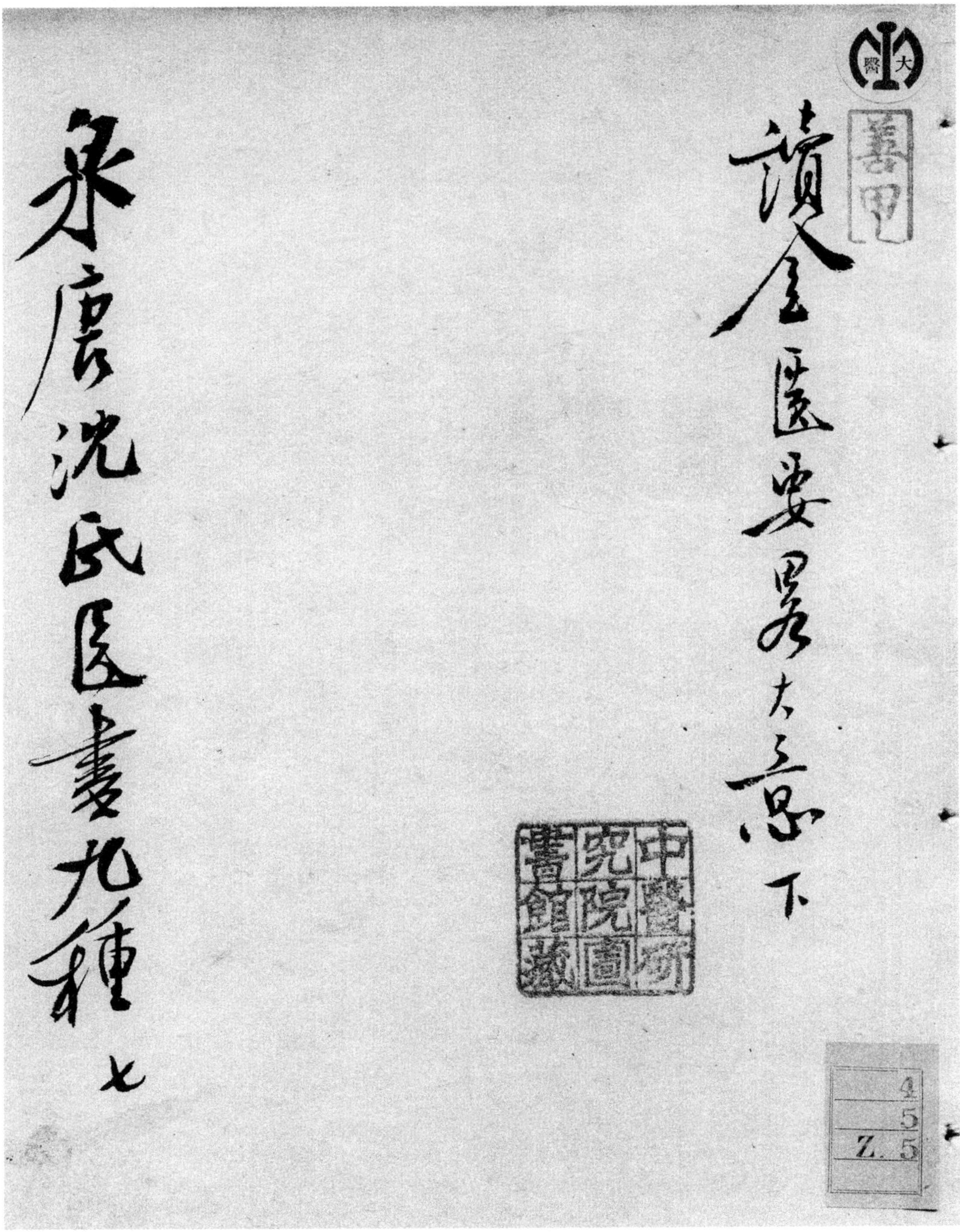
讀金匱要畧大意 下

泉唐沈氏醫書九種 七

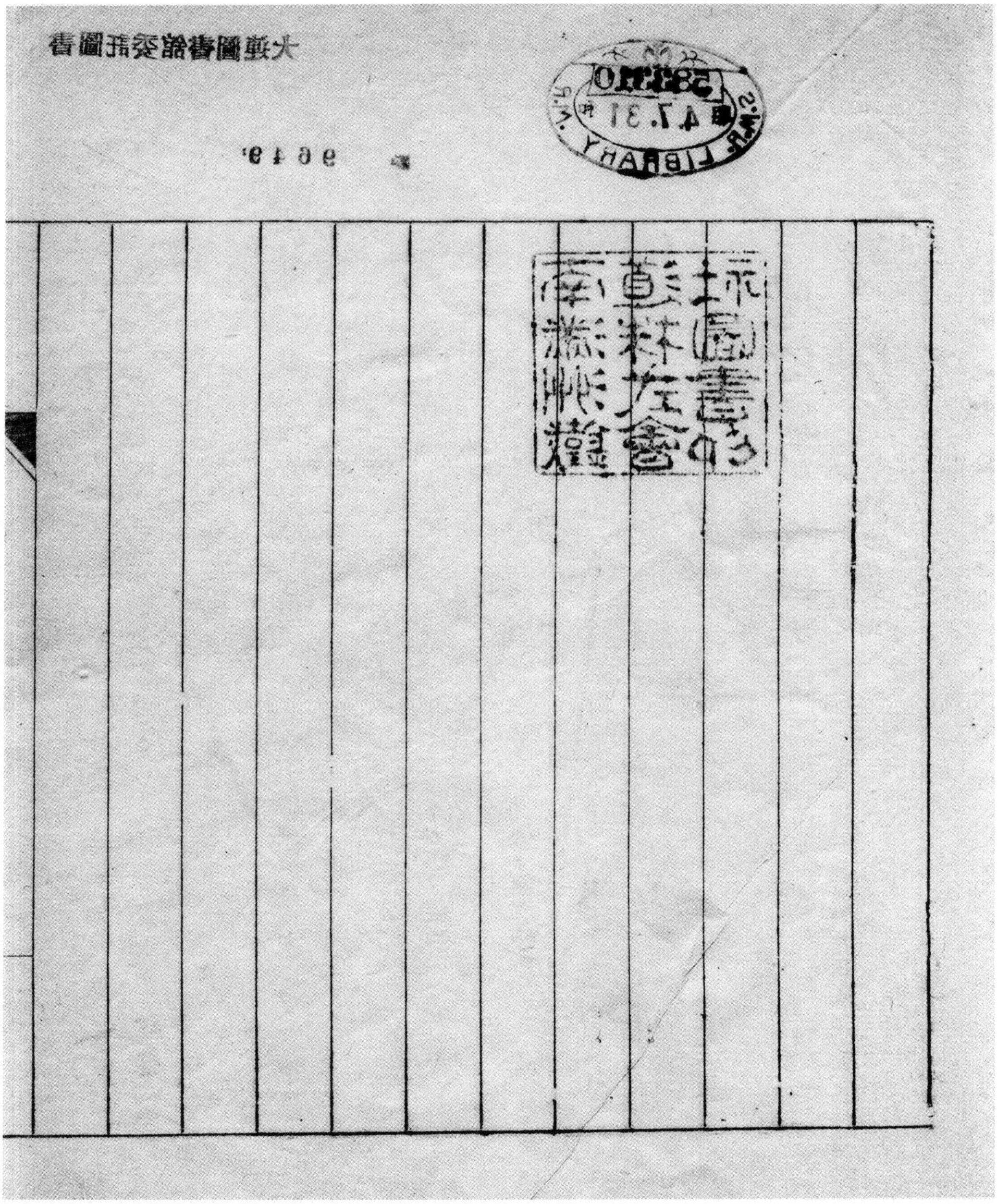
大連圖書館委托圖書
9619

讀金匱要畧大意

水氣病脈証并治法

心水者水凌於心陽氣被鬱則身重而少氣鬱而不洩致傷心氣則不得臥煩而躁陽氣不能下交於陰陰氣不化則其人陰腫

肝水者水氣凌肝必傍於脾脾部在腹則其腹不能自轉側肝氣橫則脇下及腹痛厥陰之氣衝逆水邪隨之而上下則時時津液微生小便續通

肺水者肺虛失其統御之权則其身腫治節不行則水亂行而小便難時時鴨溏

脾水者水氣凌脾脾氣不行則其腹大四肢苦重脾氣虛則

津不生但苦少氣脾氣不舒則小便難

腎水者腎陽虚而不能行水則其腹大臍腫腰痛不得溺陰下濕如牛鼻上汗其足逆冷其面反瘦

諸有水者腰以下腫當利小便腰以上腫當發汗乃愈

寸口脉沉而遲沉則為水遲則為寒寒水相搏則為水腫趺陽脉不起而伏則為水穀不化若因脾氣衰而不化則水雜於糞而為鶩溏若胃氣衰而不化則水溢於外而身腫若少陽之脉沉弱而卑為相火衰少陰之脉微損而細為真水虚男子病此則水精不化而小便不利婦人病此則血化為水而經水不通所以然者經為血而屬於少陰血阻滞不利則漸成為水名曰血分

寸口脉沉而數數則為出沉則為入出則肺氣壅於陽為

陽實入則水氣常於陰爲陰結趺陽脈微而弦微則中土本傷而無胃氣弦則胃受木尅而氣不得息少陰脈沉而滑沉則爲病在於裡滑則爲裡邪實沉滑相搏血結胞門則爲瘕其瘕不寫經絡不通而腫病大作名曰血分病有血分水分之別經水前斷後病水名曰血分此病難治先病水後經水斷名曰水分此病易治何以故去水其經自下寸口脈沉而緊沉爲微水緊爲積寒沉緊相搏則微水積寒結在關元始時水與寒尚微且在年盛之時而不覺迨至陽衰之後則覺榮衛中稍稍相干陽日就損陰日加盛而所結之寒水微動遂挾腎氣上衝咽喉塞噎脇下急痛此時若以溫腎祛寒之藥治之法當漸愈乃醫以爲留飲而大下之病氣維繫而不去因其病根不除復重吐之則

水氣

傷胃上焦之陽氣傷而下焦之陰火乘之以致胃家虚
煩咽燥欲飲水火乘於上陽虚於下以致決瀆失職而小
便不利釜底乏薪則水穀不化水氣日盛而面目手足皆
見浮腫又與葶藶丸下其水腫勢當時小差後或因食飲
過度腫復如前又加胸脇苦痛象若奔豚且其水氣揚溢
時則欬而喘逆當與桂苓五味甘草湯類先攻擊衝氣
令其即止之後乃以苓甘五味姜辛湯等治其欬令其欬
止欬既止其喘亦可不治而差所以然者病根深固不能驟除
當先治衝氣欬喘之新病而水氣之病治當在後也
風水其脈必浮其身必重而汗出惡風不必定兼見他証亦可
必其為風水無疑以防己黄耆湯主之若胃中不和兼見腹
痛者加芍藥以洩之

防己黄耆湯

防己一兩　甘草半兩炙　白术七錢半　黄耆一兩一分

生姜四片　大棗一枚

右藥同煮温服喘者加麻黄半兩胃中不和而腹痛者加

芍藥三分氣上衝者加桂枝三分下有陳寒者加细辛三分

服後當如虫行皮中從腰下如冰後坐被上又以一被繞腰

下令微汗差

風水证身重則爲濕多若惡風一身悉腫則爲風多病在

表則脉浮病不在裡則不渴續見其自汗出身無大热者越

婢湯主之惡寒者可加术附

越婢湯

麻黄六兩　石膏半斤　生姜三兩　甘草二兩

水氣

大棗 十二枚

右先煮麻黄去上沫，納諸藥，煮，温服。惡風加附子一枚。風水加白朮四兩。

皮水爲病，四肢腫，水氣在皮膚中，四肢聶聶動者，防己茯苓湯主之。

防己茯苓湯

防己 三兩　黄耆 三兩　桂枝 三兩　茯苓 六兩

甘草 二兩

裡水者，風水入於皮裡肌肉之間也。其證一身面目黄腫，膝實，無汗，胃熱内深。若欲迅除其實，宜以越婢湯主之；欲迅發其汗，宜以甘草麻黄湯主之。

甘草麻黄湯

甘草 二兩　麻黄 四兩

先煮麻黄去上沫，納甘草，煮，溫服。

水之爲病，其脉沉小，屬少陰，即爲石水；若脉浮者，爲風水；若其內無水，而爲虚脹者，則爲氣之病，不可發汗。水病發汗，即已然發汗亦有不同之處。其脉沉，水在少陰，當溫其經，宜麻黄附子湯；脉浮者，水在皮毛，當通其肺，宜杏子湯。

麻黄附子湯

麻黄 三兩　附子 一枚　甘草 二兩

杏子湯

麻黄　杏仁　甘草　石膏

皮水潰爛謂之厥，故云厥。而皮水者，宜用外敷之法，以蒲灰散主之。

蒲灰散

蒲灰 半分　滑石 三分

黄汗者汗出黄色而身不黄也黄汗之為病身体腫發熱汗出而渴狀如風水汗沾衣色正黄如蘗汁脈自沉其病皆由汗出入水中浴水從汗孔入得之宜耆芍桂酒湯主之

耆芍桂酒湯

黄耆　芍藥　桂枝

右三味以苦酒一升合水煮温服當心煩至六七日乃解若心煩不止者以苦酒阻故也

黄汗之病陽被鬱而不下通則兩脛自冷身熱脛冷是為黄汗之的証假令一身上下盡發熱此屬歷節非黄汗也若病黄汗食已汗出者是榮中之熱因氣動而外浮又身常之枉

暮間盜汗出者，是榮中之熱乘陽之隙而潛出，此皆表之榮氣之熱也。若汗出已反發熱者，是熱與汗俱出於外也，久之其身必甲錯。發熱不止者，必生惡瘡。若身重，汗出已輒輕者，是濕與汗俱出也。濕雖出而陽亦傷，久之必身瞤，瞤即胸中痛。又若從腰以上汗出，腰以下無汗，是陽通於上而不通於下也。腰髖弛痛，如有物在皮中狀，不能便捷，更有病劇而未經得汗者，則窒於胸而不能食，壅於肉理而身疼重，鬱於心而煩躁，閉於下而小便不利者，此爲黄汗，以桂枝加黄耆湯主之。

桂枝加黄耆湯

桂枝三兩　芍藥三兩　甘草二兩　黄耆二兩

生姜三兩　大棗十二枚

並服法如桂枝湯

寸口脉遲而濇遲則為寒濇為血不足趺陽脉微而微則為氣不足遲則為寒寒而氣血俱不足即手足逆冷手足逆冷則榮衛不利榮衛不利則腹滿腸鳴腔中客寒之氣相逐氣轉從膀胱而下輸榮衛俱勞困矣陽氣不通則外無陽以布護即身冷陰氣不通則內無陰以榮養即骨疼陽前而陰不與俱通則陰失陽而惡寒陰前而陽不與俱通則陽獨治而痹不仁此皆陰陽相失所致若陰陽相得則上下交通其氣乃行大氣一轉則萬物運行其氣乃散若證之實者得藥則失氣邪從大便喧吹而出虛者得藥則遺溺邪從小便湧溢而行此病之感與散皆一氣主之故名曰氣分

氣分病其氣下輸則心下堅大如盤邊如旋盤者其病勢已

甚须用行陽化氣法以桂甘姜棗麻辛附子湯主之

桂甘姜草麻辛附子湯

桂枝 三两　生姜 三两　细辛 二两　甘草 二两

麻黄 二两　附子 一枚　大棗 十二枚

先煮麻黄去上沫，纳諸藥煮，温服，當汗出如虫行皮中即

愈

心下坚大如盤，边如旋盤，若審其係水飲所作者，以枳术湯

主之

枳术湯

枳實 七枚　白术 二两

右煮，温服，腹中軟即當散也

黄瘅病脈证并治法

寸口脉浮而緩浮則為風緩則為痺痺非中風所以然者風得濕
而變熱濕应脾而内行是以四肢不疼痛而苦煩脾病濕色必黄
瘀熱以外行則一身四肢面目盡黄矣
趺陽脉紧而数数則為熱胃熱則消穀紧則為寒脾寒遇食
即作满满者脾病而不能運化其濕所致是胃熱脾濕為黄瘅
之病源也
尺脉浮為風傷腎趺陽脉紧為寒傷脾是腎得風生熱脾
得寒生濕為黄疸之病源也
風熱與寒濕相搏其氣必輸於脾胃食穀即足以助其熱而
為瘀穀氣瘀而不消則胃中苦濁濁氣自當下流若使小便
通利自随溺而去今小便不通則濁雖下流而不能外出於是陰
藏被其寒而客熱流入膀胱膀胱為太陽统主一身之肌表

黄疸

是以身体盡黄名曰穀疸此病雖起於風寒而實成於穀氣也

額上心之部也腎邪重而水色見於火部則額上黑腎熱上行而通於心則微出腎水虚而不能濟火則手足中熱其熱薄暮即發膀胱為腎外府腎病則外府必急腎虚不能攝水則小便自利此得之房勞過度熱從腎出故名曰女勞疸至腹滿如水狀為脾腎兩敗之不治之証

若因於酒者酒多濕而性熱心為酒所困則心中懊憹而熱熱內蓄則不能食熱上衝則時時欲吐濕熱鬱結於脾胃而作黄名曰酒疸

陽明病實者脈必数今竟脈遲則為胃弱胃弱則化穀不速食難用飽飽則不運火聚而發煩胃中充則阻清氣上升

而頭眩但胃氣下降而小便難此非胃有實热因穀氣鬱而
成热欲作穀瘅之病雖下之亦腹滿如故所以然者以脈遲為
虛故也
病酒而得黄瘅者濕热必鬱結於脾胃而小便不利然其候
必心中热足下热是其的証也
但酒黄瘅亦或有心中無热者無热則心清其言必了了濕
热聚於胃則腹滿而欲吐又驗之鼻燥其為陽明証無疑
矣夫腹滿宜下欲吐宜越今宜下宜吐之証俱見須審其脈
以定治法其脈浮者為邪近上而先吐之其脈沉弦者為邪
近下而先下之
若酒瘅心中热而欲吐者乘機吐之則愈
酒瘅心中热而誤下之則傷其下其胃中濕热乘下虛而入

肝骨久久為黑疸其病在肝者則目青病在骨者則面黑但其因病在酒故仍見心中熱氣熏爍如噉蒜虀狀血因熱而成瘀則大便正黑血既成瘀則皮膚無血榮養而爪之不仁然此証甚類女勞疸何以知其為酒疸必察其脈浮中帶弱其色雖黑仍帶微黄故知之

病濕熱則成黄疸濕淫於內則煩喘胸滿熱淫於内則發熱口燥今發熱煩渴胸滿口燥者以病發時不用汗解之法而以火劫逼其汗以熱攻熱兩熱相搏所得然黄家所得必從濕得之若僅有熱而無濕決不發黄審其一身盡發熱而黄且肚熱是以火助熱熱盡在於裡也法當下之

黄疸

疸病將成未成之先按其脈沈則為裡熱必渴欲飲水若小便不利者則水無去路鬱於裡而為濕濕與熱搏交相蒸鬱

皆可卜其發黄

脾之部位在腹脉絡連舌本散舌下若腹滿舌萎黄是脾有溼而不行也臥不得眠是胃有熱而不和也溼熱相猗证

痛黄家

黄癉之病當以十八日爲期者蓋謂十八日脾氣至而虚者當復即實者亦當通也治之者當使其十日以上即瘥不踰十八之外乃妙也若踰十八日不瘥而反劇爲土氣不能應期而至則脾氣衰敗矣爲難治

癉而渴者爲内熱甚其癉難治癉而不渴者内熱尚淺其癉可治癉發於陰部者發於裡也裡氣逆其人必嘔發於陽部者發於表也表邪盛其人振寒而發熱也

穀癉之病其初多病寒熱其寒熱作時則不能食寒熱止時

或飢食然食後熱即上衝而頭眩內滯塞而心胸不安濕熱鬱結不解久久身面發黃成爲穀癉以茵蔯蒿湯主之

茵蔯蒿湯

茵蔯蒿六兩　梔子十四枚　大黃二兩

右先煮茵蔯後再納二味煮溫服小便當利尿如皂汁狀色正赤一宿腹減黃從小便去也

黃家當申酉之日晡時所發熱而不惡寒者陽明證也今反惡寒此非陽明熱證爲女勞得之以女勞之病在腎之府爲膀胱申時氣血注膀胱酉時氣血注於腎之爲熱逼則膀胱必急膀胱既急則少腹亦滿其一身雖盡黃而額上獨黑一身雖盡熱而足下尤熱腎邪因勢浸淫遍於周身則作黑癉但其中猶有可疑者腹脹便溏證同脾濕然究其腹脹實非

水而如水狀大便必变黑而時溏此女劳之病胃热而氣内结非

脾湿内水不行之爲病也若证並腹滿者爲陽氣併傷較爲

難治以硝石礬石散主之

硝石 熬黄　礬石 燒

右二味爲散大麥粥汁和服日三服病随大小便去小便正黄

大便正黑是其候也

酒痺心中懊憹或热痛以梔子大黄湯主之

諸凡病黄家但利其小便則湿热自去假令脉浮其病在表也

當以汗解之宜桂枝加黄耆湯

梔子大黄湯

梔子 十四枚　大黄 二兩　枳實 五枚　豉 一升

桂枝加黄耆湯

黄疸

桂枝 三兩　芍藥 三兩　甘草 二兩　黄耆 二兩

生姜 三兩　大棗 十二枚

右煮溫服須臾啜熱稀粥以助藥力溫覆取微汗若不汗更服

諸黄皆由寒濕入於血分鬱而成熱氣血因之不利則津枯血燥皮膚遂黄而暗晦是爲陰黄宜以豬膏髮煎主之

豬膏髮煎

豬膏 半斤　亂髮 如雞子大三枚

右二味和膏中煎之髮消藥成分再服病從小便出

黄疸病審其當用表裡兩解法者以茵蔯五苓散主之

茵蔯五苓散

茵蔯 十分末　五苓散 五分

右二味和食前服日三服

黄疸腹滿小便不利而赤裡實也自汗出表和也此為表和

裡實之証當下之宜大黄硝石湯

大黄硝石湯

大黄四兩　黄柏四兩　硝石四兩　梔子十五枚

右三味先煮去滓納硝石更煮温服

黄疸病實熱者小便當赤短若小便色不變且欲自利其無

内熱可知其腹滿而喘亦非裡實氣盛乃為虛滿虛喘也不可

以寒下之藥除其熱之除則胃必寒而作噦之者宜先調其

胃降其逆以小半夏湯主之

小半夏湯

半夏一升　生姜半斤

諸黄腹痛而嘔者少陽之木邪尅土也宜大小柴胡湯審其證而主之

小柴胡湯

柴胡半斤　黄芩三兩　人參三兩　炙草三兩

生姜三兩　半夏半斤　大棗十二枚

大柴胡湯

柴胡半斤　半夏半斤　黄芩三兩　芍藥三兩

生姜五兩　枳實四枚　大棗十二枚　大黄一兩

男子黄小便自利知非濕熱交鬱之黄而爲土虛其色外現之黄當與虛勞小建中湯

小建中湯

桂枝三兩　炙草二兩　芍藥六兩　生姜三兩

黄疸

飴糖一升　大棗十二枚

驚悸吐衄下血胸滿瘀血病脈証并治法

寸口脈動而弱驚自外至氣亂則脈動悸自内傷氣怯則脈
弱故寸口脈動而弱者則為驚悸也

尺脈浮則知腎有游火目睛暈黄則知肝有蓄熱肝腎之
火上衝則衄未止若暈黄去目睛慧了則肝腎之熱俱除
故知衄今止

太陽行身之表為開春生夏長陽氣在表有開之義也故
從春至夏衄者屬太陽陽明行身之裡為闔秋收冬藏陽
氣在裡有闔之義也故從秋至冬衄者屬陽明

衄家既亡陰血不可再汗以重竭其陰若汗出必額上陷其脈
為熱所爍而緊急血亡則目直視不能眴陽亢則不得眠

衄血覺熱者乃陽明絡脈之血也宜涼血瀉心湯主之衄出覺
冷者乃陽明經脈之血也宜溫經黃土湯主之
病人面無色者氣血衰而不榮於面也身無寒熱者外無病而
内自弱也按其脈沉則爲腎弦則爲肝沉弦並見者則肝腎
之火上炎逼血上溢而爲衄矣若察其面無色按其脈浮弱浮
爲陰虛弱爲陽弱浮弱之極手按之即絶者陽不下交於陰
陰失陽而脱陷則下血矣若察其面無色按其脈浮弱而竟
見煩欬者此爲胸中之陽不宣而陰火乘於心則煩乘於肺
則欬欬則氣逆於上而血隨之可以必其吐血矣
夫人猝然吐血之後不欬其証順而易愈若欬逆上氣則陰虛
而陽無附麗矣若其脈數而身有熱夜間不得臥者是既耗
之陰而浮獨勝之陽有不盡不已之勢主死無已用二加龍

驚悸吐衄下血胸滿瘀血

骨湯加阿膠或可救挽

酒客熱積於胃而上薰於肺，肺為熱所傷而欬者，其欬擊動絡脈必致吐血，此其氣虛不攝，及陰虛火盛而吐血者不同，以其因於飲過度所致也，遇此者可用瀉心湯及豬苓湯或五苓散去桂加知母石膏竹茹治之

寸口輕按弦重按大，弦則為陽氣微而遲減，大則為外盛而中氣減，減則陽不自振為諸寒，芤則陰不守中為中虛，虛寒相搏，此名為革，見此脈者，婦人則不能安胎而半產不能調經而漏下，男子則亡血

亡血者既亡其陰，不可發汗以更傷其陽，若服表藥令其汗出則陽不外固即寒慄，陰不內守而振動

病人血瘀則氣為之不利而胸滿，血瘀不榮於唇則唇痿

血瘀而色應於舌則舌青血瘀而陰不生則口燥但欲漱水而不欲咽者上雖燥而中土無熱也病非外感則身無寒熱脈微大來遲者以血積經隧而脈濇不利也腹本不滿而其人竟言我腹滿外無形而內有滯知其血積在陰而非氣壅在陽也此爲有瘀血

病者如有熱狀煩滿口干燥而渴其脈應見數大乃其脈反無熱象此非陽之外擾爲陰之內伏是即瘀血也當下之

驚因於火邪者桂枝去芍藥加蜀漆牡蠣龍骨救逆湯主之

桂枝去芍藥加蜀漆牡蠣龍骨救逆湯

桂枝三兩　炙草二兩　龍骨四兩　牡蠣五兩

生姜三兩　大棗十二枚　蜀漆三兩洗去腥

右先煮蜀漆後納諸藥煮溫服

心下悸者半夏麻黄丸主之

半夏麻黄丸

半夏　麻黄

右二味末之煉蜜和丸小豆大飲服三丸日三服

吐血服諸寒涼止血之藥而不止者是伏熱陰分必用温散之品宣發其熱則陰分之血不爲熱所逼而自止以柏葉湯主之

柏葉湯

柏葉　麻黄　艾

右三味取馬通汁合煮或再加三兩阿膠擻烊温服亦佳

下血先便後血者内寒不能温脾之元不足不能統血故也脾居中土離下焦爲遠故云此爲遠血也以黄土湯主之

黄土湯

甘草三两　干地黄三两　白朮三两　附子三两

阿膠三两　黄芩三两　竈中黄土半斤

下血先血後便者大腸傷於溼熱之氣太甚以致滲漏於下而奔注也大腸與肛門近故云此近血也以赤豆當歸散主之

赤豆當歸散

赤小豆三升浸令芽出曝干　當歸十分

右二味杵為散漿水服日三服

心中之陰氣不足則陽獨盛逼其胞中血海之血出於濁道則為吐血出於清道則為衄血宜瀉湯主之

瀉心湯

大黄二两　黄連一两　黄芩一两

嘔吐噦下利病脈證并治法

嘔家因有癰膿者切不可治嘔俟其膿盡則嘔自愈

嘔家必有停飲宿水若先嘔卻渴者為痰水已去而胃陽將復此為欲解先渴卻嘔者因飲水過多為水停心下此屬飲家

嘔家本渴嘔去本當作渴今反不渴者心下尚有支飲故也此屬支飲

病人脈數數為熱熱則當消穀引飲今竟不然而反吐者以過發其汗令陽微膈氣虛蓋其脈乃數者數非胃熱而為客熱所以不能消穀且胃中虛冷故也又脈弦者脾虛而受木尅也今胃氣虛乏無餘朝食暮吐變為胃反推其致病之由寒在於上醫反下之則胃氣大傷今脈反弦故名曰虛

寸口脈微而數，微則為衛虛而無氣，無氣則榮氣隨衛氣而俱虛，榮氣隨之而虛，則血日見不足，血不足則上焦之宗氣大虛，則胸中必冷。

趺陽脈浮而濇，浮則為胃之陽虛，濇則為陰虛而傷在脾。脾傷則胃中所納之穀不能消磨化為糟粕而出，朝食暮吐，暮食朝吐，宿穀不化，不下行而上出，名曰胃反。若脈和緩，其土氣尚未敗也；倘若脈緊而濇，則為邪盛液竭，其病難治。

病人欲吐者，病勢在上，不可強下之。

噦有虛實之辨。噦而不腹滿者為正氣虛，並有熱者，以橘皮竹茹湯主之；並有寒者，以吳茱萸湯主之。噦而腹滿者為邪氣實，實則氣上逆而作噦，當視其前後二便，庶知何部不利。前部不利者水邪之逆也，以猪苓湯利其小便；後部不

利者热邪實也以調胃承氣湯利其大便利之則譫自愈矣

嘔而胸滿者胸中之陽氣不足而陰邪乘之也以吴茱萸湯主之

吴茱萸湯

吴茱萸一升　人參三兩　生姜六兩　大棗十二枚

干嘔無物僅吐涎沫而兼頭痛者是寒氣從厥陰之經上攻於頭也以吴茱萸湯主之

陽不下交而上逆則嘔陰不上交而獨走則腸鳴其升降失常無非由於心痞所致者以半夏瀉心湯主之

半夏瀉心湯

半夏半升　黄芩三兩　干姜三兩　人參三兩

炙草三兩　黄連一兩　大棗十二枚

胃氣逆而干嘔腸中熱而下利者黄芩加半夏生姜湯主之

黄芩加半夏生姜湯

黄芩 三两　生姜 三两　甘草 二两　芍藥 一两

半夏 半升　大棗 十二枚

有聲有物爲嘔有物無聲爲吐諸嘔吐有寒有熱食入即吐者熱也朝食暮吐者寒也而此則非寒非熱但覺痰凝於中食穀不得下咽者以小半夏湯主之

小半夏湯

半夏 一升　生姜 半斤

嘔吐而病在膈上飲亦隨嘔吐而去故吐後思水者知其疾已解急以水與之以滋其燥若未吐而先思水者爲宿有支飲支飲阻其正津而作渴渴而多飲者是舊飲未去而新飲復

生也以豬苓湯主之

豬苓散

豬苓　茯苓　白朮

右三味杵為散飲服日三服

嘔而脈弱者陰邪逆而正氣虛也小便復利者中寒盛而陽虛不能攝陰也身有微熱者陰傷而陽越也見厥者陽虛不能布護周身也是正虛邪盛而阻隔升降之机則表裡陰陽之氣而不相順接故為難治以四逆湯主之

四逆湯

附子一枚生用　干姜一兩半　炙草二兩

嘔而不厥發熱不微者是少陽相火之病也以小柴胡湯主之

小柴胡湯

柴胡半斤　半夏半升　黄芩三两　人参三两

甘草三两　生姜三两　大棗十二枚

胃反嘔吐者衝脉之氣上逆也以大半夏湯主之

大半夏湯

半夏二升　人参三两　白蜜一升

右先以水和蜜揚之二百四十遍納藥煮温服

大黄甘草湯

食已即吐大便不通者陽明有熱也以大黄甘草湯主之

大黄四两　甘草一两

挾水飲而病胃反吐未已而渴欲飲水者水飲瀀塲而吐必愈類

也以茯苓澤泄湯主之

茯苓澤泻湯

嘔吐噦下利

茯苓半斤　澤瀉四兩　甘草二兩　桂枝二兩

白朮三兩　生姜四兩

右藥煮後內澤瀉再煮温服

吐後渴欲得水〻入不足以止其燥而貪飲不休者是水去而熱

存也以文蛤湯主之

文蛤湯

麻黄三兩　杏仁五十枚　大棗十二枚　甘草五兩

石膏五兩　文蛤五兩　生姜三兩

右煮温服汗出即愈

干嘔吐逆胃中氣逆也吐涎沫上焦有寒也半夏干姜散主之

半夏干姜散

半夏　干姜

右二味杵爲散漿水煮服

病人寒飲结於胸中阻其呼吸往来出入升降之路其证似喘不喘似嘔不嘔似噦不噦寒飲與氣相逼處心藏以致徹心中憒憒無可奈何之状而不能明言者生姜半夏湯主之

生姜半夏湯

半夏半升　生姜汁一升

右先煮半夏納生姜汁煮服嘔止停後服

干嘔噦证若手足厥者氣逆胸膈不復行於四肢也以橘皮湯主之

橘皮湯

橘皮四兩　生姜半斤

右二味煮温服下咽即愈

更有胃虚熱乘之而作噦逆者以橘皮竹茹湯主之

橘皮竹茹湯

橘皮二斤　竹茹二升　大棗三十枚　生姜半斤

甘草五兩　人參一兩

六腑之氣陽也陽氣虚絶不温於外者則手足寒胸中無陽以禦下焦之陰則上氣下焦無陽以運行則脚寒而縮五藏之氣陰也陰氣虚絶不守於内者則下利不禁下利甚者陰脱不通陽氣以運行則手足不仁

下利脉沉者主裡弦者主急見是脉者則知其裡急下重脉大者為盛見是脉者則知其下利為未止脉微弱者為正虚邪亦衰微弱之中而見數者數為陽象則為陽氣將復其利欲自止雖見下利發熱之逆証亦可卜其必自止而不死

下利手足厥冷陽氣下陷不能行於手足也無脈者陽陷下不能充於經脈也灸之起陷下之陽手足應溫而竟不溫若脈亦不還反加微喘者是下焦之生氣不能歸元而反上脫也必死必少陰上合而負戴趺陽者為順也

下利大熱而渴則偏於陽無熱不渴則偏於陰皆未能即愈若有微熱而渴則知其陰陽和也脈弱者則知其邪氣去也見此脈證令自愈

下利脈數內熱利也若身無大熱必有微熱汗出其熱亦隨汗而衰矣令自愈設脈緊者為表邪未解

下利以見陽為吉若脈數而渴者是陽盛勝陰令自愈設不差必圊膿血以裡有熱反動其血故也

下利脾病也其脈反弦是脾病而見肝脈為下利證之所忌

若弦中浮而不沉其症發熱自汗者爲表裏俱和也脈雖
弦亦當自愈
下利而失氣不已者是氣滯於中但當利其小便小便利
則氣化出矣
下利傷寒者脈虛沉遲今寸脈反浮數其陽强也尺中自
濇者其陰弱也陰弱則血不足陽熱乘之逼血下行必圊膿
血
下利清穀爲裏虛寒也理宜溫其中不可攻其表若服藥
令其汗出則陽更虛而氣亦不化必作脹滿
下利脈沉而遲陰盛陽虛也陽虛則氣浮於上故其人面少
赤惟有微熱則爲陽氣未脫特下利清穀而不能遽止耳
此爲虛陽在上陰寒在下而不相接須以大藥救之令陰陽

和上下通必鬱冒汗出而解但病雖解而病人必厥所以然者面戴陽虛陽上升而不下行下焦陽虛故也

下利後脈絶陽氣虛而不能達也手足厥冷陽氣不能通通於四肢也晬時為一日一夜循環一周而脈得還手足溫者中土之氣將復也故主生不還者為中土已敗生氣已絶故主死

下利後腹脹滿裡有寒也身体疼痛者表有寒也先溫其裡後乃攻其表所以然者恐裡氣不充則外攻無力陽氣外泄則裡寒轉增也溫裡宜四逆湯攻表宜桂枝湯

下利三部脈皆平按之心下堅者此有形之實証也法當急下之宜大承氣湯

下利脈遲者寒也而遲與滑俱見者不為寒而為實也所

以然者中實有物能阻其脈行之期也實未去則利未欲

止急下之宜大承氣湯

下利脈本不滑而反滑者為有宿食當有所去下乃愈宜大

承氣湯

下利已差至其年月日時復發者以前此之積病去而不盡故

也當下之宜大承氣湯

大承氣湯

大黄四兩　厚朴半斤　枳實五枚　芒硝三合

右先煮枳朴納大黄煮去滓内芒硝更上微火一兩沸温服

下利譫語者胃中有燥糞也小承氣湯主之

小承氣湯

大黄四兩　枳實三枚　厚朴二兩

下利便膿血者寒鬱為熱而動血也以桃花湯主之

桃花湯

赤石脂一斤　干姜二兩　粳米一升

右先煮米熟去滓再納諸藥煮温服

熱利後重者白頭翁湯主之

白頭翁湯

白頭翁二兩　黄連三兩　黄柏三兩　秦皮三兩

下利後更煩按之心下濡者非上進君火亢盛之煩乃下焦水陰不得上濟之煩此為虚煩也以梔子豉湯主之

梔子豉湯

梔子十四枚　香豉四合

右先煮梔子後納豉煮温服

下利清穀裡寒外熱者寒盛而格陽於外也陽氣外散則汗出陽氣虛微則厥冷以通脈四逆湯主之

通脈四逆湯

附子一枚生用　干姜三兩　甘草二兩

下利肺痛者大腸病氣塞於肺也以紫參湯主之

紫參湯

紫參半斤　甘草三兩

右先煮紫參再納甘草煮溫服

氣利訶黎勒散主之

訶黎勒散

訶黎勒十枚煨　杵爲散粥飲和服

瘡癰腸癰浸淫病脈證并治法

瘡癰腸癰浸淫

兩手諸部俱見浮數之脈浮主表數主熱應當發熱今不
發熱而反洒淅惡寒者必其氣血凝滯也若有痛處則必成
癰當以荊芥麻黄之類透發其癰諸癰腫欲知有膿無膿
以手掩腫上熱者為有膿不熱者為無膿
腸癰之為病氣血為內癰所奪不得外榮肌膚故其身必
枯皺如鱗甲之交錯腹皮雖急而按之則濡其外雖如腫
狀而其腹則無積聚其身雖無熱而其脈則數此為小
腸內有癰膿以薏苡附子敗醬散主之

薏苡附子敗醬散

薏苡仁十分　附子二分　敗醬五分

右三味杵為散並服小便當下敗醬一名苦菜多生土牆
及屋瓦上

大腸癰者少腹腫痞按之即痛如淋但病不在膀胱故小便仍見自調大腸爲肺之合而氣通於皮毛故時時發熱自汗出復惡寒其脈遲緊者氣血凝聚而膿未成可下之以令其消散脈洪數者爲膿已成下之不能消不可下也若大黄牡丹湯不論有膿無膿皆可主之

大黄牡丹湯

大黄 四兩　牡丹 一兩　桃仁 五十个　冬瓜仁 半升

芒硝 三合

右煮去滓納芒硝再煎温服當下如無膿當下血

若身有瘡被刀斧所傷而亡血之亡則陽亦弱其脈必浮微而濇但浮主表當汗出今不汗出者因奪血者無汗故也病金瘡者皆可以王不留行散主之

王不留行散

王不留行 十分八月八日採　蒴藋細葉 十分七月七日採　桑東南根 白皮十分三月三日採

甘草 十八分　黄芩 二分　川椒 三分

厚朴 二分　干姜 二分　芍藥 二分

右九味王不留行蒴藋桑皮三味燒灰存性各别杵篩合

治之爲散服小瘡即粉之大瘡但服之産後亦可服

浸淫瘡從口起流向四肢者從内走外也可治從四肢流入口者

從外走内也不可治

浸淫瘡黄連粉主之

黄連粉疑即黄連一味爲粉外敷之甚者亦内服之

趺蹶手指臂腫轉筋狐疝蚘虫病脉证并治法

病趺蹶者其人但能前歩而不能後却也足肚曰踹乃太陽經

絡所過之處刺踹入二寸以通太陽陽明之經氣并二陽之氣

血相貫通則前後自如矣但此病太陽經傷所致也

病人常以手指臂因濕而腫因風而動濕能生痰風淫大發

因此人之身体亦瞤瞤而動者藜蘆甘草湯主之

藜蘆甘草湯

藜蘆　甘草

轉筋之為病其人臂脚直而不能屈伸脈長直而上下行微

弦不和轉痛不能忍甚而入腹者則牽連少腹拘急而劇痛

以雞白屎散主之

雞屎白散

雞屎白一味為末以水和溫服

陰狐疝氣者其氣腥臭如狐之臊睾丸或偏左或偏右有

大小時時上下者蜘蛛散主之

蜘蛛散

蜘蛛 十四枚 熬焦　桂枝 半两

右二味爲散飲和服日再服蜜丸亦可

腹中痛寒氣也其脈當沉若病甚而必當弦今不沉弦而反

洪大則非寒氣之爲病故爲有蚘虫

蚘虫之爲病令人吐涎心痛發作有時用毒藥而不能止者

以甘草粉蜜湯主之

甘草粉蜜湯

甘草 二两　白粉 一两　白蜜 四两

右先煮甘草去滓納粉白粉攪令和煎如薄粥温服即止

蚘厥者蚘動而手足厥冷也其人當吐蚘今病者静而復時

趺蹶手指臂腫轉筋狐疝蚘虫

烦此為藏寒蚘上入其膈故烦也須臾復止得食而嘔又烦者蚘聞食臭出其人當自吐蚘〻厥者以烏梅丸主之

婦人妊娠病脉证并治法

婦人經斷後而得無病〻平脉其関後之陰脉較関前稍見小弱是胎元蝕氣也其人渴非上焦有热乃陰火上炎也不能食非胃家有病乃惡心阻食也無寒热外無表邪也名曰妊娠桂枝湯主〻於法六十日胎已成而氣干上當有此证設有醫不知為孕而治逆其法者却一月即有此证若更加吐下者則當勿藥而拒绝〻

婦人如宿癥病者不在子宫則仍能行經而受孕經斷未及三月而得漏下不止胎不安而動者動在臍下則胎欲落今動在臍上者此癥痼為害也妊娠六月動者若前三月經

水順利應時而至無前後參差之弊可斷其有胎也若前三月經水進早不定便知今之下血者乃後斷三月所積之衃而非胎也所以血不止者其癥不去故也癥不去則胎終不安必當下其癥以桂枝茯苓丸主之

桂枝茯苓丸

桂枝　茯苓　丹皮　桃仁

芍藥

右五味末之煉蜜為丸每日食前服一丸不知加至三丸

婦人懷妊六七月脉弦發熱有似表証若其胎愈脹腹痛惡寒而無頭痛身痛則非表証甚至少腹陣陣作冷狀如被扇所以然者子藏開而不能闔風冷乘之故也當以附子湯溫其藏

婦人有孕而漏下者有五六月胎墮而半產後傷其血海因續下血都不絕者有妊娠下血者此癥痼之為害也假令妊娠無癥而下血惟見其腹中痛者則為胞阻胞阻者胞中氣血不和而阻其化育也以膠艾湯主之

膠艾湯

干地黄六両　川芎一両　阿膠一両　甘草一両

艾葉三両　當歸三両　芍藥四両

右藥以清酒和水煮去滓納膠令消盡溫服不差更作

婦人懷孕腹中㽲痛㽲痛者綿綿而痛不似寒疝之絞痛氣血之刺痛也以當歸芍藥散主之

當歸芍藥散

當歸三両　芎藭三両　芍藥一斤　茯苓四両

白朮四兩　澤瀉半斤

右六味杵為散酒和服

妊娠胃中有寒飲則嘔吐嘔吐不止則寒而且虛矣以干姜

人參半夏丸主之

干姜人參半夏丸

干姜一兩　人參一兩　半夏二兩

右三味末之以生姜汁糊丸飲服十丸日三服

妊娠血虛熱鬱津液短少而小便難飲食如故以當歸貝

母苦參丸主之

當歸貝母苦參丸

當歸四兩　貝母四兩　苦參四兩

右三味末之煉蜜丸飲服三丸加至十丸

妊娠有水氣水氣在内則身重小便不利水氣在外則洒淅惡寒水阻陽氣上升起即頭眩以葵子茯苓散主之

葵子茯苓散

葵子一升　茯苓三兩

右二味杵爲散飲服日二服小便利則愈

婦人妊娠無病不須服藥若其瘦而有熱恐熱氣耗血傷胎宜常服當歸散主之

當歸散

當歸一斤　黄芩一斤　芍藥一斤　川芎一斤

白术半斤

右五味杵爲散酒服日再服産後百病亦主之

妊娠肥白有寒恐其傷胎宜常服白术散主之

白术散

白术三分　川芎三分　蜀椒三分　牡蠣二分

右四味杵為散酒服一錢匕日三服夜一服但苦痛加芍藥心下毒痛倍加芎藭心煩吐痛不能飲食加細辛半夏服後更以醋漿水服之若嘔服醋漿水不解者小麥汁服之已後渴者大麥粥服之病雖愈服之勿置

婦人傷胎懷身腹滿不得小便從腰以下重如有水狀懷身七月太陰肺經當養胎而不養胎此為心氣實則肺氣不降而胎失所養胞中之氣化阻而水不行矣當刺寫勞宮及關元小便微利則愈

婦人產後病脉證并治法

新產婦人有三病一者病痓二者病鬱冒三者大便難所以然

者產後血虛氣熱熱則腠理開而多汗汗出則腠理愈開
而喜中風故令病痙產後亡血血亡氣亦外泄而復自汗血
亡氣泄則內寒多蓋陰既亡而失守陽亦虛而上厥故令頭
眩目瞀或不省人事而鬱冒產後亡血過多以致亡津液
津液亡則胃干腸燥故大便難三者病雖不同其為亡血傷
津則一也

產婦鬱冒其脈微弱是氣血俱虛應得之脈證也胃氣不
和則嘔而不能食胃液干燥則大便反堅身無汗但頭汗
出則為陰亡下厥孤陽上越所以產婦頭汗既出又喜其通身
汗出而解者以亡陰血虛陽氣獨盛故也汗出則損陽就陰陰
陽乃平復蓋此證須知其大便堅不為實熱而為津少其嘔
不為胃氣寒而為膽氣逆其不能食不為熱不殺穀而為胃

氣不和，可以小柴胡湯主之。

鬱冒之病既解，而能食，至七八日更發熱者，此爲食復胃實之

証，宜大承氣湯主之。

產後氣血俱虚，寒入而腹中疞痛，以當歸生姜羊肉湯主

之，併治腹中寒疝，虚勞不足。

當歸生姜羊肉湯

當歸三兩　生姜三兩　羊肉一斤

右三味，煮，温服，日三服。寒多加生姜成斤；痛多而嘔者，加橘

皮二兩、白术一兩。

產後氣滯而腹痛，火上逆而煩，氣壅滯而滿，胃不和而不得卧

者，以枳實芍藥湯主之。

枳實芍藥湯

枳實　芍藥

右二味杵為散日三服

産婦腹痛法當以枳實芍藥散假令不愈者此為腹有瘀血其痛著於臍下宜下瘀血湯主之

下瘀血湯

大黄（三兩）　桃仁（三十个）　䗪虫（二十枚去足熬）

右三味末之煉蜜丸為四丸以酒煮一丸服之新血下如豚肝

産後七八日無頭痛發熱悪寒之太陽証但少腹堅痛者此悪露不盡也若腹痛不大便煩躁發熱切脈微實更察其於申酉戌之日晡時更倍發熱時煩躁者此胃熱也故不食則已食入則助胃熱而譫語更察其至夜即消愈可斷其病在陽而不在陰若病在陰至夜當更劇也宜大承氣湯主之以除

陽明之熱在裡少腹之結在膀胱也

產後中風續續數十日不解頭微疼惡寒時時有熱皆桂枝证也推心悶邪入胸膈為太陽之裡证其干嘔汗出亦為桂枝证病雖久而陽旦证續在者可與陽旦湯

陽旦湯即桂枝湯中加桂附孫真人以桂枝湯中加黄芩為陽旦湯未詳孰是

產後中風發熱面赤喘而頭痛者此病在太陽連及陽明邪盛正虚恐發為痙以竹葉湯主之

竹葉湯

竹葉一把　葛根三兩　防風一兩　桔梗一兩

桂枝一兩　人參一兩　甘草一兩　附子一枚

生姜五兩　大棗十五枚

右十味煮温服覆使汗出頸項强用大附子一枚嘔者加半夏

婦人乳中虚煩乱嘔逆者以乳去多則陰血不足而胃中亦虚陰虚不能勝陽而火上壅則煩上越則嘔甚者則煩而乱嘔而逆矣須安中益氣竹皮大丸主之

竹皮大丸

生竹茹一分　石膏一分　桂枝二分　白薇二分

甘草七分

右五味末之棗肉和丸彈子大飲服一丸日三夜二服有熱倍白薇煩喘者加柏實一分

産後下利虚極者以白頭翁加甘草阿膠湯主之

白頭翁加甘草阿膠湯

白頭翁三兩　甘草三兩　阿膠三兩　秦皮四兩

黄連四两　蘗皮四两

右六味煮後内膠令消盡温服

産後生於草蓐自發去衣被露其身体而得微風則風邪客入而四肢苦煩熱者當辨其頭之痛與不痛而治之頭痛者是風未全變為熱宜與小柴胡湯以解之若頭不痛但煩者則已全變為熱矣宜與千金三物黄芩湯

三物黄芩湯

黄芩一两　苦參二两　干地黄四两

産後虚羸不足腹中刺痛不止吸吸少氣或苦少腹中急摩痛引腰背不能飲食者千金内補當歸建中湯主之

内補當歸建中湯

當歸四两　桂枝三两　生姜三两　芍藥六两

甘草二兩　大棗十二枚

右煮服若大虛加飴糖六兩湯成内之令飴消若去血過多崩傷内衄不止加地黄六兩阿膠二兩

婦人雜病

婦人中風七八日業已熱退身凉復續來寒熱發作有時其經水適斷者此爲熱入血室其血爲邪所阻則必結於衝任厥陰之經脉而在半表半裡之間故使寒熱往來如瘧狀發作有時小柴胡湯主之

婦人傷寒發熱當其時經水適來過多不止血室空虛則熱邪遂乘虛而入晝日屬陽則明了暮屬陰則譫語如見鬼狀者此爲熱入血室非陽明胃實所致治之者毋以下藥犯其胃氣以及用吐汗二法傷上二焦必自愈

婦人中風發熱惡寒當其時經水適來得之七八日値陽明主氣之期病邪乘隙而入於裡則外熱自除其脉遲身涼和胸脇滿如結胸狀熱入血分而譫語者此爲熱入血室也當刺肝募之期門隨其實而取之

陽明病下血譫語者此爲熱入血室其證通身無汗但頭上汗出當刺期門隨其實而瀉之令通身濈然汗出者愈

婦人咽中如有炙臠吐之不出吞之不下皆由七情鬱結痰凝氣阻而得以半夏厚朴湯主之

半夏厚朴湯

半夏一升　厚朴三兩　茯苓四兩　生姜五兩

蘇葉二兩

婦人臟躁者陰虛火乘之則爲躁也其證悲傷欲哭象如

神靈所作者心藏病也故欠喜伸者腎藏病也以甘麥大棗湯主之

甘麥大棗湯

甘草 三兩　小麥 一升　大棗 十枚

右三味煮溫服亦補脾氣

婦人吐涎沫上焦有寒飲也醫者不與溫散而反下之則寒內入而心下即痞當先治其吐涎沫以小青龍湯主之俾外寒內飲除而涎沫可止涎沫止後乃治其痞以瀉心湯主之

小青龍湯

麻黃 三兩　芍藥 三兩　干姜 三兩　炙草 三兩

細辛 三兩　桂枝 三兩　五味子 半升　半夏 半升

右先煮麻黃去上沫內諸藥煮溫服

瀉心湯

大黄二兩　黄連一兩　黄芩一兩

婦人之病所以異於男子者以其有月經也其月經致病之源則多因虛損積冷結氣也三者一有所感皆能使經水斷絶至有歷年血寒積結而不去胞門爲寒所傷則經絡間亦血凝氣結而不行蓋經不調則變病百出其所變之病亦有上中下之分在上者肺胃受之若中氣素寒則寒從寒化而証見嘔吐涎唾久則寒化爲熱之氣傷肺而成肺癰其形体之受損則一而寒熱之不同儼分兩人病在中者肝脾受之邪氣從中盤結或爲繞臍寒疝或爲兩脇疼痛與胞宮之藏相連也中氣素寒邪從寒化之爲病也或邪氣鬱而結熱於中其病在元関而非寒疝故其脈鼓但脈鼓而身無瘡則必熱爍其陰肌

膏干燥粗若魚鱗偶逢交合之時亦能侍着於男子之身
非止女子之身也此中氣素熱邪淫化之爲病也病在下腎
藏受之所下之血未多任候不匀故令陰中掣痛少腹惡寒
或上引腰脊下根氣街氣衝急痛膝脛疼煩甚則奄忽眩冒
狀如厥顛或有憂慘悲傷多嗔者此皆病在帶脈之下非有
鬼神也久則肌肉削而羸瘦氣不足而脈虛多寒統計十二
癥九痛七害五傷三痼之三十六病千變萬端審脈陰陽虛
實緊弦行其針藥治危得安其雖同病脈各異源子當辨
記勿謂不然
婦人年五十已過七七之期天癸當竭所病前陰血下利數十日
不止暮即發熱少腹裡急腹滿手掌煩熱唇口干燥者此病帶
下何以故曾經半產瘀血在少腹不去瘀血不去則新血不生津

洫不布故其证唇口干燥宿瘀不行故其人少腹裡急腹滿瘀血不去則新血不生而陰虛故其人暮即發熱手掌煩熱此即歷年血寒積結胞門之证也當以溫經湯主之

溫經湯

吴茱萸三兩　當歸二兩　川芎二兩　芍藥二兩

人參二兩　桂枝二兩　阿膠二兩　丹皮二兩

生姜二兩　甘草二兩　半夏半升

右煮溫服亦主婦人少腹寒久不受胎兼治崩中去血或月水來過多及至期不來

婦人因經致病凡三十六種皆謂之帶下經水因寒而瘀不能如期而利以致少腹滿腹或因熱而瘀則經一月再見者以土瓜根散主之

土瓜根散

土瓜根 三分　芍藥 三分　桂枝 三分　䗪虫 三分

右四味杵為散酒服日三服

寸口脈弦按之而重按大弦則為陽微遲減大則為外盛而中氣減則陽不自根為諸寒氣則陰不守中為中虛寒虛相搏此名為革婦人見此脈者則半產漏下以旋覆花湯主之

旋覆花湯

旋覆花 三兩　葱 十四莖　新絳 少許

婦人陷下其經脈則血漏下不止且血色黑而不解者以膠艾湯主之

婦人少腹滿大如敦狀是蓄血也若小便微難而不渴者是兼水也此病若作於生產之後者此為水與血俱結在血室也以大黄甘遂湯主之

大黄甘遂湯

大黄四兩　甘遂二兩　阿膠二兩

右三味煮服其血當下

婦人經水至期不利下少腹結痛大便黑小便利者以抵當湯主之

抵當湯

水蛭熬三十個　虻虫熬三十個　桃仁三十粒　大黄三兩

右四味為末煮溫服

婦人經水閉而不利其子臟因有凝滯而成堅癖又因濕熱腐

變而爲下血不止所以然者以子藏中有干血而不利以濕熱腐

變而下白物不止以礬石丸主之

礬石丸

礬石 三分燒　杏仁 一分

右二味末之煉蜜丸棗核大內藏中劇者再內之

婦人六十二種風腹痛血氣刺痛紅藍花酒主之

紅藍花酒

紅藍花 一兩

右一味酒煮服未止再服

婦人腹中寒熱虛實氣食等諸疾病皆可以當歸芍藥散加減主之

當歸芍藥散

當歸 三兩　川芎 三兩　芍藥 一斤　茯苓 四兩

白朮 四兩　澤瀉 半斤

右六味杵爲散酒和服日三服

婦人虛寒裡急腹中痛者小建中湯主之

小建中湯即桂枝湯中加飴糖

婦人胃無病而飲食如故陽氣不化而煩熱水不下行而反倚息不得卧者此名轉胞病在於胞故不得溺也以胞系不順而乖戾故致此病但當利其小便則胞中氣下行而愈以腎氣丸主之

腎氣丸

乾地黄 八兩　山藥 四兩　山茱萸 四兩　澤瀉 三兩

丹皮 三兩　茯苓 三兩　桂枝 一兩　附子 一枚

婦人陰中寒宜溫其陰中坐藥蛇床子散主之

蛇床子散

蛇床子

右一味末之以白鉛粉少許和合相得如棗大綿裹内之自

然溫

少陰脈滑而數者滑主濕數主熱濕熱相搏結於陰分故

令前陰中即生瘡陰中蝕爛者乃因濕熱而生䘌也以狼牙

湯主之

狼牙湯

狼牙 三兩

右一味水煮以綿纏筋如繭浸湯瀝陰中日四遍

婦人陰挺之証北地往往有之俗名為㿗氣又名吃血癆其狀

不一干濕病癢麻木亦無一定患此者漸覺經水不通面黃食少羸瘦咳嗽吐血寒熱往來自汗盜汗病成勞傷而死其所致之由皆因坐濕地卧土炕寒濕熱漸積故也初患者可以五苓散加蜀椒黃柏小茴香附子沙參川芎紅花之類蜜丸每服四錢日兩服外以花椒苦參蒼朮槐花煎湯入芒硝煮洗再以枯礬六兩銅綠四錢五味子雄黃各五錢桃仁一兩共爲細末煉蜜爲丸每重四錢雄黃爲衣納入陰中奇效

胃氣下泄不從大便而失氣却從前陰吹出而正喧然有聲此穀氣之實大便不通故也以膏髮煎之潤腸以通大便則氣從大便而出矣

膏髮煎

猪膏 半斤　亂髮 如雞子大三枚

右二味和膏中，煎之，髮消藥成，分再服，病從小便出

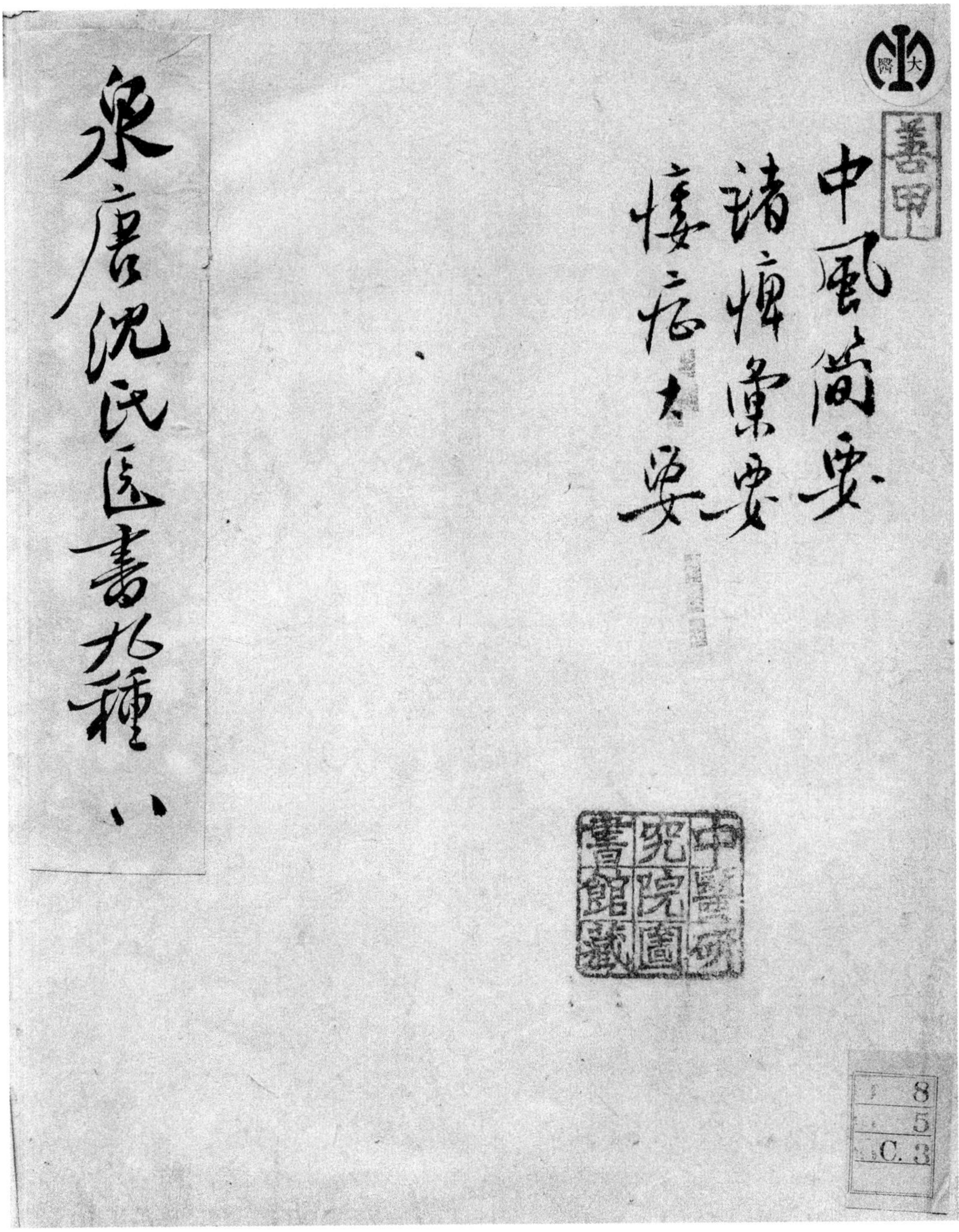
泉唐沈氏醫書九種 八
中風簡要
諸痺彙要
痿症大要
善甲
中醫研究院圖書館藏
8
5
C.3

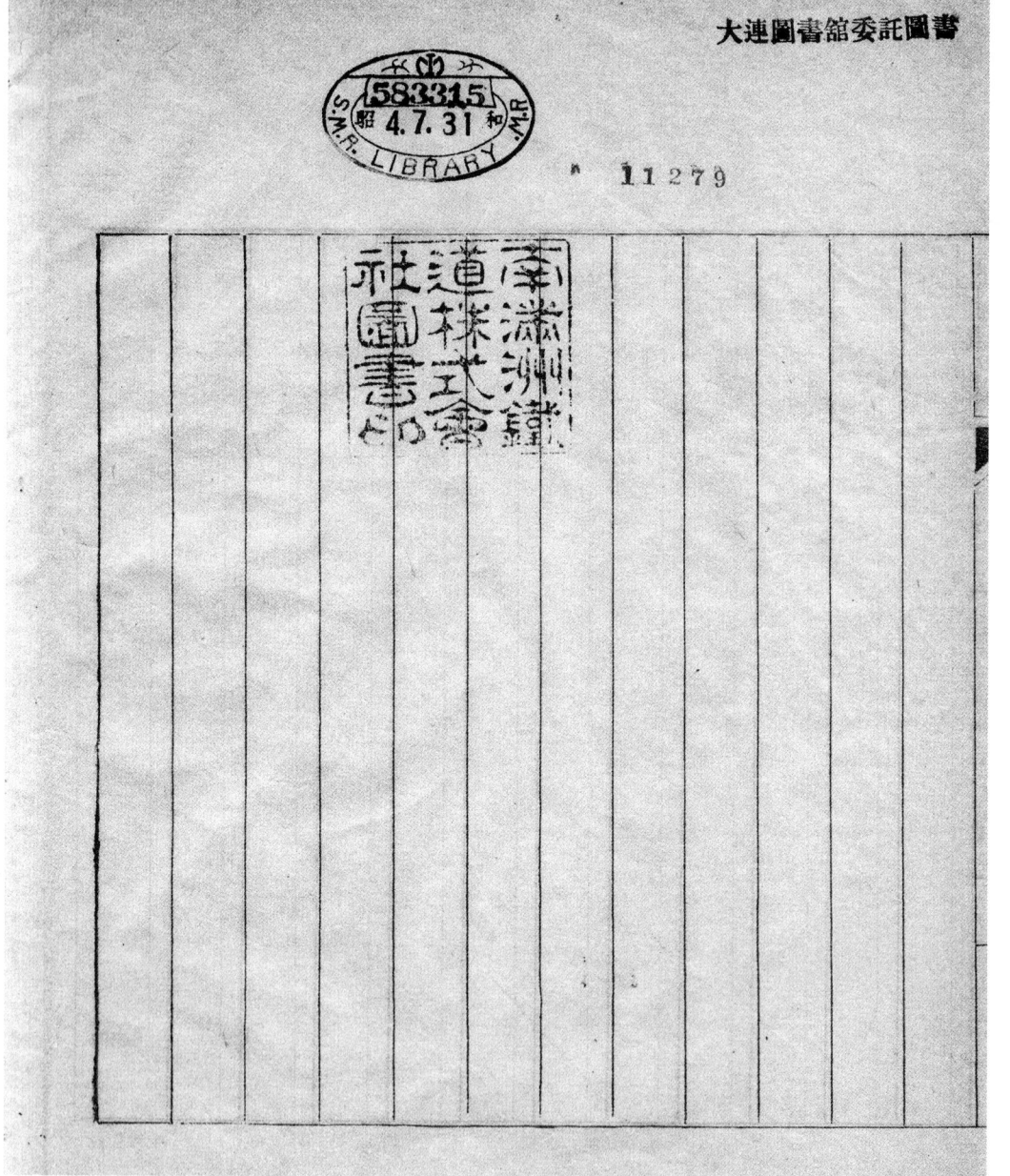

中風簡要

泉唐沈靈犀編

夫風之為病當半身不遂或但臂不遂者此為痹脈微而數中風使然

按此条先辨中風與痹之殊繼以脈微而數中風使然八字提出中風之大綱風為陽邪痹為陰邪陽邪善動而微行上下故當半身不遂陰邪凝聚着於一處而不移故但臂不遂脈微為陽虛數為邪盛陽虛衛無護邪得乘虛而中之故云脈微而數者中風使然也

寸口脈浮而緊緊則為寒浮則為虛寒虛相搏邪在皮膚浮者血虛絡脈空虛賊邪不洩或左右邪氣反緩正氣即急正氣引邪喎僻不遂邪在於絡肌膚不仁邪在於經即重不勝邪入於府即

不識人邪入於藏舌即難言口吐涎

此為中風之偏於寒者而詳其証之遂來也脈浮原文言為虛
又為血虛并亦主表蓋衛虛而表無護邪得乘虛而中於皮
膚故云邪在皮膚皮膚之間為邪所據則榮血為（不能）邪所阻
而貫榮絡脈則絡脈空虛自無以洩其邪或左或右任其所
賊筋脈遂至不用而反緩邪未所傷之處正氣獨治則筋急
而牽引其口目以致喎僻不遂所以左喎者邪在右右喎者邪
反在左也絡為表經為裡故邪中絡則肌膚不仁邪中經則
身體重著胃為府心為藏故邪入於府即不識人邪入於藏舌
即難言而口吐涎沫陳修園云風中經絡與府者可用驅風
至寶膏若入藏最防逆入於心宜用侯氏黑散於驅補之中
行其堵截之法至於風引湯按法用之無有不利

侯氏黑散治大風四肢煩重心中惡寒不足者

徐忠可云此為中風家挾寒而未變熱者治法之準則也謂風淫外入挾寒作勢此為大風證見四肢煩重豈非四肢為諸陽之本為邪所痹而陽氣不運乎然但見於四肢不猶愈於重不勝乎證又見心中惡寒不足豈非漸欲凌心乎然燎熱犹未乘心不猶愈於不識人乎故侯氏黑散用參苓歸芎補其氣血為君菊花白朮牡蠣養肝脾腎為臣而加防風桂枝以行痹着之氣細辛干姜以驅内伏之寒并桔梗黄芩以開提肺熱為佐礬石所至除濕解毒收斂心氣酒力運行周身為使庶舊風盡出新風不受且必為散酒服至六日止又常冷食使藥積腹中不下蓋邪漸侵心不惡熱而惡寒其由陰寒可知若胸中之陽不治風必不出故先以藥填塞胸中之空竅壯其中

中風

氣而邪不内入勢必外消此即内經所謂塞其空竅是爲良
工之理若專治其表裡風邪非不外出而重門洞開出而復入
勢將莫禦耳

侯氏黑散 此方主補虛以熄其風

菊花四十分 白朮 防風各十分 桔梗八分 黄芩五分 細辛 干姜
人參 茯苓 當歸 川芎 牡蠣 礬石 桂枝各三分

右十四味杵爲散酒服方寸匕日一服初服二十日温酒調服禁一
切魚肉大蒜常宜冷食六十日止即藥積腹中不下也熱食即
下矣冷食自能助藥力

寸口脈遲而緩遲則爲寒緩則爲虛榮緩則爲亡血衛緩則爲
中風邪氣中經則身癢而癮疹心氣不足邪氣入心則胸滿而
短氣

此為中風之偏於風者而詳其症之遞深也脈沉而緩為榮盡
脈浮而緩為盡（衛）加云榮緩為亡血衛緩為中風此為榮衛肌
腠膚表之病也若邪中經則榮衛氣弱津血凝滯故身
癢而癮疹邪氣入胸則阻遏正氣故胸滿而短氣也徐忠可
云节下即以風引湯次之疑即此症之方其後甚超並祛風至
寶膏亦可並服

風引湯除熱癱癇

徐忠可云風邪内迸則火熱内生五藏亢甚迸歸入心故以桂甘
龍牡通陽氣安心腎為君然厥陰風木與少陽相火同居火
發必風生風生必挾木勢侮其脾土故脾氣不行聚液成痰
流注四末因成癱瘓故用大黄以蕩滌風火濕熱之邪為臣隨
用干姜之止而不行者以補之為反佐又取滑石石膏清金以

伐木赤石脂厚土以除濕寒水石以除腎水之陰紫石英以補

心神之虚爲使故大人小兒引風驚癇皆主之

風引湯 此方主清熱以除其風

大黄　干姜　龍骨各四兩　桂枝　甘草　牡蠣各二兩　寒水石

滑石　赤石脂　白石脂　紫石英　石羔各六兩

右十二味杵麤篩以韋囊盛之取三指撮井水花三升三沸温

服一升治大人風引小兒驚癇瘈瘲日數發醫所不療除熱方

喻嘉言云本文有正氣引邪喎僻不遂等語故立方即以風引

名之

防己地黄湯治病如狂狀妄行獨語不休無熱其脉浮

此亦風進入心之治法也陳修園云按金匱方寥寥數語讀者如

疑其未備然而所包者廣也中風以少陰爲主此節言風併手

少陰之証出其方治曰病如狂狀妄行獨語不休者蓋以手少陰心火也陽邪逆之則風乘火勢火借風威其見証無非動象曰無熱者熱歸於内外反無熱即傷寒論桂枝二越婢一湯証外無大熱之例也曰其脈浮者風火屬陽之本象也然有正面即有对面手足少陰可一而二之實二而一之者也考之唐宋後名家之論中風曰昏迷不醒等証其不爲狂狀可知也曰猝倒口噤等証其不爲妄行獨語可知也曰面如妝朱可知寒盛於下格陽於上不能無熱也曰冷汗不止可知其四肢厥逆不止無熱也曰脈脱曰無脈又將何以言浮乎蓋以足少陰腎水也陰邪逆則寒水遭寒水徹骨其見証無非静象方書用三生飲一兩薛立齋又加人參一兩者蓋指此也若痰涎如湧三因白散可用真陽上脱氣喘痰鳴黑錫丹可用凡此皆爲四逆之例究非中風

中風

之本证其证散見於傷寒論中金匱論之於中風门外所以

亦立法之徧也

防己地黄湯

防己　　甘草各一分　　桂枝　　防風各三分

右四味以酒一杯漬之绞取汁生地黄二斤㕮咀蒸之如斗米飯

久以銅器盛藥汁更绞地黄汁和分再服陳修園云此方表

裡並至後人袪風至寶膏方從此方悟出

肺中風者口燥而喘身運而重冒而腫脹肺死藏浮之虚按之

弱如葱葉下無根者死

此節言肺中風证脈但其內症不同所以補內症未及也

肝中風者頭目瞤兩脇痛行常傴令人嗜甘肝死藏浮之弱按之

如索不来或曲如蛇行者死

此言肝中風脈象也

心中風者翕々發熱不能起心中飢食即嘔吐心傷者其人勞倦即頭面赤而下重心中痛而自煩發熱當臍跳其脈弦此為心藏所致也心將死藏浮之實如麻豆按之益躁疾者死

此言心中風之脈証也

脾中風翕々發熱形如醉人腹中煩重皮目瞤々而短氣脾死藏浮之大堅按之如覆盃潔々狀如搖者死

此言脾中風之脈証也

腎中風者踞坐腰痛煩熱心亂惡寒終日不欲飲食腎死藏浮之堅按之亂如轉丸益下入尺中者死

此言腎藏中風之脈証也按金匱腎藏中風雖見缺文然觀千金三黃湯用獨活細辛治中風及腎者而敘病狀曰煩

熱心亂終日不欲飲食又叙腎中風曰踞坐腰痛則知金匱所缺腎風之証
相去不遠故即以千金所叙之証而實腎風之条文以補其缺至內經論五藏中
風之証中於肺者則曰膽中於風多汗惡風時欬晝差暮甚診在眉上其色白中於
肝者則曰多汗惡風善悲色蒼嗌干善怒時憎女子診在目下其色青中於心者則曰多汗惡
風甚焦絕善怒嚇病甚則言不快診在口其色赤中於脾者則曰多汗惡風身體怠墮四肢
不欲動色薄微黄不嗜食診在鼻上其色黄中於腎者則曰多汗惡風面龐然如腫脊
痛不能正立其色炲隱曲不利診在肌上其色黑大凡仲聖素靈內經皆自出手眼以
述為作學者知之

按中風一証內經言之甚詳惟多與痺合論讀者若不能得其要領岐伯雖有
一為偏枯半身不遂二為風痱於身無所痛四肢不收三為風懿奄忽不知人四為風痺
諸痺類風狀之四大法然亦概名為中風不知四法不過分其病狀立言實即中風與
痺之兩途耳故仲聖書中風篇首條即辨中風與痺之殊

以為後世之指南針也無如仲聖以後醫道即晢方中斷雖有英賢輩出亦不過各逞一偏之臆說坐令中風一証漫無取裁卒鮮畫一之法雖賢明如劉河間李東垣朱丹溪輩亦不免[能]其一偏之弊故喻嘉言云劉河間以火為訓是火召風入火為本風為標矣李東垣以氣為訓是氣召風入氣為本風為標矣朱丹溪以痰為訓是痰召風入痰為本風為標矣然一人之身每多兼三者而有之曷不曰陽虛邪害空竅為本而風從外入者必挾身中素有之邪或火或氣或痰而為標耶夫喻氏之說不為不卓喻氏之論不為不正然閱其採集之方亦似嫌駁雜章有總語庶無害耳孫特以仲聖所云邪在絡在經入府入藏之証及其治法而論之夫外來之風中於人身必由人之衛氣先虛而後始得中

之也衛行絡中邪入衛則絡脈之間爲邪所據致血阻而
不能貫榮肌膚是以不知痛癢麻木不仁也邪入於榮之病
則肌肉骨節無所養而身体重著入於府必歸於胃則
胃热因邪蒸其津液结爲痰涎壅塞隧道神氣出入之所
不通故不識人入於藏必逆入於心以乱神明致舌強難言廉
泉開而口流涎沫其首取侯氏黑散者恐邪入藏而必逆入
於心也製風引湯者亦恐邪入而不去預防逆入於心故也至
邪已入於心故隨製防己地黄湯之一法其法雖少其用實
廣何後世不以此三方化而裁之推廣其用及用麝腦蛇蝎
等物以散其氣而增其毒耶即有一二方軼出於衆者亦
不過彙集幾味之祛風化痰清热之品以成一方耳遂令後
世之業醫者於經絡藏府茫然不辨各守一着名殊難之方

而渾治之如何能藥到病除以起死而肉白骨者余何能敢
誹謗前賢之方論實因晉唐以來之名賢不知以黑散風引
防己地黃三法化而用之法以議論紛繁方藥叠出而卒無效
致患此證者九死一生實不忍坐視故也蓋侯氏黑散即邪入
藏而將逆入於心之主方也風引湯為邪入經絡藏府通治之
方也防己地黃湯為邪入藏而已逆入於心之主方也視其入
藏者用防己地黃并黑散入府及在絡在經者用風引湯尤
在能神而明之化而裁之庶有神妙不測之妙起死回生之
功耳雖然此三法義理高尚余原為有淺者立言若庸碌
之徒既不能解其義而不敢用其方病家囿於庸俗之見聞
執其方而亦不敢服其藥世風界陋難以理喻不得已兔循
其俗為遴選歷來方藥之適於用者附於後以冀近時之

醫家病家樂用之而不誤人樂服之而不自誤庶可挽回

於萬一也

桂枝湯

桂枝　芍藥　甘草　生姜　大棗

喻嘉言云此方為中風證羣方之祖不但風中人絡者可用

即中經中府中藏藥中亦皆當加入本方以風從衛入者仍

當驅之從衛而出故也後人競用續命湯為加減此方置諸

不録未免得流忘源之流俱失也

法風至寶膏

防風　白朮　芍藥　芒硝　石膏　滑石

當歸　黄芩　甘草　大黄　連翹　川芎

麻黄　天麻　荆芥　梔子　熟地　黄柏

桔梗　薄荷　羌活　人參　全蝎　細辛

黃連　獨活

喻嘉言云此乃表裡通治之法中風门中不可移易之𣪍方

也陳修園云風中經絡與府者取用法風至寶膏甚妙余按

此方固妙然亦在人之能用與否

胃風湯

升麻　白芷　麻黄　葛根　當歸　蒼术　甘草

柴胡　羌活　藁本　黄柏　草豆蔻　蔓荊子

生姜

此方治風邪入胃併入手足麻木牙関急搐目中蠕動面腫

等证喻嘉言云風入胃中何以反能食蓋風生其热即内經

痺成為消中之理也方中去其風不去其热者以热必随風外

解不必加治耳

小續命湯

防風　桂枝　黄芩　杏仁　白芍　甘草　川芎

麻黄　人参　防己　大附子　生姜　大棗

此方治中風外有六經之形證者無汗惡寒太陽經證也倍加麻黄杏仁有汗惡風太陽經證也倍加桂枝芍藥有汗身熱不惡寒陽明經證也減麻黄桂附加石羔知母身熱有汗不惡風陽明經證也宜減麻桂加葛根寒熱如瘧者少陽經證也宜去麻黄加柴胡半夏腹痛自利咽干者太陰經證也加白术附子舌干口燥者少陰經證也加桂附煩滿囊縮者厥陰經證也加干姜附子

三化湯

大黄　枳實　羌活

此方治内有便溺之阻隔者喻嘉言云此乃攻裡之峻劑不可輕服蓋中風證有痰氣上逆關竅阻閉之候斷無大承氣之理余觀此方本無甚精義不若以風引湯去干姜加枳實庶於通便填竅兩有裨益

攝生飲調蘇合香丸

製南星　南木香　蒼术　细辛　甘草　石菖蒲

右藥剉散水一盞半生姜七片煎乘熱以蘇合香丸半丸化開

半夏

灌下

此方治一切卒中初作之證先以皂角去皮弦细辛南星半夏為末吹入鼻中候其噴嚏即進前藥牙噤者中指點南星

中風

半夏細辛末并烏梅肉頻擦自開喻嘉言云此方牟中氣閉

痰迷不得不用之劑但正氣素虛之人不能當麝腦及辛夫之

品宜隨勢裁節用十之二三可也其牛黄清心丸與蘇合丸異治

热阻関竅可用牛黄丸開之寒阻関竅可用蘇合丸開之其口開

撒手遗尿等死证急用參附峻補间有得生者若牛黄蘇合

丸等藥入口即斃特附誌之

烏藥順氣散

麻黄　陈皮　烏藥　僵蚕　川芎　白芷　甘草

枳實　桔梗　干姜

生姜三片棗一枚同煎憎寒壮热頭痛身体倦怠加葱白

或身体不能屈伸温酒調服喻嘉言云中風证多挾中氣

不但牟中急证爲然凡是中風证皆有厳用和云中風证若

内因七情而得者法當調氣不當治風外因六淫而得者亦當先調氣後依外感六氣治之此良法也宜八味順氣散嚴氏此說極理甚當其用八味順氣散乃人參白术茯苓甘草陳皮六君子湯中刈用其五加烏药青皮白芷共八味為劑較前局方烏药順氣散不用麻黄枳殼僵蚕等風药正先治氣後治肝之妙旨也後人反惜其說之未備且謂方中不當用白芷吹毛責備詎知白芷香而不燥正和榮衛之善藥也

稀涎散

半夏　牙皂　生姜汁

此方治風涎不下喉中作聲狀如牽鋸者喻嘉言云此以半夏治痰涎牙皂治風涉而成方蓋因其無形之風挾有形之痰膠結不解用此二物俾涎散而風出也其有涎多難散又非小

吐不可則用明礬合牙皂等分爲末白湯調服吐之或兼癥

子合牙皂等分爲末每服半杯吐之

加味六君子湯

人參　白朮　茯苓　甘草　陳皮　半夏　竹瀝

麥冬

喻嘉言云中風門中從不録用此方殊謂治末而忘其本也

夫風淫末疾四肢不舉屬虛者多實者少審其果虛則以

六君子加甘寒藥如瀝麥冬之類允爲治虛風之儀式也

天麻丸

天麻　牛膝二味用酒浸三日焙干用　萆薢　元參　杜仲　附子

羌活　當歸　生地

喻嘉言云此方大意主治腎熱生風其以天麻入牛膝同製

取其下達倍用當歸地黃生其陰血萆薢玄參清下焦之溼熱附子補下焦之真陽蓋腎中陽虛故風得以久據其地也用羌活之獨本者即真獨活不必更加也吁嗟多慾人之兩腎空虛有如烏風洞慘慘黯黯漫無息止壞視中風門諸藥有一能勝其病者乎此方雖在羣方内未易測淺特表而出之

滌痰湯

南星　半夏　枳實　茯苓　橘紅　石菖蒲

人參　竹茹　甘草　生姜

此方治中風痰迷心竅舌強不能言者喻嘉言云此證最急此藥最緩未免有兩不相當之弊審其屬熱此方調下牛黄丸庶足以開痰通竅也

竹瀝湯

竹瀝　生葛汁　生姜汁

此方治四肢不收心神恍惚不知人事口不能言等証喻嘉言云人身之積痰積熱常招致外風結爲一家令人心神恍惚如邪所憑實非邪也消風清熱開痰其神自安方可頻服也

千金地黃湯

生地汁　枸杞汁　真酥　生姜汁　荊瀝

竹瀝　人參　茯苓　大黃　梔子

天门冬

喻嘉言云此方補虛清熱潤燥滌痰除風開通癱瘓美善具備誠足貴也但養血豁痰難於兩用姑舉此方爲例以聽臨証酌量又四肢不舉脾土屬虛屬實分途異治爲其虛實不

甚相懸此方更至所必用矣

清心涼膈散

連翹　梔子　薄荷　大黄　芒硝　甘草

黄芩　黄連

喻嘉言云中風症大勢風木合君相二火主病多顯膈熱之症古今用涼膈散最多不但此方已也如轉舌膏用涼膈散加菖蒲遠志如活命金丹用涼膈散加青黛藍根蓋風火之勢上炎胸膈正燎原之地所以清心寧神轉舌活命涼膈之功居多不可以宣通腸胃之法輕訾之也

三因白散

大附子　滑石　製半夏　生姜　白蜜

此方治肝腎中風涎潮壅塞不語嘔吐痰沫頭目眩暈小便淋

潙等證喻嘉言云此方甚超惜不明言其所以然蓋濁陰上逆之證緣肝腎之氣厥逆而上是以涎潮壅塞昏憒不語痰沫吐咯難出頭目重眩故非附子不能驅其濁陰然濁陰走下竅者也濁陰既上逆其下竅必不通故用滑石之重引濁陰仍順走前陰之竅亦因附子雄入之勢而利導之也更慮濁陰過胸中之涎痰兩相留戀再加半夏以開其痰底涎沫與濁陰俱下方中具有如此之妙義而不明言以啟後人殊可惜也

黑錫丹

沉香　葫蘆巴　附子　陽起石　肉桂　破故紙

茴香　肉豆蔻　木香　金鈴子　硫黄　黑錫

右用鐵盞或鐵銚如常法結黑錫硫黄砂於地上出火毒研令極细末餘藥並研细和勻自朝至暮以研至黑光色為度

酒糊丸如梧子大陰干入布袋内擦令光瑩每四十丸空心鹽姜湯或棗湯下急证用百丸喻嘉言云此方用黑錫水之精硫黄火之精二味结成靈砂為君諸香燥純陽之藥為臣用金鈴子苦寒一味為反佐用沈香引入至陰之分為使凡陰火逆冲真陽暴脱氣喘痰鳴之急证舍此藥再無他法可施昌每用小囊佩帶隨身恐遇急证不及取藥且欲以吾身元氣温養其藥藉手靈效厥功歷歷可紀即如小兒佈豆與此藥迥不相涉然每有攻之太過如用蜈蚣山甲桑虫之類其痘雖然勃起然頭面遍身腫如匏瓜瘡形温爛難干乃至真陽上越氣喘痰鳴見醫撤手駭去昌投此丸領其陽下入陰中旋以大劑地黄湯峻補其陰以留戀夫真陽肌膚之熱反清腫及消温爛反干而成厚靨如此而全活者不知凡幾因

附本方項下以廣用者之後

星附散

南星　半夏　茯苓　僵蠶　川烏　人參　黑附子

白附子

此方治中風能言口不喎而手足嚲曳者喻嘉言云此方乃治盡風寒痰之主藥也風盛則熾痰寒則壅但遏脾中陽氣不得周行故手足為之嚲曳用此方熱服以助脾中之陽俾盛風寒痰不相互結乃至得汗則風從外出痰從下出分解而病愈矣凡用附子藥多取溫冷服謂熱因寒用也此用烏頭附子人參一派溫補絕無發散之藥向非加以熱服亦胡由而得汗耶佩服佩服

解風散

人參　麻黄　川芎　獨活　細辛　甘草

右爲細末每服五錢水盞半生姜五片薄荷少許煎服

此治風成寒熱頭目昏眩肢体疼痛手足麻痹上膈壅滞等証喻嘉言云風成爲寒熱乃風入胃中而釀榮衛之偏勝胃風湯正驅胃風使從外解之藥此因風入既久胃氣致虚故以人參爲君臣以麻黄川芎佐以獨活細辛使以甘草而和其榮衛乃可以其外解之藥也若夫久風成爲飧泄則風已久入於裏又當用人參爲君桂枝白术爲臣茯苓甘草爲佐使而驅其風於内此表裏之权衡内経之要旨也本方雖因風成寒熱四字漫無着落今并及之

以上諸法讀者須知以侯氏黑散風引湯防己地黄湯三法爲主腦以所選諸方爲輔佐從此進路無患不正亦何患其不得要

頌余更有不得不言者治中風亦如治傷寒見有三陽之表証
者可即以近世盛行之小續命湯按三陽經之表藥加減治之
若有三陰經之内証而無三陽經之表証者宜去麻黄再加三
陰經之藥以治之但此僅以六經之陰陽而言不足以包舉萬
狀且風邪中人百病俱舉順氣化痰清火消風養血舒筋益
氣扶脾通竅填竅等法之難擬總須細察病情對証用
藥庶可有效否則死於前人之方下而不能化裁非特中風大
証無以治即感冒小疾恐亦無善法以治之也
茲再畧言治法大要數則為臨証時之一助若見肢節廢拘急
不仁脈浮惡風外有三陽經之形証者可汗之若見唇緩二便
閉者可疏通之不能言者可用清心滌痰法耳聾者可用清肝
或益腎法鼻塞目瞀者可用清解法若病在半表半裡外無

六經之形證內無二便之阻隔但見口眼喎斜半身作痛者可
用養血順氣法但邪中府者多兼中藏其脈證亦不可不辨如
左關脈浮弦面目青左脇痛筋脈拘急身瞤目眩手足不收坐
踞不得者中膽兼中肝也左寸脈浮洪面赤汗多惡風心神顛
倒語言蹇澀舌強口干忪悸恍惚者中胞絡兼中心也右關
脈浮緩或浮大面黃汗多惡風口喎語澀身重怠惰嗜卧肌
膚不仁皮肉瞤動腹脹不食者中胃兼中脾也右寸脈浮
濇而短鼻流清涕面白多喘胸中冒悶短氣自汗聲嘶
四肢痿弱者中大腸兼中肺也左尺脈浮滑面目黧黑腰
脊痠痛引小腹不能俛仰兩耳虛鳴骨節疼痛足痿善恐
者中膀胱兼中腎也中腎者可用獨活散中肺者可用
射干湯中脾者可用川烏散中心者可用牛黃散中肝者可

中風

用羚羊散方列於下

羚羊散

羚羊角　木瓜　橘皮　人參　菊花　獨活

半夏　川芎　白芷　白芍　黄芩　天麻

當歸　酸棗仁　防風　甘草　生姜

牛黄散

牛黄　犀角　龍齒　人參　茯神　遠志

天竺黄　硃砂　鉄粉　天門冬　石菖蒲　南星

半夏　竹瀝荊瀝姜汁和服

川烏散

防風　桂枝　白朮　縮砂仁　秦艽　天麻

竹茹　橘紅　南星　半夏　川烏

射干散

天麻　杏仁　半夏　麻黄　南星　石膏

桑皮　厚朴　射干

獨活散

獨活　細辛　附子　當歸　牛膝　杜仲

肉桂　茴香　虎骨　天麻　天雄　肉蓯蓉

巴戟肉

凡中風昏倒先須順氣然後治風用竹瀝薑汁調蘇合丸如口噤抉開灌之急用牙皂生半夏細辛為末吹入鼻中有嚏可治無嚏則死最要分別閉與脫二症如牙關緊閉兩手握固即是閉症用蘇合丸或三生飲之類開之若開口心絕撒手脾絕眼合肝絕遺尿腎絕聲如鼾肺絕即是脫

证更有吐沫直視肉脱筋骨疼髮直摇頭上竄面赤如妆汗出如珠亦皆脱絶之证宜大劑理中湯灌之及灸臍下或可救十中之一若誤服蘇合牛黄至宝之類即不可救矣盖斬關奪门之將原為閉证而設若施之於脱证未有不死者也

三生飲

南星　川乌　生附子　木香　生姜

大劑理中湯

人参　白术　附子　肉桂　干姜　甘草

川乌　半夏　龍齒

右藥煎成以荆瀝竹瀝乘熱和服

更有外治之法亦不可不知若舌强不能言語者可用龜尿少許點舌神效其取龜尿之法置龜於新荷葉上以猪鬃向

向鼻內戳之立出半身不遂可外用蚕沙二石分作三袋蒸熱貼患處冷再易以瘥為度內用羊脂入粳米葱白姜豉煮粥日食一具十日止大效口眼喎斜可先燒皂角薰之以逐外邪次燒乳香薰之以順血脈酒煎桂枝取汁一碗軟布浸收左喎搨右右喎搨左此皆外治法也蓋治中風之法雖已畧備於此尤貴臨証時心靈手敏神機活潑始能著手成春若泥而不化雖有萬法千方恐亦無濟於事有志於斯者須諒之庶可不愧為人司命耳

諸痹彙要

泉唐沈靈犀編

問曰血痹之病從何得之師曰夫尊榮之人骨弱肌膚盛重因疲勞汗出卧不時動搖加被微風遂得之但以脈自微濇在於寸口關上小緊宜鍼引陽氣令脈和緊去則愈

此言血痹之症由於質虛勞倦而得與他痹不同也脈微爲陽虛濇爲陰阻左寸之心主榮右寸之肺主衛兩寸脈見小緊其陽虛邪盛可知邪入而血爲邪所阻遂不能貫榮肌膚故宜鍼之使陽氣回達而邪不能久處矣

血痹陰陽俱微寸口關上微尺中小緊外症身体不仁如風痹之狀黄耆桂枝五物湯主之

此條緊接上文而言前條言血痹所得之由與血痹之脈此條言

血痹之脈并言血痹之狀而出血痹之治法或曰前條言小緊之
脈見於寸口此條復言小緊之脈見於尺中似覺矛盾蓋前
條言在寸口者爲初病之脈也此條言在尺中者邪已深入陰分
也邪氣遠深故有尺寸之分何矛盾之有耶

黄芪桂枝五物湯

黄耆　芍藥　桂枝　生姜　大棗

喻嘉言云血痹而用桂枝湯加黄耆以其風邪獨勝風性上行
故其痹在胸上也其脈微濇寸口関上小緊處乃邪著之驗也然
又曰寸口関上微尺中小緊外證身体不仁如風痹狀此方主之又
可見風性善行隨其或上或下一皆主以此方矣
寸口脈沈而弱沈即主骨弱即主筋沈即爲腎弱即爲肝汗出入水
中如水傷心歷節痛黄汗出故曰歷節

陳修園云此言歷節之病明其病因大抵寒鬱其熱究其病源大抵虚致邪聚也然汗出入水四字言寒熱互搏不過於最易見者示其端也尤在涇云此証若非肝腎先虚則雖得水氣未必便入筋骨非水濕內侵則肝腎雖虚未必便成歷節仲景明其委而先溯其源以為歷節多從虚得之也又云水氣篇中云黄汗之病以汗出入水中浴水從汗孔入得之合觀二條知歷節黄汗為同源異流之病其瘀鬱於上焦者則為黄汗其併傷筋骨者則為歷節也

趺陽脉浮而滑滑則穀氣實浮則汗自出少陰脉浮而弱弱則血不足浮則為風風血相搏即疼痛如掣盛人脉濇小短氣汗自出歷節疼不可屈伸此皆飲酒汗出當風所致

陳修園云此節節中分三段皆言飲酒汗出當風而成歷節也

飲酒主濕熱而言凡濕熱内蘊之人皆以飲酒例之與上節之汗出入水俱宜活看上節拈出水字爲例以陰邪鬱其内熱者視諸此也此節拈出風字爲例以陽邪搏其濕熱者視諸此也

味酸則傷筋〻傷則緩名曰泄鹹則傷骨〻傷則痿名曰枯〻泄相搏名曰斷洩榮氣不通衛不獨行榮衛俱微三焦無所御四屬斷絶身体羸瘦獨足腫大黄汗出脛冷假令發熱便爲歷節也

陳修園云此承上節肝腎俱虚證而究其致虚之由而推廣言之又以因虚成病不發熱者爲痹傷而發熱者爲歷節虚同而證則不同也徐忠可云歷節與黄汗最難辨觀仲景兩言假令發熱便爲歷節似歷節有熱而黄汗無熱然仲景叙黄汗

又每日身热则知黄汗亦可有热作无不热之历节耳若黄汗由汗出入水中浴历节亦有由汗出入水而水伤心故黄汗之黄历节或亦可汗黄则知历节之汗亦有不黄作无汗不黄之黄汗耳若历节言肢节疼言疼痛如掣黄汗不言疼痛则知肢节痛历节所独也若黄汗言渴言四肢头面肿言上焦有寒其口多涎言胸中窒不能食反聚痛暮躁不得卧而历节但有足肿黄汗则知以上证皆黄汗所独也若足肿何也黄汗历节皆是湿郁成热逡巡不已但历节之湿即流关节黄汗之湿即聚膈间故黄汗无肢节痛而历节证少上焦证也

病历节不可屈伸疼痛乌头汤主之

尤在泾云此治寒湿历节之正法也徐忠可云病历节括足肿发热言承上文也按足肿而膝胫不冷似可加黄柏知母

烏頭湯

麻黄　芍藥　黄耆　炙草　烏頭

右五味煎去滓納蜜更煎服

師曰夫脉當取太過不及陽之微陰弦位即胸痺而痛所以然者責其極虛也今陽虛知在上焦所以胸痺心痛者以其陰弦故也

此言胸痺心痛之病皆由虛處容邪遂其脉象而探其病源也

胸痺之病喘息欬唾胸背痛短氣寸口脉沉而遲關上小緊數栝蔞薤白白酒湯主之

陳修園云此詳胸痺之証脉凡言胸痺皆當以此概之但微有參差不同故首揭以為胸痺之主証主方耳其云寸口脉沉而遲即首節陽微之互辭關上小緊數即首節陰弦之互辭但關居陰陽之界緣陰邪盛於真陰之本位由尺而上溢於關

故於寸口上見之亦即首節太過不及於陰陽分其上下之意而不必拘拘於字句間也

栝蔞薤白白酒湯

栝蔞實　薤白　白酒

胸痹不得卧心痛徹背者栝蔞薤白半夏湯主之

陳修園云此承上而言不得卧及心痛徹背爲痹甚於前而前方亦宜加減也

栝蔞薤白半夏湯

栝蔞實　薤白　半夏　白酒

胸痹心中痞留氣結在胸胸滿脇下逆搶心以枳實薤白桂枝湯主之人參湯亦主之

陳修園云此言胸痹已甚之証出二方以聽人之臨時擇用

也或先後相間用之惟在臨時之活潑耳尤在涇云心中痞氣

氣痹而成痞也脇下逆搶心氣逆不降將爲中之害也是宜急

通其痞結之氣否則速復其不振之陽蓋去邪之實即以安

正養陽之虚即以逐陰是在審其病之久暫與氣之虚實而

決之

枳實薤白桂枝湯

枳實　薤白　桂枝　厚朴　栝蔞實

先煮枳實厚朴去滓再納諸藥煮數沸温服

人參湯

人參　干姜　白术　桂枝　甘草

右四味先煮去滓再納桂枝數沸温服

胸痹胸中氣塞短氣茯苓杏仁甘草湯主之橘枳生姜亦主之

尤在涇云此亦氣閉氣逆之证視前条為稍緩矣二方皆下氣

散結之劑而有甘淡辛苦之異亦在酌其強弱而用之

茯苓杏仁甘草湯

茯苓　杏仁　甘草

橘枳生姜湯

橘皮　枳實　生姜

胸痹緩急者薏苡附子散主之

此言胸痹之急证也

薏苡附子散

薏苡仁　大附子

腎著之病其人身体重腰中冷如坐水中形如水狀反不渴小

便自利飲食如故病屬下焦身勞汗出衣裡冷濕久久得之腰以

下冷痛腹重如帶五千錢甘姜茯苓白术湯主之

甘姜苓术湯

甘草　白术　干姜　茯苓

諸肢節疼痛身体尫羸脚腫如脱頭眩短氣温温欲吐桂枝芍藥知母湯主之

此爲三焦痺证陳修園云此言肝腎俱虚之極而榮衛三焦亦因之而俱病也

桂枝芍藥知母湯

桂枝　芍藥　甘草　麻黄　附子　白术

知母　防風　生姜

徐忠可云桂枝行陽知芍養陰方中藥品頗多獨挈此三味以名方者以此证陰陽俱痺也又云欲制其寒則上之鬱熱已甚

欲治其熱則下之肝腎已痺加桂芍知附寒辛苦並用而君

當也

按痺之一症内經論之詳矣岐伯曰風寒濕三氣雜至合而爲

痺也其風氣勝者爲行痺寒氣勝者爲痛痺濕氣勝者爲

著痺以冬遇此者爲骨痺以春遇此者爲筋痺以夏遇此者爲

脉痺以至陰遇此者爲肌痺以秋遇此者爲皮痺骨痺不已

復感於邪内舍於腎筋痺不已復感於邪内舍於肝脉痺不

已復感於邪内舍於心肌痺不已復感於邪内舍於脾皮痺

不已復感於邪内舍於肺各以其時重感於風寒濕也肺痺者

煩滿喘而嘔心痺者脉不通煩則心下鼓暴上氣而喘嗌干善

噫厥氣上則恐肝痺者夜卧則驚多飲數小便上爲引如懷

腎痺者善脹尻以代踵脊以代頭脾痺者四肢懈惰發欬嘔

汗上為大寒腸痹者數飲而出不得中氣喘爭時發飧泄
胞痹者少腹膀胱按之內痛若沃以湯澀於小便上為清涕
此內經所論痹證雖已至詳然無方治故仲聖補血痹胸
痹腎著三焦痹之四證更為詳且盡矣雖然仲聖所補四
證皆散見於雜證中後人難以探索故謙論併繫方藥疊
出雖不至掛漏太甚然亦相去已遠茲特為迭歷來可用之
藥以附於後以冀近時之醫家閱之而不致無所措手也

古今錄驗續命湯

麻黃　桂枝　甘草　干姜　石羔　當歸
人參　杏仁　川芎

右藥煎成溫服當小汗薄覆脊憑几坐汗出則愈不汗更服
無所禁勿當風治中風痱身體不能自收持口不能言冒昧

不知痛處或拘急不得轉側併治但伏不得卧欬逆上氣面目浮腫徐忠可云痱者痹之别名也因榮衛素虚風入而痹之故外之榮衛痹而身体不能自收持或拘急不得轉側内之榮衛痹而口不能言冒昧不知痛處因從外感来故以麻黄湯行其榮衛干姜石羔調其寒熱而加芎歸參草以養其虚必得小汗者使邪仍從表出也若但伏不得卧欬逆上氣面目浮腫此風而痹其胸膈之氣使肺氣不得通行獨逆而上攻面目故亦主之

千金三黄湯

麻黄　獨活　細辛　黄耆　黄芩

右药分温三服一服小汗出二服大汗出心熱加大黄腹滿加枳實氣逆加人參悸加牡蠣渴加栝蔞根先有寒加附子治中風

手足拘急百節疼痛煩熱心亂惡寒經日不欲飲食者條忠可云此風入榮衛肢節之間擾亂日久因而邪襲腎府手足拘急陽不運也百節疼痛陰不通也煩熱心亂熱收於心也惡寒經日不欲飲食腎家受邪不能交心與胃也故以麻黄通陽開痹而合黄耆以走肌肉合黄芩清邪熱獨活細辛專攻腎邪為主而心熱腹滿氣逆悸渴及先有寒各立加法為邪入内者治法之準繩也

近效术附湯

白术　附子　甘草

右三味剉每五錢匕姜五片棗一枚水盞半煎七分去滓溫服治風虚頭重眩苦極不知食味煖肌補中益精氣喻嘉言云經謂內奪而厥則為風痱仲景見成方中有治外感風邪

兼治內傷不足者有風合經意取其三方以示法程一則曰古今録驗續命湯治榮衛素虛而風入者再則曰千金三黄湯治虛熱內熾而風入者三則曰近效术附湯治風已入臟脾腎兩虛兼諸痺類風狀者學者當會仲景意而於淺深寒熱之間以三隅反矣徐靈胎曰古今録驗近效二種乃唐以前之方書今全本未見外臺中引二書之方極多金匱要略宋人校書者往往以本集中載方太多故亦採取二書并千金外臺之方擇其精要者附一二方於每病之後而方首亦必不沒其所本之書古人不苟如此今人見其方載入金匱中即以爲仲景所定之方誤矣須知之

三痺湯

人參　黄芪　當歸　川芎　白芍　生地

杜仲　續斷　防風　桂心　細辛　茯苓

秦艽　牛膝　獨活　甘草

右水三盞生姜三片棗一枚煎五分不拘時服治血氣凝滯手足拘攣風寒濕三痺　喻嘉言云此用參耆四物一派補藥内加防風秦艽以勝風濕桂心以勝寒細辛獨活以通腎氣凡治三氣襲虛而成痺患者宜准此

十味剉散（原治中風血弱臂痛連及筋骨舉動艱支）

附子　黄耆　當歸　白芍　川芎　防風

白术　茯苓　肉桂　熟地

右水二盞姜三片棗二枚食後臨卧服此治痺左臂之方也

喻嘉言云臂痛乃筋脈不舒體盛者可去其筋脈中之風然既已血痺而受風痰之累不淺故取此方養血之中加附

子之力通其陽氣而用防風及佐黄耆出其分肉腠理之風也

烏頭粥（原治風寒濕麻木不仁）

烏頭

用香熟白米晩二合入前藥末四錢同米以砂罐煮作稀粥不

可太稠下生姜汁一匙白蜜三匙攪勻空心温啜之為佳如中

濕多更加薏苡仁末三錢服此粥大治手足不隨及腰痛不能舉

者服此預防之喻嘉言云四肢為諸陽之本々根之地陽氣已

不用況周身經絡之末乎故用烏頭合穀味先從榮衛所生

之地注力俾四末之陽以漸而充也用者知之（方）

薏苡湯（原治手足流注疼痛麻木不仁難以屈伸）

薏苡仁　當歸　芍藥　桂心　麻黄　甘草

蒼术

右水二鍾，姜五片，煎八分，食前服。有汗去麻黄，有热去桂心。治濕流関節，痺在手足者。喻嘉言云：此方以薏苡仁為君，舒筋除濕，其力和緩，當三倍加之。至於麻黄，雖能通其陽氣，然在勝濕方中，即無汗亦不可多用，減其大半可也。

通痺散 （原治腰下至足風寒濕三氣合而成痺，兩足至臍冷如氷，不能自舉，或因酒热立冷水中，久成此疾）

天麻 獨活 當歸 川芎 白朮 藁本

右為细末，每服二錢，热酒调下。治痺在身半以下者。喻嘉言云：此方因風寒濕三氣混合入手陰股，其邪已過於榮衛，故變桂枝五物之制而用此散，緩之分出其邪也。

控涎丹 原治人忽患胸背手脚腰胯痛不可忍，牵連筋骨，坐卧不寧，走移無定，乃痰涎伏在胸膈上下，變為此疾。或令人頭重不可舉，或神意昏倦多睡，或飲食無味，痰唾稠粘，口角流涎，卧则喉中有聲，手足腫痺，氣脈不通，疑似癱瘓，但服此藥数服，其病如失。

甘遂 大戟 白芥子

右等分爲末麯丸桐子大食後臨卧姜湯下五七丸或十丸量人服

治痹在遍身走痛無定者喻嘉言云風寒濕三痹之邪每藉

人胸中之痰爲相援故治痹方中多兼用治痰之藥昌於中風

第四十一方取用三因白散之用半夏已見大意但彼治濁氣上

干此治濁痰四注以濁痰不除則三痹漫無寧宇也凡遇痰積

極盛之證此方亦不可少實非謂子和之法足勝治痹之用也

學者辨諸

人參丸

人參　麥冬　茯神　赤石脂　龍齒　遠志

石菖蒲　黄芪　熟地

右爲末煉蜜和搗五百杵爲丸梧桐子大每服三十丸食遠清米

飲送下治痹在脈之證喻嘉言云心主脈肉經脈痹不已復感於心

可見五藏各有所主各有所侍所也此方安心神補心血先事
預防功效更敏加當歸甘草姜棗粳米汁煎服更效
腎瀝湯（原治胞痹小腹急痛小便赤澀）
麦冬　五加皮　犀角　杜仲　桔梗　赤芍
木通　桑螵蛸
右水盞半加入羊腎一个去脂膜切细竹瀝少許同煎一盞去滓
空心頓服日再服治痹在胞之证喻嘉言云此方名腎瀝者形
容其胞中之氣痹而不化外腎之溺滴瀝不出之苦也乃因热
壅其膀胱肺氣不能下行所致桑皮螵蛸咸為治肺而設與
方大意聊見一斑不可誤認為其人內腎素虛而小便淋漓也
吳茱萸散（原治腸痹寒濕內搏腹痛滿气急大便飧泄）
吳茱萸　干姜　炙草　肉豆蔻　砂仁

神麯　白朮　厚朴　陳皮　良姜

右為末每服一錢食前米飲下治痺在腸者喻嘉言云腸痺之症係關於脾胃寒邪濕邪先傷其太陰之脾風邪先傷其陽明之胃太陰傷故腹滿陽明傷故飧泄內經謂胃風久蓄為飧泄明非朝夕之故也脾胃有病三痺互結於腸此宜以辛辣開之非如胞痺為膀胱之熱當用清涼之比矣

羚羊角散（原注筋痺肢節疼痛）

羚羊角　薄荷　附子　獨活　白芍　防風

川芎

右水盞半姜三片煎五分服治痺在筋者喻嘉言云此方治筋痺之義美則美矣未盡善也以七味各用等分漫無君臣佐使之法耳蓋筋痺必以舒筋為主宜倍用羚羊角為君

筋痹必因血不榮養宜以白芍川芎更加當歸爲臣然恐羚
羊性寒但能舒筋不能開痹必少用附子之辛热爲反佐
更少用薄荷獨活防風入風寒濕隊中而爲之使可也用方
者必須識之

羌活湯（原治皮痹皮中狀如虫走腹脇脹滿大腸不利語不出声）

羌活　細辛　附子　沙參　羚羊角　白术
五加皮　生地　官桂　枳殼　麻黄　白蒺藜
杏仁　丹參　萆薢　五味子　石菖蒲　木通
梹榔　郁李仁　赤苓

右水盞半姜五片煎七分不拘時温服治痹在皮者喻嘉言
云皮痹不已傳入於肺則製方當清肺氣爲主此方雜沓
不適於用今取沙參羚羊角麻黄杏仁白蒺藜丹參五味

子石菖蒲八味去羌活細辛附子白朮五加皮生地黄肉桂枳殼萆薢木通枳椇郁李仁赤茯苓九味而加石膏以清肺熱甘草以和肺氣更加干姜少許為反佐以干姜得五味子能收肺氣之逆也

升麻湯（原治痹熱肌肉極熱體上如鼠走唇口反縮皮毛變化黑）

升麻　茯神　人參　防風　犀角　羚羊角

羌活　官桂

右水二鍾姜三片入竹瀝半酒杯不拘時服（治熱痹之証）喻嘉言云此方乃劉河間所製誠足法矣方中以升麻為君除陽明肌肉之熱然甚必乱其神故以人參茯苓犀角羚羊為臣而協理之以官桂三分為反佐以羌活為使如秋月寒潭碧清可愛卻意羌防伎之更少減其半匪故饒舌無非欲為引掖後來之助

諸痹

耳

巴戟天湯（原治冷痺腳膝疼痛行步艱難）

巴戟天　附子　五加皮　川牛膝　石斛　甘草

萆薢　茯苓　防風　防己

右水三盞姜三片煎八分空心服治冷痺之証喻嘉言按冷痺之証其風寒濕三痺之氣皆挾北方寒水之勢真有濕之而不易熱者方中之用巴戟天為君雖矣其附子加皮牛膝石斛茯苓甘草亦大小臣之意並不用當歸肉桂溫其血分輔君之藥尚嫌未切草薢反佐防風防己為使劑俱當也

犀角散（原治心痺心神恍惚恐畏悶亂不得睡志氣不寧語言錯亂）

犀角　羚羊角　人參　沙參　防風　天麻

天竺黃　茯神　升麻　獨活　遠志　麦冬
甘草　龍齒　丹參　牛黄　麝香　龍腦
右爲末和諸药重研令極细每服錢半不拘時麦门冬湯调
下治心痺之证喻嘉言云每服中腦麝纔得一厘五毫且
有人參甘草和胃固氣庶幾可用然二物不過藉以通心竅
原不必多須再减三分之二则更妙矣

人參散（原治肝痺气逆胸脇引痛睡卧多驚筋脉攣急）

人參　黄芪　杜仲　酸棗仁　茯神　五味子
细辛　熟地　川芎　秦艽　羌活　丹砂
右爲極细末入丹砂再研匀每服一錢不拘時调下日二服治肝
痺之证喻嘉言云厥陰肝臟所生者血也所藏者魂也血痺不
行其魂自乱今不通其血而但治其驚此不得之数也方中用參

耆益氣以開血當矣其諸養血甯神鎮驚之藥多泛而不當切
昌嘗擬一方以人參爲君黃肉桂當歸川芎爲臣以代赭石之駁
通肝血者佐參耆之不逮少加羌活爲使益氣者血之天也氣
壯則血行並必以肉桂當歸大溫其血預解其凝泣之勢乃
以代赭之重墜直入厥陰血分者開通其痹壅而用羌活引入
風痹之所偏厥陰主風之去則寒濕自不存耳錄出以質高明

溫中法麯丸（原治脾痹帶咳嘔涎）

法麯　麥芽　白茯苓　陳皮　厚朴　枳實
人參　附子　干姜　當歸　甘草　細辛
桔梗　吳萸

右爲細末煉蜜丸梧桐子大每服七十八丸食前熱水送下治脾
痹之證喻嘉言云脾爲太陰之藏其痹必寒濕多而風少與

方溫中理氣壯陽驅陰種種有法但既曰咳嗽嘔涎半夏似不可少

紫蘇湯（原治肺痹心膈窒塞上氣不下）

蘇子　半夏　陳皮　桂心　人參　白朮　甘草

右水半盞薑五片棗二枚煎七分不拘時溫服治肺痹之法洽嘉言云肺為相傅之官治節行焉發領周身之氣無微不入且肺痹即為氣痹明矣蘇子雖能降氣其力甚輕且桂心半夏之燥人參白朮之泥俱非肺痹所宜其陳皮雖能下氣並必廣東化州所產口中嚼試其辣氣直入丹田者為貴今肆中藥無道地下氣亦非陳皮所勝矣夫心火之明尅肺金者人之所知而脾土之暗傷肺經者多不及察蓋飲食入胃必由脾而轉輸於肺倘脾受寒溼必暗隨食氣輸之於

肺此濁氣干犯清氣之一端也肝之濁氣以多怒而逆干

於肺三陰之邪以斷填（塞）肺竅其治節不行而痺成矣開肺

痺之法昌頗有寸長見寓意草中茲不贅

牛膝酒（原治腎痺虛冷復感寒濕為痺）

牛膝　秦艽　川芎　白茯苓　防己　官桂

獨活　五加皮　丹參　薏仁　麻仁　麦冬

石斛　杜仲　附子　地骨皮　干姜

右以細生絹袋盛之好酒一斗浸春秋五日夏三日冬十日

每服半盞空心食前服日二次治腎痺之证喻嘉言云腎

為北方寒水之藏而先天之真火藏於其中所謂生氣之

原又謂守邪之神今風寒濕之邪入而痺之去生斷遠

矣此方防己麦冬丹參地皮迂緩不切

以上所選方藥均爲治諸痹之症者蓋治諸痹之法雖具

然亦酌時以活潑之圓機化而裁之其奏效方可操之左券

再歷節一症仲聖書本與中風合篇今以痹合篇者因歷

節爲痛痹一條行痹之屬故也既係行痹之屬似宜與痹

合篇非敢故違仲聖之例耳

痿證大要

泉唐沈靈犀編

痿者手足痿軟而無力百節緩縱而不收是也第前哲之集方論者或附見於虛勞或附見於風濕從無有遵內經之旨以痿列專篇者茲特錄經言而附以注釋以為痿證專篇

經曰肺熱葉焦則皮毛虛弱急薄著則生痿躄

肺痿者皮毛痿也蓋熱乘肺金在內則為葉焦在外則為皮毛虛弱急薄若熱氣留著不去久而及於筋脈骨肉則病痿躄〻者足弱不能行也

心氣熱則下脈厥而上〻則下脈虛〻則生脈痿樞折挈脛縱而不任地也

心痿者脈痿也心熱則火炎故三陰在下之脈亦皆厥逆而上上

逆則下虛乃生脈痿者四肢關節之處如樞紐之折而不能

提挈足脛縱緩而不能任地也

肝氣熱則胆泄口苦筋膜則筋急而攣發為筋痿

肝痿者筋痿也胆附於肝肝熱則胆泄故口苦筋膜受熱

則血液干故筋攣而為筋痿也

脾氣熱則胃干而渴肌肉不仁發為肉痿

脾痿者肉痿也脾與胃以膜相連而竅（開）於口故脾熱則胃

中干而渴脾主肌肉熱鬱於内則精氣耗傷故肌肉不

仁而為肉痿

腎氣熱則腰脊不舉骨枯而髓減發為骨痿

腎痿者骨痿也腰者腎之府其脈貫脊其主骨髓故腎

熱則見証若此
肺者藏之長也為心之蓋也
此言五藏之痿皆因肺熱肺位最高故為藏長覆於心上故為
心蓋
有所失亡所求不得則發肺鳴鳴則肺熱葉焦
失亡不得則悲哀動中而傷肺氣鬱生火故呼吸有聲發
為肺鳴金藏病則失其清肅之化故熱而葉焦
五藏因肺熱葉焦發為痿躄
肺主氣以行營衛為相傅以節制五藏則一身皆治故
五藏之痿皆因於肺氣熱則五藏之陰皆不足此痿躄所以
生於肺也五痿雖異總名痿躄
論痿者獨取陽明何也陽明者五藏六府之海主潤宗筋宗筋

痿証

主束骨而利機關也

陽明者胃也主納水穀化精微以資養表裡故爲五藏六府之海而下潤宗筋宗筋者前陰所聚之筋也爲諸筋之會凡腰脊谿谷之筋皆屬於此故主束骨而利機關也

衝脈筋脈之海也主滲灌谿谷陽明合於宗筋

衝脈爲十二經之海故主滲灌谿谷衝脈起於氣街並少陰之經夾臍上行陽明脈亦夾臍旁去中行二寸下行故皆會於宗筋

陰陽總宗筋之會會於氣街而陽明爲之長皆屬於帶脈而絡於督脈

宗筋聚於前陰前陰者足之三陰陽明少陽及衝任督蹻九脈之所會也九者之中陽明爲臟府之海衝爲經脈之海此

一陰一陽總乎其間故曰陰陽總宗筋之會也會於氣街者氣街爲陽明之正脈故陽明獨爲之長帶脈者起於季脇圍身一周督脈者起於會陰分三歧爲任衝而下行腹背故諸經者皆聯屬於帶脈支絡於督脈也

故陽明虚則宗筋縱帶脈不引故足痿不用也

陽明虚則血氣少不潤養宗筋故弛縱宗筋縱則帶脈不能收引故足痿不用所以當治陽明也

按經言病本雖五藏各有而獨重太陰肺經之言治法雖諸經不同而獨重陽明胃經所以然者肺金體燥居上而主氣化以行令於一身畏火者也五藏之熱火熏蒸則金被剋而肺葉焦故致疾有五藏之殊而手太陰之地未有不傷者也胃土體濕居中而受水穀以灌溉於四肢畏木者也肺金之

受邪失正則木無制而侮其所勝故治法有五藏之殊而足陽明之地未有或遺者也夫既曰肺傷則治之亦在肺矣而岐伯獨取陽明何也靈樞所謂真氣所受於天與穀氣并而充身陽明虛則五藏所寧不能行血氣濡筋骨利關節故百体中隨其不得受水穀處不用而為痿不獨取陽明而何取哉丹溪所以云瀉南方則肺金清而東方不實何胃傷之有補北方則心火降而西方不虛何肺熱之有斯言當矣若胃虛減食者當以芳香辛溫之劑治之若拘於泄南之說則胃愈傷矣誠能本此施治其於痿也思過半矣至於七情六淫挾有多端臨病製方非筆舌所能罄耳茲姑畧言其治法并述錄可用之方藥以為一隅之助云

心氣熱而脈痿者可用鐵粉銀箔黃連牛黃龍齒天冬犀

角、白蘚皮、地骨皮、秦艽之屬

肝氣熱而筋痿者，可用生地、杜仲、萆薢、菟絲子、牛膝、阿膠、木瓜、當歸、膽草、黄連之屬

脾氣熱而肉痿者，可用二术、二陳、霞天膏、石斛、天花粉、栝蔞根之屬

肺熱而痿者，可用天冬、麥冬、石斛、百合、犀角、桔梗、枯芩、梔子、杏仁、生地之屬

腎氣熱而痿者，可用金剛丸、牛膝丸、加味四斤丸、煨腎丸之屬

挾濕熱者，可用健步丸加黄柏、蒼术、黄芩，或清燥湯之屬

挾濕痰者，可用二陳、二妙、竹瀝、姜汁之屬

血虛者，可用四物湯、二妙散、補陰丸之屬

氣虛者，可用四君子湯合二妙散之屬

痿証

氣血俱虛者可用十全大補湯之屬

食積者可用木香檳榔丸之屬

有死血者可用桃仁紅花蓬术穿山甲四物湯之屬

實而有積者可用三化湯承氣湯之屬

肝腎下虛者可用補益肝腎丸神龜滋陰丸補益丸虎潛丸之屬

藿香養胃湯

藿香　白术　人參　茯苓　苡仁　半夏曲

烏藥　神曲　砂仁　蓽澄茄　甘草

水二鍾姜五片棗二枚並服治胃虛不食筋無所養而成痿者

二陳湯

瘵证

半夏　橘红　茯苓　炙草

水二鍾姜七片煎八分不拘時热服治瘵证而挟湿痰者

霞天膏　即倒倉法

用肥嫩牡黄牛肉三十觔切小塊去筋膜長流水煮爛濾去滓取汁入鍋中慢火熬至琥珀色則成矣先令病人斷慾食淡前一日不食夜飯設一室明快而不通風者置穢桶瓦盆貯吐下之物另一磁盆盛所出之溺病者入室飲汁積至一二十杯寒則重湯温而飲之飲急則吐多飲缓則下多先急後缓吐利俱多因病之上下而為之活法也以去盡病根為度吐下後必渴不得與湯以自出之溺飲之非惟止渴抑且洗滌餘垢倦睡覺飢先與稠米湯次與淡稀粥三日後方少與菜羹次與厚粥調養一月沈痾悉

安以後忌牛肉數年積久形成依附腸胃回轉曲折處
自非刮腸剖骨之神可以丸散犯其藩墻乎肉汁充滿流
行有如洪水泛漲浮槎陳朽皆順流而下不可停留凡屬凝
滯一洗而通此爲脾氣熱而肉痿者之治法也
金剛丸
萆薢　杜仲　肉蓯蓉　兔絲子
右爲細末酒煮猪腰子搗爛和丸每服五錢空心溫酒送下治
腎氣熱而精敗骨痿者
牛膝丸
牛膝　肉蓯蓉　天麻　木瓜　鹿茸　熟地
五味子　兔絲子
右爲細末蜜丸每服五錢空心酒下亦治腎肝虚而骨痿筋

弱者

煨腎丸

補骨脂　萆薢　杜仲　白蒺藜　兔絲子

防風　肉蓯蓉　葫蘆巴　牛膝　肉桂

右爲細末酒煮猪腰子搗爛和蜜糊丸每服五錢空心酒下

此治肝腎虛而骨痿筋弱者治腰痛亦甚效

健步丸

羌活　柴胡　防風　川烏　滑石　澤瀉

防己　苦參　肉桂　甘草　炮姜

右爲末酒和丸每服二錢煎愈風湯空心送下治痿証而挾

濕熱者

虎潛丸

龜板　黄柏　知母　熟地　牛膝　烏藥

瑣陽　虎骨　當歸　陳皮　干姜

右爲末酒糊丸加附子更妙治肝腎下虚而成痿者

補陰丸

黄柏　知母　熟地　炙龜板　烏藥　陳皮

牛膝　虎脛骨　瑣陽　當歸　冬加干姜

右爲末酒煮羯羊肉爲丸鹽湯下此治痿症血虚者

補益腎肝丸

柴胡　羌活　生地　苦參　防已　附子

肉桂　當歸

右爲細末熟水糊丸每服四錢温水送下此亦治肝腎虚成痿者

神龜滋陰丸

龜板　黄柏　知母　枸杞子　五味子　鎖陽

干姜

右爲末猪脊髓糊丸每服五錢此亦肝腎虚而成痿之方

補益丸

白术　生地　龜板　鎖陽　歸身　陳皮

牛膝　干姜　黄柏　虎脛骨　茯苓　五味子

炙草　白芍　菟絲子

右爲末紫河車爲丸每服五錢此亦治腎肝虚而成痿者

虎骨四斤丸

宣木瓜　天麻　肉蓯蓉　牛膝　附子

虎骨 酥炙

右药先將前四味用無灰酒浸春秋各五日夏三日冬十日取出

痿証

焙干入附子虎骨共研為末用浸药酒打麵糊丸每服三錢食
前鹽湯下治肝腎虚而足痿者
加減四觔丸
肉蓯蓉　牛膝　木瓜　鹿茸　熟地
五味子　菟絲子
右為末煉蜜糊丸每服三錢温酒米飲下一方不用五味有杜仲
治肝腎虚熱淫於内致筋骨痿弱足不任地驚恐戰掉潮熱
時作飲食無味不生氣力者
續骨丹
天麻　白附子　牛膝　木鼈子　羌活
烏頭　地龍　乳香　没药　硃砂
右以生南星末一兩無灰酒糊丸硃砂為衣此治兩脚軟弱

虚弱無力及小兒不能行者徐靈胎云此加味活絡丹也舒筋
最宜

思仙續斷丸

思仙术　生地　五加皮　防風　米仁　羌活
川續斷　牛膝　萆薢

右爲細末好酒三升化青鹽三兩用大木瓜半斤去皮子以鹽酒煮木瓜成膏杵丸每服三錢空心食前溫酒鹽湯下膏少和酒可也治肝腎風虚氣弱脚不可踐地腰脊疼痛風毒流注下經行止艱難小便餘瀝者徐靈胎云此方治下焦風濕脚氣亦效

清燥湯

黄芪　五味子　黄連　神麯　猪苓

人參　當歸　升麻　黄柏

水二鍾煎一鍾温服治瘧疾而挾濕熱者

四君子湯

人參　白术　茯苓　甘草

右煎温服加陳皮名異功散加陳皮半夏名六君子湯治瘧疾而兼氣虚者

四物湯

熟地　川芎　白芍　當歸

水煎温服治瘧疾而兼血虚者

十全大補湯

人參　白术　茯苓　炙草　熟地　川芎

白芍　當歸　黄耆　肉桂

水煎溫服治痿症氣血俱虛者

三化湯

厚朴　大黃　枳實　羌活

水二碗煎大黃至一碗服治痿症實而有積者

大承氣湯

大黃　芒硝　厚朴　枳實

水二鍾先煎朴實鍾半投大黃煎至一鍾去滓納芒硝一沸

熱服減芒硝即小承氣湯亦治痿症實而有積者

二妙散

黃柏　蒼朮

右爲末生姜沸湯調服如表實氣實者少酒佐之治痿症挾

熱者

木香檳榔丸

木香　檳榔　白朮　陈皮　香附　白蔻壳

砂仁　青皮　半夏曲　神曲　厚朴　枳實

右為末姜汁和丸每服五錢開水送下治痿证而有食積者

以上諸方均係治五藏之痿证者但內經治五藏之法獨取陽明者以陽明為諸筋之総会可以針取之也覌治痿諸方所用之藥補腎之品為多者以腎為筋骨之總司故耳

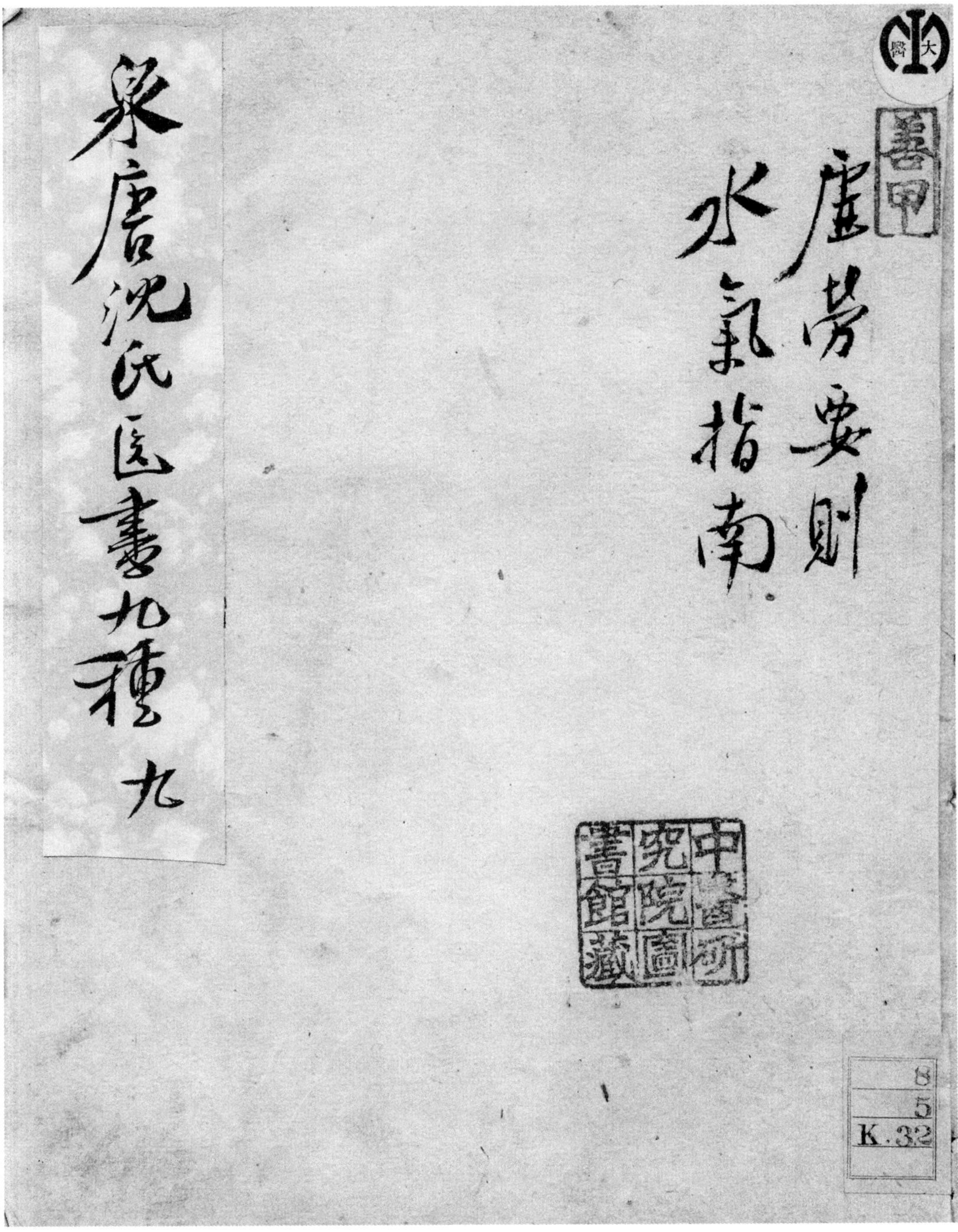
泉唐沈氏医書九種 九
虚勞要則
水氣指南
善甲
中醫研究院圖書館藏
8
5
K.32

虚劳要則

泉唐沈靈庠編

夫男子平人脉大為劳脉極虚亦為劳

平人虚得四時五藏之平脉合形如平人而六脉大而極虚非平人之脉也經云脉病人不病者即此也但此二句揭虚劳之總而未言大在何經虚在主治者隨五劳七傷之故而講審之也

陳修園云此以大虚二脉提出虚劳之大綱意者腎經損則真水不能配火故脉大脾氣損則穀氣不能内充故脉虚二脉俱曰為者言其勢之将成也難經云損其脾者調其飲食適其寒温損其腎者益其精末兩個繆其在斯乎

男子面色薄主渴及亡血卒喘悸脉浮者裡虚也

此失血證也面色薄者面色不華而淺薄也渴者精液少也亡

虚劳

血者失血多也失血過多而氣亦不順故猝然喘悸作矣脉浮者浮於上而無根也故為裡虛甚則必成真陰失守孤陽無根氣散於外精脫於内之危證可不畏哉

陳修園云此言望色而知其虛又當參之於脉而定其真虛與否也

男子脉虛沉弦無寒熱短氣裡急小便不利面色白時目瞑兼衄少腹滿此為勞使之然

勞而傷陽之氣不足故脉虛沉弦病在裡故無寒熱虛火上炎故目瞑兼衄元氣傷而不行則少腹滿故云勞而傷陽使然也

勞之為病其脉浮大手足煩春夏劇秋冬差陰寒精自出痠削不能行

勞而傷陰之血不足故其脉浮大手足煩者即五心煩熱陰虛不能

藏陽也春夏劇者春夏係木火炎盛之際氣浮於外而裡愈虛
故也秋冬差者秋冬為金水相生之候氣斂於內而不外擾故
也陰虛而陽不守故陰寒精自出也精枯而骨痿故痠削不能行
也

男子脈浮弱而濇為無子精氣清冷

脈浮弱者氣虧也濇者精虧也精與氣均虧理當無子蓋其
人之精氣亦必清冷也

陳修園云此三節首言勞而傷陽虛承第一節脈極虛為勞句
來次言勞而傷陰虛承第一節脈大為勞句來三言精氣俱虧
本於賦受虛承第二節脈浮裡虛也二句來並陰陽有互根
之理天定勝人之定亦可勝天此中調燮補救之道良醫功同良
相者每江湖術士富貴門者恃有八仙長壽丸六八味丸左右歸

虛勞

丸人參養榮湯補中益氣湯金水六君煎百花膏加味歸脾湯
加味逍遙散等之捷徑不必具言及此也
失精家少腹弦急陰頭寒目眩髮落脈極虛芤遲為清穀亡血失精
脈得諸芤動微緊男子失精女子夢交桂枝龍骨牡蠣湯主之
腎主閉藏肝主疏泄疏泄太過則少腹自必弦急前陰為宗筋
之所聚陽氣隨筋而過泄故陰頭無陽護而自寒肝開竅於目
黑精屬腎肝腎皆虛故目眩腎精之華在髮肝血之餘為髮
肝腎皆虛故髮無以榮而自落其脈虛者則失精芤者則亡血
遲者則下利清穀並失精家其脈不一若見芤動微緊之象則男
子為失精之證女子為夢交之候矣
陳修園云此為陰虛者出其方也其方似失精夢交之專方而實
為以上諸證之總方也時醫止知桂枝為表藥龍牡為濇藥豈

則高深皆不讀神農本草經之過也又云自失精家至桂枝加龍骨牡蠣湯止隱承第一節脈大為勞意言虛氣盛而真陰虛者故以脈之浮大也為主而間有沉弦微緊者仍露出陽衰之象蓋以陰根於陽陰病極則病傷其陽也故其法以桂枝調陰陽加龍骨牡蠣以存留其陰可知陰虛中又有陰陽之分也又云按小品云虛弱浮熱汗出者此方除桂枝加白薇附子名三分名曰二加龍骨湯蓋以桂性升發非陰虛火亢者所宜況此證之汗因虛陽鼓之而外溢必得白薇之苦寒瀉火即是養陰附子之辛熱導火亦是養陰功同腎氣丸但腎氣丸金匱中五見皆溫利小便而治若證不若此方之注意曲當也究之偏於虛者宜此若則原方及小建中等方陰陽並理面面周到可謂入神

桂枝龍骨牡蠣湯

桂枝　芍藥　生姜　炙草　龍骨　牡蠣

大棗

男子平人脈虛弱細微者喜盗汗也

陽不足不能衛外以自固陰不足亦不能以自守故脈見虛弱細微而喜盗汗也

人年五六十其病脈大者痹俠背行若腸鳴馬刀俠癭者皆為勞得之

人年至五六十陽氣就衰脈不宜大今脈大者非真陽之有餘乃虛陽上亢也痹俠背行者陽氣虛而榮脈不行也腸鳴者陽虛寒動於中也火热以勞而上逆之則與痰相搏而生於腋下為馬刀生於頸旁為俠癭此種証候皆因勞而始得之也

脈沉小遲名脫氣其人疾行則喘喝手足逆寒腹滿甚則溏泄食不消化也

脈沉小遲者陽氣虛也氣虛呼吸上下如不相續故名曰脫氣若其人疾行則必喘喝也陽虛則寒寒盛於外四末爲之不溫故手足逆冷也寒甚於中故腹滿便溏食不消化也

脈弦而大弦則爲減大則爲芤減則爲寒芤則爲中虛虛寒相搏此名爲革婦人則半產漏下男子則亡血失精

脈輕按弦而重按大弦爲陽微而遲減大爲外盛而中芤陽微遲減則陽不自振故爲內寒外盛中芤則陰血內竭故爲中虛虛寒相搏此名革脈者即弦芤二脈俱見則爲革脈也此脈婦人見之則爲半產或漏下男子見之則爲亡血或失精

陳修園云自男子平人脈虛弱微細至亡血失精止隱承第一節脈

極虚亦為勞意分四小節言虚陰盛而真陽衰者故以脈之沉緊弦細也為主而間有乳大者仍現出陰虚之象蓋以陽根於陰陽病極則病傷其陰也

虚勞裡急悸衄腹中痛夢失精四肢痠痛手足煩熱咽干口燥小建中湯主之

虚勞之人元陽之氣不能內充精血則榮枯而虚故有裡急悸衄腹中痛夢失精等證若元陽之氣不能外充四肢口咽則津干而燥故有四肢痠疼手足煩熱咽干口燥等證故以小建中湯調其陰陽和其榮衛建其中氣也

徐忠可云勞字從火未有勞證而不發熱者也又勞字從力以火能蝕氣未有勞證而力不疲者也人身中不過陰陽血氣四字氣熱則陽盛血熱則陰盛此非真盛也真盛則為血氣方剛而

壯健無病矣惟陰不能與陽和陽不能與陰和故変生以上數節所列之証陰陽中更有陰陽之分寒熱互見醫當如堪輿家按羅經以定子午則各向之宜忌以及差錯之可否無不可按法而行矣至於亡血失精陰虛陽虛皆有之者陰極能生熱也故見脉左浮大也即當知陰不能維陽腎為陰之主務交其心腎而心血自足見脉左細小也即當知陽不能勝陰脾為陽之主即補其中氣而三陽自泰故仲景特拈此二大扇以為後人治虛勞之準則至陰虛熱極而爍此虛勞之壞証也朱奉議啟出滋陰一法授庸醫以貽延時日依阿附和之術大失治虛勞正法後人見滋陰亦有愈者乃用參不用參聚訟不已豈知仲景以行陽固陰為主而補中安腎分別用之不專恃參不專滋陰為恢恢游刃也哉

陳修園云陽虚陰虚古人亦有是説而朱紫之最混者薛立齋倡之張景岳和之至於今止知多寒者可施者朮姜附等熱多者可施地冬歸芍等而斯文掃地盡矣然此節裡急腹中痛四肢痠疼手足煩熱脾虚也悸心虚也衄肝血也

小建中湯

桂枝　炙草　白芍　生姜　大棗　飴糖

右六味以水七杯煮取三杯去滓納膠飴更上微火消解溫服

尤在涇云此和陰陽調榮衛之法也夫人生之道曰陰曰陽陰陽和平百疾不生若陽病不能與陰和則陰以其寒獨行為裡急腹中痛而實非陰之盛也陰病不能與陽和則陽以其熱獨行為手足煩熱為咽干口燥而實非陽之熾也昧者以寒攻熱以熱攻寒寒熱內賊其病益甚惟以辛甘苦甘和合成劑調之使和則

陽就於陰而寒以温陰就於陽而熱以和醫之所以貴識其大要也豈徒云寒可治熱熱可治寒而已哉或问和陰陽调榮衛是矣而必建中者何也曰中者脾胃也榮衛生成於水穀而水穀轉輸於脾胃故中氣立則榮衛流行而不失其和又中者四運之軸而陰陽之机也故中氣立則陰陽相循如環無端而不極於偏是方甘與辛合而生陽酸得甘助而生陰陰陽相生中氣自立是求陰陽之和必於中氣求中氣之立者必以建中也

虚勞裡急諸不足黄耆建中湯主之

尤在涇云裡急者裡虚脈急腹中當引痛也諸不足者陰陽諸脈並俱不足而眩悸喘喝失精亡血等証相因而至也急者緩之必以甘不足者補之必以温而充虚塞空則黄耆尤有專長也

黄耆建中湯即小建中湯内加黄耆一味餘依上法

加減法　氣短胸滿者加生姜腹滿者去棗加茯苓及療肺

虛損不足補氣加半夏

虛勞腰痛小腹拘急小便不利者八味腎氣丸主之

虛勞之人腰痛腎氣虛而不行也少腹拘急小便不利膀胱氣

虛不化也主以八味腎氣丸溫補下焦腎與膀胱表裏之氣足

而腰痛少腹拘急小便不利未有不愈者也

八味腎氣丸

干地黃　山藥　山茱萸　澤瀉　丹皮　茯苓

桂枝　附子

右八味研末煉蜜和丸梧子大酒下十五丸加至二十丸日再服

陳修園云八味腎氣丸為溫腎化氣之良方若小便多者大為

禁劑自王太僕着元和任抱贊其功並用者頗少至薛立齋以

之傀治百病趙養葵之醫貫奉爲神丹李士材張景岳因
之以治本其模糊兩可之術誤人不少又按金匱於桂枝龍骨
牡蠣湯後特出天雄散一方與前後文不相連貫論中並無一言
及之以故各注家疑爲後人所附而不知此方絕大議論方中白朮
爲補脾聖藥最得土旺生金水源不竭納穀者昌精生於穀
之義且又得桂枝化太陽之水府天雄溫少陰之水藏水哉〻〻
其體本靜而川流不息者氣之動火之用也更佐以龍骨者蓋
以龍屬陽而宅於水同氣相求可以斂納散漫之火而歸根以
成陰陽平秘之道金匱於虛勞證窮到陰陽之始根而歸
之於腎曰腰痛曰小腹拘急曰小便不利畧拈數證以爲一隅之
舉恐八味丸力量不及又主此方減爲鍊石補天手叚其證治
方旨俱未發明者即內經禁方之意重其道而不輕洩也歟

虛勞

天雄散

天雄　白朮　桂枝　龍骨

右四味杵為散酒服半錢七日三服不知稍增之惟天雄真者甚少若無真者當以大附子代之

虛勞諸不足風氣百疾薯蕷丸主之

陳修園云此方虛勞內外皆見不足不必上節所謂裡急諸不足也不足者補之前有建中黃耆建中等法又合之桂枝加龍骨牡蠣等法似無剩義然諸方補虛則有餘去風則不足凡人初患傷風往往不以為意久則邪氣漸微亦合自愈第恐既愈之後餘邪未淨與正氣合為一家或偶有發熱偶有盜汗偶有咳嗽等証婦人經產之後尤易招風凡此皆為虛勞之根蒂治者不可著意補虛又不可著意去風若補散兼

因六賊雜而爲弊惟此丸協其氣味化合所以益之妙故取效如
神

薯蕷丸

薯蕷　人參　白朮　茯苓　甘草　當歸
芍藥　白斂　川芎　麥冬　阿膠　干姜
大棗　桔梗　杏仁　桂枝　防風　神麯
柴胡　豆黄卷　干地黄

右二十一味末之煉蜜丸如彈子大空心酒服一丸一百丸爲劑

按虚勞不足證多有兼風者正不可著急治風氣故仲聖以四君四物養其氣血麥冬阿膠干姜大棗補其肺胃而以桔梗杏仁開提肺氣桂枝行陽防風運脾神麯開鬱黄卷宣腎柴胡升陽之氣白斂化入榮之風雖有風氣未嘗專治之謂

正氣運而風氣自去也以薯蕷名丸者取其不寒不熱不滑脾胃並宜故用以為君以諸藥相助為理耳

虛勞虛煩不得眠酸棗仁湯主之

虛煩不得眠者血虛生内熱而陰不斂也内經云氣行於陽陽氣滿不得入於陰陰氣虛故目不瞑酸棗湯養血虛而斂陰也

酸棗仁湯

酸棗仁　甘草　知母　茯苓　川芎

右五味以水八杯煮棗仁得六杯納諸藥煮取三杯分溫三服

五勞虛極羸瘦腹滿不能飲食食傷憂傷飲傷房室傷飢傷勞傷經絡榮衛氣傷内有肝血肌膚甲錯兩目黯黑緩中法補虛大黃䗪虫丸主之

五勞所傷久久令人極虛羸瘦腹中虛滿不能飲食宜緩中補

虚如前之建中等方也原其所傷之道不必過勞傷氣房室傷精也即飲食傷胃飢過傷脾渴過傷腎憂思傷心悲極傷肝過言傷肺皆令人經絡榮衛氣傷是以勞極並熱內有干血故肌膚不潤甲錯如鱗也兩目不榮黯黑不明也似此干血之証非緩中補虚之劑所能治故主以大黄䗪虫丸攻熱下血俾瘀積去而虚勞可復也

大黄䗪虫丸

大黄　黄芩　甘草　桃仁　杏仁　白芍

干地　干漆　䗪虫　水蛭　蠐螬　虻虫

右十二味末之煉蜜和丸小豆大酒服五丸日三服

陳修園云金匱治虚勞証通篇分截看上半篇言病之自内而出以陰陽二証為兩扇間有陰陽二証之互見者為陰陽互

根之道論中用等神妙須當細心体会村學師读判義謂為羅佼体而漢文早已備其法耳下半篇言病之自外而来以風氣百病勞傷血瘀二证分為兩扇盖以風氣不去則正氣日衰瘀血不去則新血不生久則皆成勞证風氣固自外而来而血瘀证雖在於内而久視傷血久卧傷氣久坐傷肉久立傷骨久行傷筋名為五勞大飽傷脾大怒氣逆傷肝强力举重坐濕地傷腎形寒飲冷傷肺憂愁思慮傷心風雨寒暑傷形大怒恐懼不節傷志名為七傷金匱亦云食傷憂傷飲傷房室傷飢飽傷勞傷六者詳畧稍異而大旨則同盖以勞具傷皆由外及内以致内有干血外形甲錯等证此上下截四扇為勞症之大綱也中间以虚烦不得眠证另叙作一小段行文変换非大作家不能領会至於附方千金翼補

入先生炙甘草湯一方爲熱極而燥者指出救陰滋養之中必用
姜桂大辛以鼓其氣之所至水亦至焉肘後方補入先生獺肝
散一方爲冷極成勞者指出陰邪依附之患必得獺肝應月而
增減正陰得位而陰邪化焉此二症醫一日爲百日勞一日爲勞
瘵病萬死中猛尋出一綫生路古聖賢濟人無已之心鼓千
年來無一人參得出識一大可恨事矣

千金翼炙甘草湯

炙草　桂枝　生姜　麦冬　麻仁　人參

阿膠　大棗　生地

右九味以酒七杯水八杯先煮八杯去滓納膠消盡温服一杯日
三服治虚勞不足汗出而悶脈結悸行動如常不出百日危急
者十一日死

虚勞

肘後獺肝散

獺肝一具炙干末之水服方寸匕日三服治冷勞又主鬼疰一門相染

徐忠可云勞無不熱而獨言冷者陰陽之氣與邪為類故邪挾寒入肺而搏其魂氣使少陽無权生生之氣絕故無不死又邪氣依正氣而為病藥力不易及故難愈獺者陰獸也其肝獨應月而增減是得太陰之正肝與肝為類故以此治勞邪遇正而化也獺肉皆寒惟肝性獨溫故尤宜冷勞又主鬼疰一門相染總屬陰邪須以正陽化之耳

虛勞一証無非勞而氣血俱虛所致也經云陰虛生內熱者言血虛之勞也又云勞則喘且汗出内外皆越故氣耗矣更云有所勞倦形氣衰少穀氣不盛上焦不行下脘不通而胃氣熱熱氣

熏胸中故内热此皆言氣虚之劳也故氣血虚則内热起而五心常热目中昏花見火耳内蛙聒蝉鳴口舌糜爛不知五味鼻孔干燥呼吸不利乃至飲食不生肌膚怠惰嗜卧骨軟足痠等证俱見矣秦越人發虚損之論謂虚而感寒則損其陽陽虚則陰盛損則自上而下一損損於肺皮聚而毛落二損損於心血脈不能榮養藏府三損損於胃飲食不為肌膚虚而感热則損其陰陰虚則陽盛損則自下而上一損損於腎骨痿不起於床二損損於肝筋緩不能自收持三損損於脾飲食不能消化自上而下者過於胃則不可治自下而上者過於脾則不可治蓋飲食多則氣血充足飲食少則氣血日減勢必五藏齊損此越人之所以歸重於脾胃也至巢氏病源謂有虚劳有蒸病有注病劳有五劳六极七傷蒸有五蒸二十四蒸注有

三十六種九十九種另名分門異治其鑿空附會重出複見固
無論矣俾學者惑於多岐用方錯雜茫然而無所適從醫
門之不幸亦人生之大不幸矣可哀哉蓋以內經爲式第於
脾腎分主氣血仍而後雖可守也况人之虚不屬於氣即
屬於血五藏六府豈能外焉故仲聖以述爲作亦以陰陽立言
以啟後人再益秦越人發明虛損一証可謂優入聖域雖無
方可考然其論治損之法損其肺者益其氣損其心者調其榮
衛損其脾者調其飲食適其寒溫損其肝者緩其中損其腎
者益其精即此便是正法眼藏使八十一難俱倣此言治何患
後人無據耶是則仲聖遵內經之旨詳言以啟後人而爲醫
中之聖也雖然自晋唐以來醫道日衰雖英賢輩出亦不
過以偏之見立論立方以鳴其高從無有闡發仲聖之言以

遵內經之旨者殆至今日之醫家更無論矣愚不敏實不忍
坐視敢以一己之見而遠逆歷來有用之方論附列於後以待
同道之商榷焉

樂令建中湯

前胡　細辛　黃耆　人參　桂心　橘皮
當歸　白芍　茯苓　麥冬　炙草　半夏

每服四錢水一盞姜四片棗一枚煎七分不拘時服治藏府虛
損身体消瘦潮熱自汗將成癆瘵者

喻嘉言云樂令建中湯治虛勞發熱以此並建其中之榮血
蓋榮行十二經脈之中為水穀之精氣故建其榮血亦得以建中
名之耳

十四味建中湯

當歸　白芍　白术　麦冬　炙草　肉蓯蓉

人參　川芎　肉桂　附子　黄耆　法夏

熟地　茯苓

水一盞，姜三片，棗一枚，煎，空心溫服。治榮衛失調，氣血不足，積

勞虛損，形体羸瘠，短氣嗜卧，欲成勞瘵者。

喻嘉言云：十四味建中湯治藏氣素虛，以之兩建脾腎之

陰陽，蓋虛勞病多本脾腎，故引伸建中之法以治之，二方

乃後人超出之方也。

十全大補散

肉桂　炙草　白芍　黄耆　當歸　川芎

人參　白术　茯苓　熟地

右為末，每服二錢，水一盞，生姜三片，棗二枚，煎至七分，不拘時

温服

喻嘉言云此方合黄耆建中湯四君子湯四物湯三方共得十味合天地之成數名曰十全大補以治氣血俱衰陰陽之併竭足貴也但肉桂之辛熱未可為君審其腎虛腰腹痛少用肉桂君榮衛之虛須少用桂枝調之取為佐使可也

聖愈湯

熟地　生地　當歸　人參　黄耆　川芎

右水煎服治一切失血或血虛煩渴燥熱睡卧不寧或瘡証膿水出多五心煩熱作渴等証

喻嘉言云失血過多瘡潰膿水不止雖曰陰虛未有不兼陽虛者合用人參黄耆允為良法凡陰虛証大率宜倣此矣

黑地黄丸

蒼术　熟地　五味子　干姜

右爲細末棗肉丸如梧子大食前米飲或酒服百丸治血虚久痔甚妙經云腎苦燥急食辛以潤之此藥開腠理生津液通氣又五味子酸以收之此雖陽盛而不燥熱乃是五臟虚損於内故可益血收氣此藥類象神品方也

喻嘉言云此方以蒼术爲君地黄爲臣五味子爲佐干姜爲使治脾腎兩藏之虚而去脾濕除腎燥即兩擅其長超之元著視後人之脾腎双補藥品混雜者相去豈不遠耶

還少丹

干山藥　牛膝　遠志　山茱萸　茯苓　五味子

肉蓯蓉　巴戟　楮實　石菖蒲　杜仲　茴香

枸杞子　熟地

右爲細末煉蜜同棗肉爲丸如桐子大每服三十丸食前溫酒或鹽湯下五日覺有力十日精神爽半月氣壯二十日目明一月夜思飲食冬月手足常暖久服令人身體輕健筋骨壯盛悅澤難老更看體候加減如熱加山梔心氣不寧加麥冬少精神加五味子陽弱加續斷常服固齒無瘴瘧婦人服之容顏悅澤煖子宮去一切病此方大補心腎脾胃一切虛損神志俱耗筋力頓衰腰脚沉重肢體倦怠血氣羸弱小便渾濁等証喻嘉言云楊氏製此方緩補心腎脾肺正合內經勞者溫之損者補之之義溫養和平以俟虛羸之自復耳虛勞纔見端者宜之若病勢已成此方又迂緩不切矣大約中年無病男女服之必效方名還少丹意可知也

人參養榮湯

白芍　人參　陳皮　黃耆　桂心　當歸

白朮　炙草　熟地　五味子　茯苓　遠志

右姜三片棗二枚煎服治肺脾俱虛發熱惡寒肢体瘦倦食少作瀉等証若氣血虛而變見諸証勿論其病勿論其脉但用此湯其病悉退

喻嘉言云方中諸品為心脾二藏之藥於補肺殊不甚切然養榮之法正當補養心脾以榮為水穀之精氣脾得以主之及行至上焦則肺衛心榮各分氣血所主固知榮養原不及於肺方下所注肺虛誤也昌因榮養之義関於虛最切故辨之

參朮膏

人參　白朮

右二味熬膏以水化服之治中風虛弱諸藥不應或因用藥失宜耗傷元氣虛證蠭起但用此藥補其中氣諸證自愈

喻嘉言云方下所治非為虛勞設也而治虛勞尤在所必用藥只精貴功效敏速莫踰於此後人增苡仁蓮肉黃耆茯苓神麯澤瀉甘草七味吾不知於補元氣之義何居而鄙吝之人見之未有不欣然從事矣

人參散

黃芩　人參　白朮　茯苓　赤芍　半夏麯　柴胡

甘草　當歸　干葛

每服三錢水一盞薑四片棗二枚煎七分不拘時溫服治邪熱客在經絡痰嗽煩熱頭目昏痛盜汗倦怠一切血熱虛勞等證

喻嘉言云此方治熱邪淺在經絡未深入臟府雖用柴胡干葛

之輕全藉參术之力以達其邪又恐邪入痰隧用茯苓半夏
豈動其痰合之當歸赤芍黄芩并治其血中之熱且止用三
錢爲劑蓋方成知約庶幾敵用柴胡平葛耳此許叔微之
方一種深心昌故發之

保真湯

當歸　生地　熟地　黄芪　人參　白朮
甘草　茯苓　天冬　麦冬　白芍　黄柏
知母　五味子　軟柴胡　地骨皮　陳皮　蓮心
水二杯姜三片棗一枚煎八分食遠服治勞證体虚骨蒸者
喻嘉言云此方一十八味十全大補方中已十用其九獨不用肉
桂耳然增益地黄代四物之上竄尤爲合宜餘用黄柏知母五
味子并益腎水二冬地骨皮清補其肺柴胡入肺清熱陳

皮助皮行滞全重天冬麦冬黄柏知母五味地骨皮柴胡
不獲已借十全大補以行之耳其意中实不欲大補也然亦一
法故備之

三才封髓丹

天冬　熟地　人参　黄柏　砂仁　甘草

右六味為末麵糊丸如桐子大每服五十丸用蓯蓉半兩切作片
酒一盞浸一宿次日煎三四沸去滓空心食前送下能降心火益
腎水滋陰養血潤補不燥

喻嘉言云此於三才丸方内加黄柏砂仁甘草以黄柏入腎滋
陰以砂仁入脾行滞而以甘草少變天冬黄柏之苦俾合人参
建中氣以伸参兩之权殊非好為增益成方之比故録用之

天真丸

精羊肉　肉蓯蓉　當歸　山藥　天冬

右四味爲末安羊肉内裹縛用無灰酒四瓶煮令酒盡再入水二升煮候肉爛再入黄芪末人參末白术末糯米飯搗爛糊丸如桐子大一日二次服三百丸温酒下治一切亡血過多形槁肢羸飲食不進腸胃滑泄津液枯竭久服生血養氣暖胃駐顔

喻嘉言云可謂長於用補矣人參羊肉同功而蓯蓉山藥爲男子佳珍合之當歸養營黄耆益衛天冬保肺白术建脾而其法製甚精允爲補方之首

麦益散

赤苓　當歸　干漆　鱉甲　常山　大黄

柴胡　白术　生地　石羔　甘草

右為末每服三錢小麥五十粒水煎食後臨卧服若有盗汗加麻黄根治少男室女骨蒸黄瘦口臭肌熱盗汗婦人風血攻疰四肢等症

喻嘉言云此方治肝肺脾胃火盛灼干榮血乃致口臭肌熱可驗叔用潤血行瘀之法以小麥煎之引入胃中盖胃之血干熱熾大腸必然枯燥服此固無可疑若更加人參助胃真氣庶可多服取效也

人參地骨皮散

茯苓　知母　石膏　地骨皮　人參　柴胡

生地

右為末每服一兩生姜三片棗一枚水煎温服間服生精補虚

地黄丸治臟中積冷榮中熱按之不足舉之有餘陰不足而

虚勞

陽有餘也

喻嘉言云藏中積冷榮中热冷热各偏為害不一此方但

可治榮热耳於藏冷無預也方後云間服生精補血地黄

丸豈一方中兩當兩涉耶又豈以治榮热為最急無暇分

功於藏冷耶如法用之俟榮热稍清並治藏冷要亦用药

之小权衡耳

補中益氣湯

黄耆　人參　甘草　白朮　當歸　柴胡

升麻　陳皮

右以咀水煎温服

益胃升陽湯

前方加炒麯生黄芩瀉盛暑之伏庚金肺逆每服少許秋涼去

之水並溫服此二方治飲食勞倦內傷元氣則胃脘之陽不能升舉并心肺之氣陷入於中焦者

喻嘉言云方中佐以柴胡升麻二味一從左旋一從右旋之歸於胃之左右升舉其上焦所陷之氣非自腹中而升舉之也其清氣下入腹中久為飧泄并可多用升柴從腹中而升舉之矣若陽氣未必陷下反升舉其陰氣干犯陽位為變豈小哉更有陰氣素慣上干清陽而胸之肉隆聳為䐜胸間之氣漫散為脹者而誤施此法天翻地覆九道皆塞有頃於死而生困耳後人相傳謂此方能升清降濁有識者亦咸信之醫事尚可言哉夫補其中氣以聽中氣之自為升降不用升柴可也用之亦可也若以升清之藥責其降濁之能豈不痴乎

大補丸

黄柏　知母　熟地　敗龜板

右爲末猪脊髓和蜜煉丸如桐子大每七十丸空心淡鹽湯下

補陰丸

黄柏　知母　熟地　敗龜板　白芍　陳皮

牛膝　瑣陽　當歸　虎骨

右爲末酒煮羊肉和搗丸如桐子大每五六十丸鹽湯下冬加干姜

喻嘉言云虚勞之证陰虚者十常八九陽虚者十之二三而已丹溪著陽有餘陰不足之論而定二方與東垣補中益氣之法旗鼓相當氣下陷而不能升則用東垣火上升而不能降則用丹溪二老入理深譚各造其極無容議也前論補中益氣

能升清陽没渓用之反升濁陰以致其叮嚀矣而丹溪之法用之多不效者可不深維其故哉冒立法者無過而用法者不得法中之奧過端因出蓋於陽常有餘陰常不足二語未嘗細心推辨耳夫陽之有餘得十之七陰之不足得十之三此所謂真有餘真不足也陽真有餘一切補陰之藥直受之而無恐多用之亦無害否則補陰在所必需矣若陰之不足者十存其三而陽之有餘者十存四五亦名有餘而實非真有餘也究亦同歸不足而已補陰寒涼之藥尚敢恣用乎不知此義而恣用之豈但不效其後特成陰盛陽虛清穀盜汗等患究竟陰基已壞前於即欲更補其氣其如味之不能栽何故再致叮嚀俾用昔人法如持权在手較量於輕重之間可矣

耆附湯　黄耆　附子

右二味加生姜煎服治氣虚陽弱虚汗不止肢体倦怠之証

參附湯

人參　附子

右二味加生姜煎服治真陽不足上氣喘息自汗盗汗氣短頭暈者

喻嘉言云虚勞之属陽虚者十中豈無一二嚴氏二方似不可少其方從生遷朮附湯生出用之得當通於神明其虚勞失血宜之者尤多以其善治龍雷之真火耳但以參耆為君附子為佐雖每服一兩不嫌其多方中必用耆附若半人參五錢附子一兩分三服併無倒字

逍遥散

柴胡　茯苓　白朮　當歸　白芍　炙草

右為末每服四錢水二鍾姜三片煎服治血虛煩熱肢体疼痛口干盜汗嗜卧月经不調寒熱如瘧痰嗽骨蒸等证

清骨散

銀柴胡　胡黄連　秦艽　鱉甲　青蒿

地骨皮　知母　甘草

右為末水二鍾煎一鍾食遠服治骨蒸虛熱者

大阿膠丸

阿膠　卷柏　生地　大薊　雞蘇子　五味子

百部　茯苓　遠志　人參　柏子仁　麦冬

防風　山藥　熟地

右為末煉蜜丸如彈子大煎麦门冬湯嚼一丸治虛勞吐血嗽血者

四生丸
生荷葉　生艾葉　側柏葉　生地黄
右搗爛丸如雞子大每服一丸水煎去滓温服治吐血衄血血热妄
行等证
噙化丸
玉露霜　柿霜　川貝　百合　茯苓　海石
甘草　秋石
入藕荷葉末白硼砂少许為末煉蜜丸如龍眼大每噙化一丸
治劳嗽有效
鱉甲生犀散
生鱉甲　羚羊角　安息香　桃仁　檳榔　生犀角
木香　甘遂　真降香　真阿魏　雷丸

鶴虱　穿山甲　全蝎　蚯蚓

右爲細末，每服五錢，先用鼓心四十九粒，東向桃、李、桑、梅小枝各二莖，長七尺，生藍青七葉，青蒿一小握，葱白連莖五根，洗之，石臼内同杵，用井水一碗半，煎取一盞，入童便一盞，内藥末，煎取七分，入麝香一厘，雄黄五錢，月初旬五更空心溫服，即以被覆取汗，恐汗中有細虫，軟布拭之，即焚其帛，少時必瀉，以淨桶盛，急鉗取虫，烈火焚之。

以上諸方均爲勞症而設，然亦須臨症時察其脉症之如何，擇而用之，神而化之，庶可取效。若因勞而損其肺者，益其氣，宜保真湯、參术膏、人參散之屬；損其心者，調其榮衛，宜十四味建中湯、十全大補散、還少丹、人參養榮湯之屬；損其脾者，調其飲食，適其寒溫，宜人參養榮湯、參术膏、天真丸、補中益氣湯益胃升陽湯之屬損其肝者緩其中宜樂令建中湯人參散麥煎散逍遥散清骨散之屬損其腎者益其精黑地黄丸還少丹保真湯三才封髓丹大補陰丸補陰丸之屬氣血俱虚者宜十全大補散將成癆瘵者宜樂令建中湯十四味建中湯失血過多者宜聖愈湯脾腎虚者宜三才封髓丹黑地黄丸勞証初現者宜還少丹心脾虚者宜人參養榮湯元氣虚者宜參朮膏虚勞骨蒸者宜保真湯麥煎散人參地骨皮散逍遥散清骨散榮衛虚者宜天真丸脾胃氣陷者補中益氣湯益胃升陽湯陽盛陰虚者宜大補丸補陰丸氣虚陽弱者宜耆附湯參附湯吐血欬血者宜大阿膠丸四生丸勞欬不止者宜噙化丸癆瘵思食者鱉甲生犀散此皆用以上所選諸方之法也雖然成法一定而病形

無定者無臨時之圓機安能用當通神哉

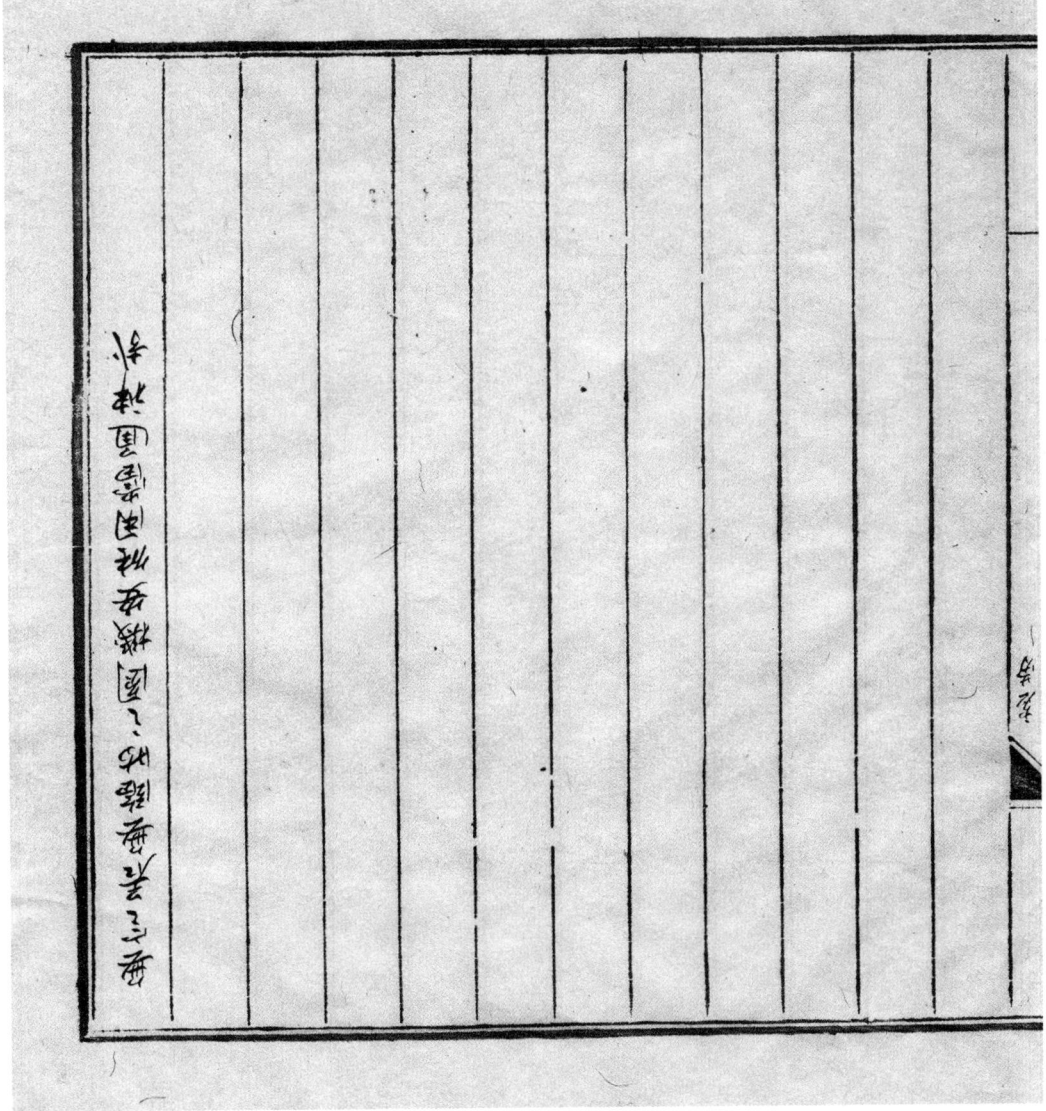

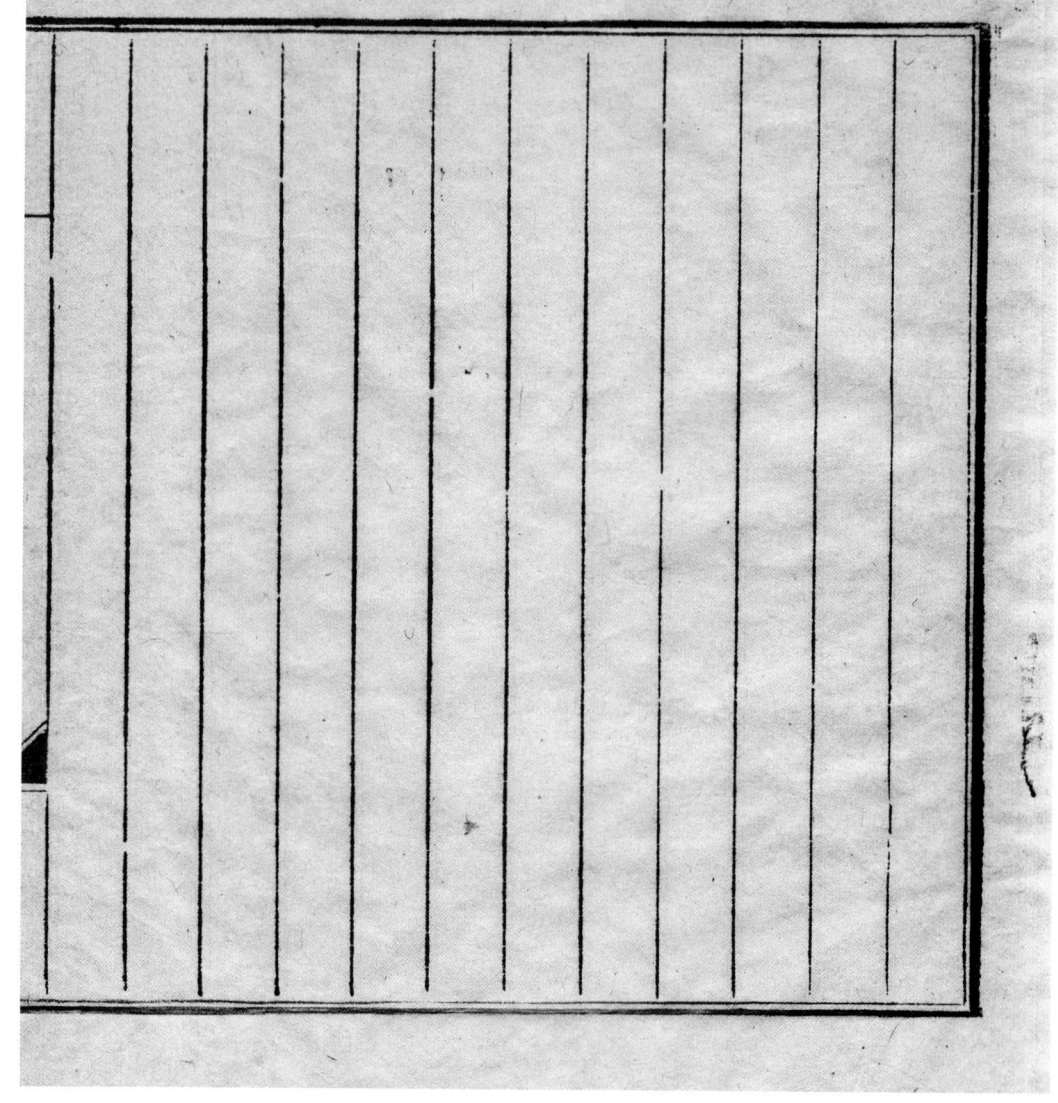

水氣指南

泉唐沈靈犀編

師曰病有風水有皮水有正水有石水有黄汗

陳修園云此言膚腫病内經概言目窠上微腫如蚕新卧起之狀其頸脈動時欬陰股間寒足脛腫腹乃大水已成以手按其腹隨手而起如裹水之狀而不分别爲言然而病因不同則治法迥異師故立五名以爲大綱而脈証標本變化之微詳悉於下

風水其脈自浮外証骨節疼痛惡風

此言風水之脈証也脈浮爲風故骨節疼痛風邪在表故惡風

皮水其脈亦浮外証胕腫按之没指不惡風其腹如鼓不渴當發其汗

此言皮水之脈証也其脈亦浮者水行皮間内合肺氣故也胕腫按

之沒指者水在皮中也不惡風者邪已去往也其腹如鼓者外實

中空也不渴者內無邪也水既不在內而行於皮間故當發汗

而逐皮間之水也

正水其脈沉遲外證自喘

此言正水之脈證三陰之結而非風結故其脈沉水屬陰故其脈

遲三陰結而下焦之陰氣不復與胸中之陽相調水氣格陽在

上故自喘

石水其脈自沉外證腹滿不喘

此言石水之脈證也水聚於下而不行故脈自沉病在下而不在上故

腹滿而不喘

黄汗其脈沉遲身發熱胸滿四肢頭面腫久不愈必致癰膿

此言黄汗之脈證也其脈沉遲者水邪內鬱也身發熱者心受邪

鬱故也胸滿者热傷在上也陽部之邪注陽故四肢頭面腫也

若久不愈則邪氣侵陰榮氣不通故必致癰膿也

脈浮而洪浮則為風洪則為氣風氣相搏風強則為癮疹身体為癢〻者為泄風久為痂癩氣強則水難以俛仰風氣相繫身体洪腫汗出乃愈惡風則虛此為風水不惡風者小便通利上焦有寒其口多涎此為黄汗

此條辨別風水黄汗二証之相似處脈浮為風〻者天之氣也脈洪為氣〻者人之氣也風氣相搏是皆失其和也故風強於氣則氣淫風侵淫肌膚而為癮疹身体為癢〻則爬搔而疏泄風氣故曰泄風若久而不愈則虫生而為痂癩矣若氣強於風則風淫氣而鼓湧水液而為水氣水聚而不散則腫脹喘滿難以俛仰如風氣並強而相搏僅水液淫之故身体洪大而腫也汗出乃愈者汗

出而風水俱去也汗出而惡風者表虛也故云惡風則虛此為風水而非黃汗若表無邪而不惡風病非風水相搏而小便通利者係水過傷心上焦有寒其口必多涎沫此為黃汗非風水也按風水無汗故云汗出則愈當以越婢湯發汗若汗出惡風則為表陽虛故加附子以扶陽方詳後

陳修園云此詳風水之病源且風水病與黃汗相似故節末又鄭重以分別之又云風水脈浮黃汗脈沈顯而易知師故未言之

寸口脈沈滑者中有水氣面目腫大有熱名曰風水視人之目窠上微腫如蠶新臥起狀頸脈動時時欬按其手足上陷而不起者風水

脈沈滑者水之應也面目腫大者風之驗也風為陽邪故身有熱故名風水其人目窠上微腫如蠶新臥起狀其頸脈動時時欬者此正水之徵也乃按其手足上陷而不起者此為風水也

太陽病脉浮而緊法當骨節疼痛反不疼身体反重而痠其人不渴汗出則愈此為風水惡寒者此為極虛發汗得之

太陽病為頭痛發热惡風等证脉浮而緊似傷寒也但傷寒法當骨節疼痛今反不疼身体為重而痠其人不渴非傷寒也乃風水溢於外未入於裡故也風水溢於外法宜汗解故云汗出即愈此為風水之证也若易有汗後反惡寒者此時極虛之证误因發汗而得之亦另有芍藥甘草附子湯之治法不在風水之例

渴而不惡寒者此為皮水身腫而冷狀如周痹

此承上文而言前证更有渴而不惡寒者此非病風而獨水之在皮中故為皮水

胸中窒不能食反聚痛暮躁不得眠此為黄汗

此亦承上文而言更有胸中氣窒之而作脹則不能食窒而不行則

及聚痛至暮為陰分更躁而不得眠明是入水傷心塞鬱其熱

其証全在於胸此為黃汗之証也

病在骨節欬而喘不渴者此為肺脹其狀如腫發汗則愈然諸病

此者渴而下利小便數者不可發汗

此亦承前証之脈浮緊而言病在骨節似傷寒也但其狀如水腫欬喘而不渴此為寒水傷肺而肺脹故云此為肺脹肺主皮毛皮毛受邪發汗水去而愈然諸病此者均宜發汗惟渴而下利小便數者為邪已內入則津液已傷故云皆不可發汗也以上四証皆初病其皮毛狀類傷寒宜均以越婢加朮湯主之

陳修園云此言風水中有類太陽脈不出太陽証者又有相似而實為皮水者有相似而實為黃汗者有相似而並非皮水黃汗實為肺脹者師分別其証未出其方後人補以越婢加朮湯亦未甚

周到節末以下利者渴者小便數者戒其發汗大有深意或問前二条云風水外証骨節疼此言骨節反不疼身体反重而痠者前条云皮水不渴此云渴何也曰風与水合而成病其流注関節者則為骨節疼痛其浸淫肌膚者則骨節不疼而身体痠重由所傷之處不同故也前所云皮水不渴者非言皮水本不渴也謂腹如鼓而不渴者病方外盛而未入裡猶可發汗也此謂渴而不惡寒者所以別於風水之不渴而惡風也程氏曰水氣外留於皮肉薄於肺故令人渴是也

裡水者一身面目悉黄腫其脉沉小便不利故令病水假令小便自利此亡津液故令渴越婢加朮湯主之

裡水者水在皮裡而非在腹中之謂也一身面目悉黄尤須分別其黄而汗出亦黄者為黄汗其黄而不汗出則為裡水之在裡故

脈沉熱久鬱故小便不利小便不利而水無出路故令病水假令小便不利而黄腫不除者此爲自利而亡其津液也故令渴宜以越婢湯加朮解肌表之水而止渴生津也

尤在涇云越婢加朮湯是治其水非治其渴也以其身面悉腫故取麻黄之發表以腫而且黄知其濕中有熱故取石羔之清熱與白朮之除濕不然則渴而小便利者而顧犯不可發汗之戒耶

趺陽脈當伏今反緊本自有寒疝瘕腹中痛醫反下之即胸滿短氣

此明水病兼寒之證也趺陽胃脈也病水而胃脈當伏今脈不伏而反緊緊則爲寒必其人本自有寒也水寒同病則疝瘕腹中痛醫不温其寒而誤以裡水而下之水雖去而陽更傷則寒愈甚即胸滿而短氣矣

趺陽脉當伏今反數本自有熱消穀小便數今反不利此欲作水

此言水病兼熱之証也趺陽胃脉因病水而當沈今脉不伏而反數之則為熱也其人本自有熱也水熱同病當消穀而小便數不病水也今小便反不利而水液日積勢必欲作水病也

寸口脉浮而遲浮脉則熱遲脉則潛熱潛相搏名曰沈趺陽脉浮而數浮脉即熱數脉即止熱止相搏名曰伏沈伏相搏名曰水沈則絡脉虛伏則小便難虛難相搏水走皮膚即為水矣

此言正水之脉証也水病脉必沈伏但沈為絡脉虛伏為小便難小便難則水注溢於絡脉而走於皮膚即為水病矣其証仲聖未出方讀者每苦無下手工夫陳修園所製消水聖愈湯甚妙可錄用之其方即天雄一錢桂枝尖二錢細辛一錢麻黄一錢五分甘草一錢生姜二錢大棗二枚知母三錢水二杯先煮麻黄去沫

次入諸藥煎八分服日夜二服

徐忠可云此段論正水所成之由也謂人身中健運不息所以成雲行雨施之用故人之汗以天地之雨名之人之氣以天地之疾風名之故寸口脈主上猶之天道必下濟而光明故曰陰生於陽趺陽脈主下猶之地軸必上出而旋運故曰衛氣起下焦今寸口脈浮而遲浮主熱乃又見遲遲者元氣潛於下也既見熱脈又見潛脈是熱為虛熱而潛為真潛故曰熱潛相搏名曰沉言其所下濟之元氣沉而不復舉非沉脈之沉也今趺陽脈浮而數浮主熱乃又見數數者衛氣止於下也既見熱脈又見止脈是客氣為熱而真氣為止故曰熱止相搏名曰伏言其宜上出之衛氣伏而不能升非伏脈之伏也從上而下者不返而終沉從下而上者停止而久伏則旋運之氣幾乎熄矣熄則陰水乘之故曰沉伏相搏名曰水見

非止客水也恐人不明沉伏之義故又曰絡脈者陰精陽氣所往來也寸口陽氣沉而在下則絡脈虛小便者水道之所從出也趺陽真氣止而在下氣有餘即是火之熱甚則小便難於是上不能運其水下不能出其水又焉能禁水之胡行而亂走耶故曰虛難相搏水走皮膚即為水矣水者即身中之陰氣合水飲而橫溢也沉伏二義俱於浮脈見之非真明天地升降陰陽之道者其能道隻字耶此仲景所以為萬世師也

寸口脈弦而緊弦則衛氣不行即惡寒水不沾流走於腸間

此言正水將成之候而責在衛氣也寸口主衛氣寸口脈弦而緊者外受寒邪而衛氣被抑不行所致也衛氣不行而表無護故即惡寒衛氣不行則水液不運故水不沾流走於腸間遂橫流於肌膚肢体矣

少陰脉緊而沉緊則為痛沉則為水小便即難

此言正水既成之候而責在腎陽也少陰主腎少陰脉緊而沉者內有寒故腎陽虛而氣化不速也故云內寒甚則脉緊而痛腎陽虛則脉沉而為水腎陽既虛而氣化不速則小便自難而水橫溢於肌膚肢體矣

脉得諸沉當責有水身體腫重水病脉出者死

水屬於陰陰盛則脉沉水行皮膚榮衛被遏則脉亦沉故云脉得諸沉當責有水而外証必身體腫重也若正水之病脉應沉而陡然暴出者是為真氣離根脱散於外脉証相反故云主死尤在涇云出與浮迥異浮者盛於上而弱於下出則上有而下絕無也

夫水病人目下有臥蠶面目鮮澤脉伏其人消渴病水腹大小便不

利其脈沈絶者有水可下之

水病初起之時脾胃為水氣所犯目有卧蚕形水氣明亮而光潤故面目鮮澤也水病脈本沈之極則伏其人胃中津液水飲俱外溢於皮膚肌肉之間不能上通於喉舌故為消渴此為水病先見之證也及其病水之勢既成必有腹大小便不利之證若診其脈無陽而沈甚欲絶其證亦為有水者可於扶陽中疏鑿其水以下之俾水去則陽回而元自復矣

陳修園云此言正水病腹大小便不利脈道被遏而不出其勢已甚子和舟車神祐等丸雖為從权救急之計然虚人不堪姑試余借用真武湯溫補腎中之陽坐鎮北方以制水又加木通防己川椒目以導之守服十餘劑氣化水行如江河之沛然莫禦矣此本論中方外之方也

問曰病下利後渴飲水小便不利腹滿因腫者何也答曰此法當病水若小便自利及汗出者自當愈

下利傷陰々液竭故渴飲水飲水而小便不利則水無去路積於腹中而為腹滿々而外溢於皮中因而成腫者其故何也所以然者病後津液竭飲水過多而無出路法當病水若得小便自利及汗出者則水從外泄其當自愈必矣

陳修園云此言客水成腫易成而亦易愈調其中氣則氣復而水自從利從汗而行矣

心水者其身重而少氣不得臥煩而躁其人陰腫

此言心水々證也心為火藏水淩於心陽氣被鬱則身重而少氣鬱而不洩致傷心氣則不得臥煩而躁陽虛不能下交於陰々氣不化則其人陰腫也

肝水者其腹大不能自轉側脇下腹痛時時津液微生小便續通
此言肝水之證也肝為木藏水氣凌肝必侮於脾脾部在腹則
腹大不能自轉側肝氣甚則脇下及腹痛厥陰之氣衝逆水
邪隨之而上下則時時津液微生小便續通也
肺水者其身腫小便難時時鴨溏
此言肺水之證也肺為金藏水氣凌肺則肺失其統御之權而
水橫行於脾膚故其身腫治節不行則水亂行而并入於大腸故
小便難而時時鴨溏也
脾水者其腹大四肢苦重津液不生但苦少氣小便難
此言脾水之證也脾為土藏水氣凌脾脾氣不行故腹大四肢苦重
津氣生於穀脾病則不能化穀故津液不生但苦少氣脾氣不
舒故小便難

水氣

腎水者其腹大臍腫腰痛不得溺陰下溼如牛鼻上汗其足逆冷面反瘦

此言腎水之証也腎為水藏水氣凌腎之病而陽虛陰盛故腹大臍腫腰痛不得溺陰下溼也陽虛而不能及下則其足逆冷不能上行則其面反瘦

陳修園云此分腑五藏之水以補内經所未備使人尋到病根察其致病之藏而治之不域於脾肺腎通套成方以試病則善矣

師曰諸有水者腰以下腫當利小便腰以上腫當發汗乃愈

沈目南云此以腰之上下分陰陽即風皮正水之兩大法門也腰以下主陰水亦屬陰以陰注陰故正水勢必注於下部先腫即腰以下腫也然陽衰氣鬱泱瀆無权水逆横流疏鑿難緩利

小便則合經謂潔淨府是也腰以上主陽而風寒襲於皮毛陽被鬱風皮二水勢必起於上部先腫即腰以上腫當開其腠理取汗通陽則合經謂開鬼門是也所謂利水發汗乃言其常而未及其變當審實者施其常虛者施其變但治變之法欲汗者當兼補陽即麻黃附子湯之屬欲利小便者兼養其陰即栝蔞瞿麥丸之類然開腠通陽而利小便必兼變法乃為第一義耳

師曰寸口脉沉而遲沉則為水遲則為寒寒水相搏趺陽脉伏水穀不化脾氣衰則鶩溏胃氣衰則身腫少陽脉卑少陰脉細男子則小便不利婦人則經水不通經為血血不利則為水名曰血分

沉為水遲為寒寒水相搏於胸中則陽氣不運故趺陽兩關之脉伏而不起水穀不化也但不化有二一為脾氣衰而不化則水雜

於囊中而鶩溏一為胃氣衰而不化則水溢於外而身腫此上中二焦之証也若少陽之脉沈弱而畀則為相火衰少陰之脉微損而細則為真水虛男子病此則水精不化而小便不利婦人病此則血化為水而經水不通所以然者則皆陽氣不行陰氣乃結之故但婦人之經即血之阻滯不利則漸成為水故名曰血分

師曰寸口脉沈而數數則為出沈則為入出則為陽實入則為陰結趺陽脉微而弦微則無胃氣弦則不得息少陰脉沈而滑沈則為在裡滑則為實沈滑相搏血結胞门其瘕不寫經絡不通名曰血分

此言血分病虛中之實者之脉証也肺氣壅於陽為出水氣滯於陰為入故云出則為陽實入則為陰結此言上焦之証也診在寸口微為中土已傷弦為土受木剋故云微則無胃氣弦則氣不得

息此言中焦之脉证也診在兩関沉為裡病滑為實邪故云沉則為在於裡滑則為實此下焦之脉证也診在兩尺但少陰脉沉滑必血結胞門而成病之既凝聚膀胱之位則膀胱之氣亦不化而小便難水無出路横溢於經絡之間而經絡為之不通遂成為血分之水腫故名曰血分

尤在涇云上条之結為血氣虚少而行之不利也此条之結為陰陽壅鬱而欲行不得也仲景並列於此以見血分之病有全虚者有虚中之實者不同如此

問曰病有血分水分何也師曰經水前斷後病水名曰血分此病難治先病水後經水斷名曰水分此病易治何以故去水其經自下

血分為男婦並有之病但婦人之病以經為主故設問答以明之血分者血結而水道不通因而病水之病者先病水而後及血也因病

水而及血者其病在水祇須治水可也故云易治因血而病水者不能僅治其水亦不能獨治其血發不易治故云難治

尤在涇云此復設問答以明血分水分之異血分者因血而病為水也水分者因水而病及血也血病深而難通故曰難水病淺而易見行故曰易治

問曰病者苦水面目身体四肢皆腫小便不利脉之不言水反言胸中痛氣上衝咽狀如炙肉當微欬喘審如師言其脉何類師曰寸口脉沉而緊沉為水緊為寒沉緊相搏結在元関始時尚微年盛不覺陽衰之後榮衛相干陽損陰盛結寒微動腎氣上衝咽喉塞噎脇下急痛醫以為留飲而大下之氣擊不去其病不除復重吐之胃家虛煩咽燥欲飲水小便不利水穀不化面目手足浮腫又與葶藶丸下水當時如小差食飲過度腫復如前胸脇苦

痛家若瘠腑其水揚溢則欬喘逆當先攻擊衝氣令止乃治欬〻
止其喘自差先治新病〻當在後
水氣本不得有胸中痛氣上衝咽狀如炙肉欬喘等證其所致
者均由誤治也其先微水積寒持結於元関始寸口脈見沈緊
初則病輕年壯邪不勝正而不覺其病迨至年長陽衰之後
漸覺榮衛相干犯以致陽日損而陰日盛所結水寒微動
遂挾腎氣上衝故咽喉塞噎脇下急痛此時若以温腎祛寒
之藥治之猶可漸愈乃醫以為留飲而大下之病氣仍維繫而
不去故其根不除復重吐之誅伐無過一則大下以傷其胃一則
吐傷上焦之陽而下焦之陰火乘之以致胃家虚煩咽燥欲飲
水火乘於上陽虚於下以致決瀆失職小便不利水穀不化水
氣日盛而面目手足皆浮腫又與葶藶丸下其水當時雖小差

水氣

或因飲食過度必腫滿如前又加胸脇苦痛象若奔豚且
其水氣揚溢時則欬而喘逆當先與桂苓五味甘草湯類攻
擊之令衝氣即降而止之後再以苓甘五味姜辛湯等治其
欬之止其喘可不治而自差所以然者病根深固不能驟除當
先治衝氣咳喘之新病而治水氣之病當在其後也
徐忠可云此言正水之成有真元太虛因誤治成水又誤治而變生
新病當以新病為急
陳修園云第十二章痰飲欬喘病有小青龍湯加減五方之法
一字一珠宜參看
風水脈浮身重汗出惡風者防己黃耆湯主之腹痛者加芍藥
此為風水証水勝於風者出其方也風水之証其脈不浮其証必身
重汗出惡風然風水雖有並証可不必問但一見身重脈浮汗

出惡風其爲風水無疑可卽防己黄耆湯主之若胃中不和兼見
腹痛者加芍藥以洩之
陳修園云此節卽太陽病脈浮汗出惡風之中風证也蓋以太
陽爲寒水之經病則水不行水不行則必化濕而生脹滿矣故名
曰風水其证身重脈浮者由挾濕氣無疑矣故以防己黄耆湯治
之張隱菴云防己生漢中纹如車輻主通氣行水耆术解肌
散濕助決助瀆之用姜草棗和榮衛補中央交通上下之氣
使氣行而水亦行矣腹痛者胃不和也加芍藥以泄之濕氣蕩
云胃不和者加芍藥三分可知耳

防己黄耆湯

防己　炙草　白术　黄耆

右剉麻豆大生姜四片大棗一枚水盞半煎八分去滓溫服喘者

水氣

加麻黄胃中不和者加芍藥氣上衝者加桂枝下有陳寒者加
細辛服後當如虫行皮中從腰以下如氷後坐被上又以一被繞
腰下令微汗差
喻嘉言云脉浮表也汗出惡風表虛也身重水客分肉也防己
療風腫水腫通腠理黄耆温分肉補衛氣白术治皮風止汗甘
草和藥益土生姜大棗辛甘發散腹痛亞陰陽氣塞不得
升降再加芍藥收陰
風水惡風一身悉腫脉浮不渴續自汗出無大熱越婢湯主之
此爲風水沍風勝於水者出其方也風水沍身重則爲水勝於風
一身悉腫則爲風勝於水脉浮表有風也不渴病不在裡也汗
自出而微熱仍未去爲表實也
徐忠可云上節身重則溼多此節一身悉腫則風多風多氣多

熱亦多且爲急風故欲以猛劑搶之

越婢湯

麻黄　石羔　生姜　甘草　大棗

右五味先煮麻黄去上沫納諸藥煮分溫三服惡風加附子風水

加朮

喻嘉言云越婢湯者示微發於不發之方也大率取其通調營衛和緩之性較女婢尤過之而命其名也蓋麻黄石羔二物一爲甘熱一爲甘寒合而用之脾偏於陰則和以甘熱胃偏於陽則和以甘寒乃至風熱之陽水寒之陰凡不和於中土者悉得用之何者中土不和則水穀不化其精悍之氣以實營衛營衛虚則或寒或熱之氣皆得壅塞其隧道而不通於表裏所以在表之風水用之而在裏之水兼渴而小便自利者咸必用之無非欲其不

害中土耳不害中土自足消患於方萌抑何待水土平成乎

皮水為病四肢腫水氣在皮膚中四肢聶聶動者防己茯苓湯主

之

此為皮水證出其方也風入於衛陽氣虛滯則四肢腫經云結陽者腫四肢即皮水也皮毛受風氣虛而腫所謂水氣在皮膚中邪正相搏風虛內鼓故四肢聶聶而動是因表虛也蓋焦之氣同入膀胱而行決瀆今水不行則當使小便利而病得除故防己茯苓除濕而利水以黃耆補衛而實表表實則邪不能容甘草安土而制水邪桂枝以和榮衛又行陽化氣而實四末俾風濕外出水濕內洩也

防己茯苓湯

防己　黃耆　桂枝　茯苓　甘草

喻嘉言云風水脈浮用防己黄耆湯矣而皮水亦彷彿而用之然此同一開鬼門而標中之本則微有分此方是也風水下鬱其土氣則用白术崇土姜棗和中皮水内合於肺金鬱泄之水漬於皮以淡滲之故以茯苓易白术加桂枝解肌以散水於外不用姜棗和之於中也况四肢聶聶風在榮衛觸動經絡桂枝尤不可少耳

裡水越婢加术湯主之甘草麻黄湯主之

此爲裡水证出其方也裡水者即皮水也謂風水深入肌肉非臟府之表裡也表虚有汗者防己茯苓湯固所宜也若表實無汗有熱者則當用越婢加术湯無熱者則當用甘草麻黄湯發其汗使水從皮毛而出也

越婢加术湯見前

甘草麻黄湯

甘草　麻黄

右二味先煮麻黄去上沫納甘草煮溫服取汗不汗再服慎風寒

水之爲病其脉沈小屬少陰浮者爲風無水虛脹者爲氣水發其汗即已脉沈者宜麻黄附子湯浮者宜杏子湯

此爲石出証出其方也石水即腎水故見沈小之少陰脉譬如有風水証之浮脉其内實無水而爲虛脹其病不在水而爲氣可知但氣病不可發汗水病當發其汗即已然而發汗法有不同者脉沈者水在少陰當溫其經宜麻黄附子湯脉浮者水在皮毛當通其肺宜杏子湯

麻黄附子湯

麻黄　附子　甘草

右三味先煮麻黃去上沫納諸藥煮溫服日三服

杏子湯闕恐是麻黃杏仁甘草石膏湯

喻嘉言云此論少陰正水之病其脈自見沉小殊無外出之意若脈見浮者風發於外也無水虛脹者手太陰氣鬱不行也風氣之病發其汗則自已耳即脈沉而無他証者當倣傷寒少陰例用麻黃附生甘草湯盪動其水以救腎若脈浮者其外証必自喘當倣傷寒太陽例用麻黃杏子甘草石膏湯發散其邪以救肺此治金水二臟之大法也

厥而皮水者蒲灰散主之

此外治之方也水在皮膚浸淫日久腐潰出水謂之厥當以蒲灰散敷之以燥水也

蒲灰散

蒲灰　滑石

問曰黄汗之為病身体腫發熱汗出而渴狀如風水汗沾衣色正黄如蘗汁脉自沉從何得之師曰以汗出入水中浴水從汗孔入得之宜耆芍桂酒湯主之

此為黄汗証出其方也黄汗者汗出黄色而身不黄與發黄之証不同故别其名曰黄汗其病源皆由汗出入水中浴水從汗孔入得之蓋汗出則腠疏客水之氣從毛孔入而傷其心故水火相蒸而色黄水氣搏結而脉遲然此証亦有從飲後汗出當風所致者雖無外水而所出之汗因風内返亦是水也凡脾胃受濕之又生熱濕熱交蒸而成黄者皆可以汗出入水之從汗孔入之例推之

尤在涇云黄汗之病與風水相似但風水脉浮而黄汗脉沉風水惡風而黄汗不惡風為異其汗沾衣色正黄如蘗汁則黄汗之所

獨也風水爲風氣外合水氣黄汗爲水氣内遏熱氣熱被水遏水與熱得交蒸互鬱汗液則黄，黄耆桂枝芍藥行陽益陰得苦酒則氣和而行愈周蓋欲使榮衛通行而邪氣畢達耳云苦酒阻者欲行而未得遽行久積藥力乃自行矣故曰服至六七日乃解又云前第二條云小便通利上焦有寒其口多涎此爲黄汗第四條云身腫而冷狀如周痺此云黄汗之病身体腫發熱汗出而渴後又云劇者不能食身疼重小便不利何前後之不侔也豈新久微甚之辨欤夫病邪初受其未鬱爲熱者則身冷小便利口多涎其鬱久而熱甚者則身熱而渴小便不利亦自然之道也

黄耆芍藥桂枝苦酒湯

黄耆　芍藥　桂枝

右三味以苦酒一升水七升煮温服一升當心煩服至六七日乃解若
心煩不止者以苦酒阻故也
黄汗之病兩脛自冷假令發熱此屬歷節食已汗出又身常暮
盜汗出者此榮氣也若汗出已反發熱者久久其身必甲錯發熱
不止者必生惡瘡若身重汗出已輒輕者久久必身瞤瞤即胸中
痛又若從腰以上汗出下無汗腰髖弛痛如有物在皮中狀劇者
不能食身疼重煩躁小便不利此為黄汗桂枝加黄耆湯主之
兩脛自冷陽被鬱而不下通故也但身熱而脛冷為黄汗之的证
假令一身盡發熱此屬歷節非黄汗也然黄汗鬱证也汗出則
有外達之機若食已汗出者乃榮中之熱因氣之動而外浮也
又身常暮盜汗出者乃榮中之熱乘陽之间而潛出也所以然
者皆榮氣熱故也若汗出已反發熱者是榮虛而熱也久則榮

枯燥然流通則身必甲錯矣如發熱不止者則榮熱而瘀故必生惡瘡也若身重汗出已輒輕者是濕與汗俱出也然濕雖出而陽亦傷久則必身瞤而胸中痛又若從腰以上汗出腰以下無汗者是陽上通而下不通也腰髖弛痛如有物在皮中之狀者濕氣凝滯而不行也更有病劇而未經得汗者則窒於胸而絕食壅於肌理而身疼重鬱於心而煩躁閉於下而小便不利此其進退微甚之機不同如此而要皆水氣傷心之所致可以切指之曰此為黃汗

桂枝加黃耆湯

桂枝　芍藥　甘草　黃耆　生姜　大棗

右六味水煮溫服須臾啜熱稀粥以助藥力溫覆取微似汗若不汗更服

喻嘉言云前証與此証大同小異前一証以汗出而衛氣不固外
水入持於榮鬱而爲熱〻盛則陸而發黃熱盛則耗其津液
而作渴故以黃耆固其衛以桂枝原方加苦酒引入榮分散其水
寒之邪但衛虛多汗不在發表故不用姜棗協助胃氣所恃
者黃耆實衛之大力耳後一方用桂枝全方啜熱稀粥助其得
汗加黃耆固衛以其發熱且並自汗盜汗發熱因用桂枝多汗
故加黃耆也其發也仍發熱邪去不盡勢必淫表解之汗出輒
輕身不重也久之身瞤胸中滿又以盜汗而傷其衛外之陽并
胸中之陽也腰以上有汗腰以下無汗陽通而陰不通上下痞隔更
宜黃耆固陽桂枝通陰矣黃汗與歷節有分陽火獨壅於上爲
黃汗陰水獨積於下爲兩脛冷陽火盛及肌肉則發熱陰水寒
及筋骨則歷節痛源同而流不同也食已汗出者食入於所長之

陽與勞氣相搏散出爲汗乃至氣門不閉津液常泄暮爲盜汗也甲錯者皮間枯濇如鱗甲錯出也發熱不已熱入肉腠必生惡瘡也留結癰膿也腰腕弛痛如有物在皮中狀即肉痺痛痺逢寒則蟲之類也小便不利津液從汗越也不能食脾氣虛不能化穀也身体重衛氣不充分肉煩熱胃熱上薰心肺也治黃汗之法盡於此矣

師曰寸口脈遲而濇遲則爲寒濇爲血不足趺陽脈微而遲微則爲氣遲則爲寒寒氣不足即手足逆冷手足逆冷則榮衛不利榮衛不利則腹滿腸鳴相逐氣轉膀胱榮衛俱勞陽氣不通即身冷陰氣不通即骨疼陽前通則惡寒陰前通則痺不仁陰陽相得其氣乃行大氣一轉其乃散實則失氣虛則遺溺名曰氣分

寸口脈遲為寒濇為少血趺陽脈微為主氣遲亦為寒虛則氣
血俱虛為寒氣所干榮不利陰陽不通故身寒骨痛手足逆冷
腹滿腸鳴惡寒麻痺失氣遺溺也此氣血俱虛寒氣内客之
氣脹故曰氣分而下條發明氣分主治用桂甘姜棗麻辛附
子湯者温養榮衛陰陽發散寒邪之氣也

陳修園云此非黄病因黄病之脈沉上下榮衛不通等证觸類
引伸而及於氣分之专证其實水與氣雖分有形無形而其
源則非二也腫與脹雖分在外在内而其病則相因也然每見病
脹者以治水之法施之往之不效至腹脹而四肢不腫名曰單鼓
脹或因水病而攻破太過者有之或因宿有癥瘕積塊痞塊
重加外感内傷而發者有之有日積月累初時不覺及覺
而始治之則已晚矣若至腹大如箕腹大如甕雖靈扁亦莫

之何內經明脹病之旨而無其治仲師微示其端而未立其
後人用大攻大下大補大溫等劑愈速其危而不知仲師於此
節雖未明言脹病單鼓而所以致此之由所以治此之法無
不包括其中下節而出其方一主一賓略露出鼓脹之機宜令
人尋繹其旨於言外沈目南以大氣二字指膻中之宗氣而
言頗為得解喻嘉言寓意草謂人身胸中空曠如太空地
氣上則為雲必天氣降而為雨地氣始收藏不動誠謂上
焦如霧中焦如漚下焦如瀆之意則雲行雨施而後溝瀆
皆盈水道通決乾坤有一番新景象矣此義首重在膀胱
一經之云膀胱者州都之官津液藏焉氣化則能出矣如人
之飲酒無算而不醉者皆從膀胱之氣化而出也膻中位於
膈內膀胱位於腹內膀胱之氣化則空洞善容而膻中之

氣得以下運若膀胱不化則腹先脹而膻中之氣安能下達耶然欲膀胱之氣化其权尤在於保腎之以膀胱爲府者也腎氣動必先注於膀胱屢動不已膀胱滿脹勢必奔逆於胸膈其窒塞之狀不可明言腎氣不動則收藏愈固膀胱得以清淨無爲而膻中之氣注之不盈矣膻中之氣下注則胸中曠若太空矣

徐忠可云仲景於論正水後結出一血分於論黄汗後結出一氣分何也蓋正水由腎受邪發於下焦下焦血爲主用故論正水而因及於經血不通黄汗心受邪發於上焦上焦氣爲主用故因黄汗而推及於大氣不轉推上下之氣血陰陽不同此仲景治黄汗以桂枝爲君主取其化氣而治正水以麻黄爲君主取其入榮也石水以附子爲主取其破陰也審其立言之次第則立方

之意不曉然耶

氣分心下堅大如盤邊如覆盤桂甘姜棗麻辛附子湯主之

此承上文氣分之結病而出其方治也大氣不轉則心下堅大如盤邊如旋盤其勢已甚然不可直攻其氣須用辛甘溫藥行陽以化氣氣可耳

桂枝甘姜大棗麻黄细辛附子湯

桂枝　生姜　细辛　甘草　麻黄　附子　大棗

右七味先煮麻黄去上沫内諸藥煮溫服當汗出如虫行皮中即愈

喻嘉言云心下胃之上也胃中陽氣不布心下乃為水飲之陰占據堅大如盤阻其上下出入之埏道祇從邊旁輾轉雖總一陽氣之權不伸所致然有陰陽二候陽氣虛而陰氣乘之結於

心下必用桂枝湯去芍藥之走陰而加麻黄附子細辛其散胸中之水寒以少陰主内水寒上入即溫少陰溫經散寒之法而施治也所以方下云當汗出如虫行皮中即愈可見胃中之陽不布即胸中之陽亦虛胸中陽虛并衛外之陽亦不固故其汗出時如虫行皮中尚顯陽氣滯濇之象謂非麻桂細辛協附子之大力心下水寒能散走皮中乎水寒散斯重雲見晛而心下之堅大者豁然空矣此神治也其有陽邪自結於陽位陰寒未得上入者但用枳朮二味開其痰結健其脾胃而陽分之陽邪解之自易之耳

心下堅大如盤邊如旋盤水飲所作枳朮湯主之

此言病源不同而病形相類者不可不辨也其病狀雖如上所言心下堅大如盤邊如旋盤然其病因及兼证必有不同而察其非

氣分條水飲所作者以枳术營泄之藥以治之

枳术湯

枳實　白术

右二味水煮分温三服腹中軟即當散也

水氣一证為雜证中最難治之证故仲聖論水氣证獨為詳盡矣若能執其書而究其精微体察無遺何患百中無一愈者無如醫脈久斷醫學久荒業醫者祇守一二膚淺駁雜之成方出而應世以圖餬口至於古聖賢之書茫然無所夢見可慨哉鄙生於斯世見醫道之日汨殺人而無故抵桂無方坐視不忍不得已編輯古聖賢之言論以自況弥更以内經之論摘入於此便尋繹其奧旨也夫内經之論腫脹五藏六府靡不有之其論心脹者煩心短氣卧不安肺脹者虛滿喘欬肝脹者脇下滿而痛引

小腹脾脹者善噦四肢煩悗体重不能勝衣卧不安腎脹者腹滿引背央央然腰髀痛胃脹者腹滿胃脘痛鼻聞焦臭妨於食大便難大腸脹者腸鳴而痛濯濯冬日重感於寒則飧泄不化小腸脹者少腹䐜脹引腰而痛膀胱脹者少腹滿而氣癃三焦脹者氣滿於皮膚中輕輕然而不堅胆脹者脇下痛脹口中苦善太息厥氣在下營衛留止寒氣逆上真邪相攻兩氣乃合為脹也水之始也目窠上微腫如新卧起之狀其頸脉動時欬陰股間寒足脛腫腹乃大其水已成以手按其腹隨手而起如裹水之狀此其候也膚脹者寒氣客於皮膚之間鼟鼟然不堅腹大身盡腫皮厚按其腹窅而不起腹色不變此其候也鼓脹者腹脹身皆大與膚脹等也色蒼黄腹筋起此其候也腸覃者寒氣客於腸外與衛氣相搏氣不得榮因有所繫癖而

内着惡氣乃起瘜肉乃生其始生也大如雞卵稍以益大至其成如懷子之狀久者離歲按之則堅推之則移月事以時下此其候也石瘕生於胞中寒氣客於子门子门閉塞氣不得通惡血當寫不寫衃以留止日以益大狀如懷子月事不以時下皆生於女子可導而下更詳考全經如脈要論曰胃脈實則脹病形篇曰胃病者腹䐜脹本神篇曰脾氣實則腹脹涇溲不利应象論曰濁氣在上則生䐜脹此四条皆實脹也太陰陽明論曰飲食起居失節入五臟則塡滿閉塞師傳篇曰足太陽之别公孫虚鼓脹此二条皆虚脹也經脈篇曰胃中寒則脹滿方宜論曰藏寒生滿病風論曰胃風鬲塞不通失衣則䐜脹此三条皆寒脹也六元正紀至真要論有云陰所至爲附腫及土鬱之發太陰之初氣太陰之勝復皆木勝之腫脹也或曰水運太過或曰寒勝則

水氣

浮或曰太陽司天太陽勝復皆寒勝之腫脹也或少陰司天少
陰勝復少陽司天少陽勝復或曰熱勝則腫皆火勝之腫脹
也或曰厥陰司天在泉厥陰之復或曰陽明之復皆木邪侮
土及金氣反勝之腫脹也由是五運六氣亦各有腫脹矣然
經有操其綱者曰諸濕腫滿皆屬於脾又曰其本在腎其
其末在肺皆聚水也又曰腎者胃之關也關門不利故聚水
而從其類也可見諸經雖皆有腫脹無不由於脾肺腎
者蓋脾土主運行肺金主氣化腎水主五液凡五氣所化之
液悉屬於腎五液所行之氣悉屬於肺轉輸二藏以制
水生金者悉屬於脾故腫脹不外此三經也但陰陽虛實
亦不可不辨大抵陽證必熱熱者多實陰證必寒寒者必虛先
脹於內而後腫於外者為實先腫於外而後脹於內者為虛

小便黄赤大便閉結為實小便清白大便溏泄為虛滑鼓有力為實弦浮微細為虛色紅氣粗為實色悴聲短為虛凡諸實証或六淫外客或飲食内傷陽邪急速其至必暴每成於數日之間若是虛証或情志多勞或酒色過度日積月累其來有漸每成於經月之後然治實頗易理虛恒難虛人氣脹者脾不能運氣也虛人水腫者土虛不能制水也水雖制於脾實則統於腎腎之本水藏而元氣寓于命門火衰既不能自制陰寒又不能溫養脾土則陰不從寒而精化為水故水腫之証屬於火衰者居多丹溪以為溫熱宜養金以制水使脾無賊邪之患滋水以制火使肺得清之之權夫制火固可保全獨不慮其害土乎惟屬熱者宜之若陽虛者豈不益其病哉更有不明虛實專守下則脹已之

一法雖得少寬於一時真氣愈虧而腫脹皆作遂至不救殊可嘆也更有鼓脹蠱脹之症亦不可不辨鼓脹者中空無物腹皮繃急多屬於氣蠱脹者中實有物腹形充大非虫即血也在婦女有氣分血分之殊氣分者心胸堅大而病發於上先病水脹而後經斷血分者血結胞门而病發於下先因經斷而後水脹在治法有理肺與理脾之殊先喘而後脹者治在肺先脹而後喘者治在脾唇黑或腫為肝傷缺盆平為心傷臍突為脾傷足心平為腎傷背平為肺傷此皆病源治法之大畧也雖然書後之論專為中人以下而設若究其診治之正法非遵仲聖之旨不可後人雖有千方百論卒未見一方能合於仲聖之旨者即有一二能超然出眾者亦不過直成為後賢之方耳安能超入

聖域者亦爲選數方附列於後庶可知聖域賢関之分量

矣

雞矢醴方

羯雞矢　無灰酒

右共煎干至一半许用布濾取汁五更热饮則腹鳴辰時行二

三次皆黑水也次日覺足面漸有縐紋又飲一次則縐至膝上

而病愈矣此方出於素問其後所録之時方則迥乎不同

己椒藶黄圓

防己　椒目　葶藶　大黄

右四味末之蜜丸如梧子大先食飲服一丸日三服稍增口中有

津液渴者加芒硝此方出於金匱治腹滿口舌干燥此

腸間有水氣外證不必有水象也

大腹水腫方

牛黄　椒目　昆布　海藻　牽牛　桂心

葶藶

右七味爲末別搗葶藶如膏合和丸如桐子飲服十丸日二

次稍加小便利爲度此方出於千金治氣息不通命在旦夕

者

麻豆湯

麻黄　烏豆　桑根白皮

右三味以豆汁納藥煮日二服此方出於千金翼治遍身腫

小便澀者徐靈胎云豆不多不能取效

十水丸

第一之水先從面目腫遍一身名曰青水其根在肝大戟主

之第二之水先從心腫名曰赤水其根在心葶藶主之第三之水先從腹腫名曰黄水其根在脾甘遂主之第四之水先從脚腫上氣而欬名曰白水其根在肺藁本主之第五之水先從足趺腫名曰黑水其根在腎連翹主之第六之水先從面至足腫名曰元水其根在胆芫花主之第七之水先從四肢起腹滿大身盡腫名曰風水其根在胃澤漆主之第八之水四肢小腫其腹獨大名曰石水其根在膀胱桑根白皮主之第九之水先從小腸滿名曰暴水其根在小腸巴豆主之第十之水乍盛乍虚乍来乍去名曰氣水其根在大腸赤小豆主之

右十病藥皆等分與病狀同者則倍之白蜜和先食服一丸如小豆日三欬下病者服三丸弱者當以意節之此方法出

於千金翼姑録之

以上鼓方應附列於枳术湯之後因遗落故補列於此

實脾散

厚朴　　泉　　木瓜　　梹榔　　附子　　香香

草果　　茯苓　　干姜　　炙草

右㕮咀每服四錢水一盞姜五片棗一枚煎七分不拘時温

服治陰水發腫用此先實脾土

喻嘉言云治水以實土爲先務不但陰水爲然方下所云治

陰水發腫用此先實脾土然則其後將何用藥耶儼然陰

水當補陽水當瀉之念横於胸中故其言有不達耳夫

陰水者少陰腎中真陽衰微北方之水不能蟄封收藏而

泛溢無制耳倘腎氣不温則真陽有滅頂之凶矣實土以

揺水寧不爲第二義乎方中不用桂而用厚朴檳榔尚有可議耳

復元丹

附子　木香　茴香　川椒　厚朴　獨活

白朮　陳皮　吳萸　桂心　澤瀉　肉果

檳榔

右爲細末糊丸如桐子大每服五十丸不拘時紫蘇湯下治脾腎俱虛發爲水腫四肢虛浮心腹堅脹小便不通兩目赤腫等証

喻嘉言云此方合前方俱主脾腎之治而此方溫暖腎藏之藥居多較前方稍勝然不用茯苓仍用檳榔厚朴終落時套耳

導滯通幽湯

木香　白朮　桑皮　陳皮　茯苓

右㕮咀每服五錢水二盞煎至一盞去滓溫服空心食前治脾濕有餘及氣不宣通面目手足浮腫者

喻嘉言云脾喜燥惡濕脾濕有餘氣不宣通即是脾中健運之陽不足先加意理脾之陽俟脾中稍快用此方退其面目手足浮腫乃爲善也

胃苓湯

蒼朮　厚朴　陳皮　白朮　茯苓　澤瀉

豬苓　甘草　肉桂

右藥加姜棗煎服

喻嘉言云此方宣導胃水由膀胱順道而出水患在所必用然

亦相其人津液不虧腎水不竭乃可用之恐蹈重虚之律也
其遠人無病但覺不服水土允宜此方

消風敗毒散

人參　獨活　柴胡　桔梗　枳殻　羌活
茯苓　川芎　前胡　甘草　荊芥　防風

水二鍾薑三片煎八分食遠服

喻嘉言云此方治風水皮水凡在表宜從汗解者必用之劑
然仲景用汗法必兼用黄耆實表恐表虚之人一月之水乘
表藥外溢盡潰皮腠及爲大累耳此方用人參爲君固
護元氣是以用之無恐即是推之元氣素虚腠理素疏參
耆合用允爲當矣

加減金匱腎氣丸

茯苓　附子　牛膝　肉桂　澤瀉　車前子
山茱萸　山藥　丹皮　熟地
右爲末和地黄煉蜜丸如桐子大每服七八十丸空心白湯下
治肺腎虚腰重脚腫小便不利或肚腹腫脹四肢浮腫或喘急痰盛已成蠱证其效如神此证多因脾胃虚弱治失其宜元氣復傷而變证者非此藥不能救
喻嘉言云本方濟生以附子爲君此薛新甫重订用茯苓爲君合之牛膝車前子腰以下之水其力最大然而腎之關门不開必以附子回陽蒸動腎氣其關始開胃中積水始下以陽主開故也關開即不用茯苓牛膝車前亦下關竅則茯苓車前用至無算亦莫如之何矣用方者將君附子乎抑君茯苓乎

調榮散

蓬术　川芎　當歸　延胡索　白芷　檳榔

陳皮　赤芍　桑皮　大腹皮　赤茯　葶藶

瞿麦　大黄　細辛　肉桂　炙草

右藥水二鍾，姜三片，紅棗二枚，煎至一鍾，食前服。治瘀血留

滯，血化爲水，四肢浮腫，皮肉赤紋，名血分者。

喻嘉言云：瘀血化水，赤紋外現，其水不去，勢必不瘀之血亦盡

化爲水矣。此方只作一服，原不欲多用之意，但服後其水不行，

赤紋不減，未可再服，且用治血補氣之藥調服三五日，徐進此

藥。虛甚者必參附合用，得大力者主持其間，驅逐之藥始建

功也。

烏鯉魚湯

烏鯉魚　赤小豆　桑白皮　白朮　陳皮　葱白

右用水三碗同煮不可入塩先喫魚後服藥不拘時服治水氣四肢浮腫者

喻嘉言云此方用烏鯉魚煖胃行水合之赤豆葱白以開鬼門潔淨府更合之白朮陳皮桑皮清理脾肺一種深心殊可採用

防己散

防己　桑皮　黄耆　桂心　赤苓　炙草

右㕮咀每服五錢水一大盞煎至五分去滓不拘時温服治水皮腫如裹水在皮膚中四肢習習然動者

喻嘉言云此即仲景金匱防己茯苓湯治皮水之方而加桑白皮也然皮水者鬱其榮衛乎太陰肺氣不宣治法金鬱

者泄之桑皮固可加然不可過泄肺氣桂心固能行水然不如桂枝之發越榮衛大凡變易仲景之方必須深心体会倘如榮衛通行水道不利又當以桂心易桂枝矣此活法也

導水茯苓湯

赤苓　麦冬　澤泄　白朮　桑皮　紫蘇

梹榔　木瓜　大腹皮　陳皮　砂仁　木香

右㕮咀每服半两水二盞燈草二十五根煎至八分空心服如病重者可用藥五两再加麦冬燈草以水一斗於砂鍋内熬至一大碗再入小銚内煎至一大盞五更空心服滓再煎服連進三服自然利小水一日添如一日治水腫頭面手足徧身腫如爛瓜之状手按而塌陷手起隨手而高突喘滿倚息不能轉側不得着牀而睡飲食不下小便秘濇溺出如割而绝少雖有而

水氣

如黑豆汁者服嘔救氣逆諸藥不效用此即愈亦嘗驗其病重之人並此藥時要如熱阿剌吉酒相似約水一斗必取藥一盞服後小水必行時即漸添多直至小便變清白色為愈

喻嘉言云此方藥味甚平而其立法則甚奇蓋得仲景百勞水之意而自出手眼者可喜可喜

人參芎歸湯

人參　辣桂　五靈脂　烏藥　蓬术　木香

砂仁　炙草　川芎　當歸　半夏

右㕮咀每服一兩五錢生姜五片紅棗五枚紫蘇四葉並空心服治煩燥喘急虛汗厥逆小便赤大便黑名血脹者

喻嘉言云此方治血脹初成者服之必效

化滯調中湯

白术　人参　白茯苓　陳皮　厚朴　山查
半夏　神𥻗　麦芽　砂仁
水二鍾姜三片煎八分食前服
喻嘉言云即参术健脾湯加神麯麦芽脹甚者萊菔子一
錢麵食傷尤宜用乃助脾之健運以消其氣分之脹也
人参丸
人参　當歸　大黄　桂心　瞿麦穗　赤芍
茯苓　葶藶
右為末煉蜜丸如桐子大每服十五丸加二三十丸空心飲湯下治
經脉不利化為水流走四肢悉皆腫滿名曰血分其候與水相
類若作水治之非也宜用此
喻嘉言云此方治血分之水少用葶藶為使不至耗氣散氣殊

水氣

可取用

晛䁕丸

附子　晛䁕骨　紫石英　澤瀉　肉桂　延胡索

木香　檳榔　血竭　水蛭　京三稜　桃仁

大黄

右十三味，除血竭、桃仁外，同爲末，入另研二味和勻，用酒浸藥，酒打糊丸，如桐子大。每服三十丸，淡鹽湯送下，食前溫酒下亦可。治寒氣客於下焦，血氣閉塞而成瘕聚，腹中堅大，久不消者。喻嘉言云：此方消瘀之力頗大，用得其宜，亦不爲峻。

小溫中丸

陳皮　半夏　神麯　茯苓　白术　香附子

針砂　苦參　黄連　甘草

右為末醋水各一盞打糊為丸如桐子大每服七八十丸白术六錢陳皮一錢生姜一片煎湯吞下虛甚加人參一錢若用本方去黄連加厚朴半兩忌口病輕者服此丸六七兩小便長病甚服一斤小便始長治脹甚脾虛不能運化不可下之

喻嘉言云脾虛作脹最不宜用大黄之藥鼓其脾氣丹溪此方亦可取用

禹餘糧丸

蛇含石　禹餘糧　真針砂

以三物為主其次量人虛實入下項

羌活　木香　茯苓　川芎　牛膝　桂心

白蔻　蓬术　附子　干姜　青皮　京三稜

白蒺藜　當歸

右爲末入前藥拌勻以湯浸蒸餅捩去水和藥再杵極勻丸如桐子大食前溫酒白湯送下三十丸至五十丸最忌鹽一毫不可入口否則發疾愈甚但試服藥即於小便內旋去不動臟府病去日日三服並以溫補(和調)氣血藥助之真神方也治十種水氣腳膝腫上氣喘急小便不利但是水氣悉皆主之許學士及丹溪皆云此方治膨脹之要藥

俞嘉言云此方昔人用之最效以其大能煖水臟也服此丸更以調補氣血藥助之不爲峻也

導氣丸

青皮 用水蛭同炒赤去水蛭　莪朮 用虻蟲同炒赤去虻　胡椒 茴香炒去茴香　京三稜 干漆炒去干漆

檳榔 斑貓炒去斑貓　赤芍 川楝炒去川楝　干姜 硇砂炒去硇砂　附子 青鹽炒去青鹽　吳萸 牽牛炒去牽牛

石菖蒲 桃仁炒去桃仁

右各等分剉碎與所製藥炒熟去水蛭等不用祇以青皮等十味爲細末浸糊丸如梧子大每服五十丸加至七十丸空心用紫蘇湯下治諸痞塞關格不通腹脹如鼓大便祕結小腸腎氣等疾功效尤速

喻嘉言云此方各味俱用峻藥同炒取其氣而不取其質消堅破結亦能斬關而入然病久憊甚用之必不能勝病勢已成元氣可耐早用可以建功

溫胃湯

附子　厚朴　當歸　白芍　人參　炙草

橘皮　干姜　川椒

右水二鍾姜三片紅棗二枚煎至一鍾食前服治憂思聚結脾肺氣凝陽不能正大腸與胃氣不平脹滿上衝飲

食不下脈虚而堅濇者

喻嘉言云此方變附子理中湯之意而加血分藥並理其下

亦可取用

強中湯

人參　青皮　陳皮　丁香　白朮　附子

草果　干姜　厚朴　炙草

水二鍾姜三片棗二枚煎一鍾不拘時服嘔加半夏傷麵加

萊菔子治食啖生冷過飲寒漿有傷脾胃遂成脹滿有

妨飲食甚則腹痛等證

喻嘉言云此方即用附子理中湯更加香燥之藥以強其胃

胃氣虚寒者亦可暫服一二劑也

舟車神佑丸

黑牽牛　大黄　甘遂　橘紅　大戟　芫花

青皮　木香　檳榔　輕粉

右爲末水丸每服五分五更滚水下大便利三次爲度若一二次不通利次日漸加至一錢若服後大便利三五次或形氣不支則减其服三分二分俱可或隔一二三日服一次以愈爲度甚者忌鹽醬百日此方係劉河間所製治水腫水脹形氣俱實者

大聖濬川丸

大黄　牽牛　郁李仁　木香　芒硝　甘遂

右爲末蜜丸桐子大壯人空腹服之此下水之峻劑也

木香散

木香　青皮　白朮　姜黄　豆蔻　阿魏

蓽澄茄

右爲末醋丸如豆大每服二十丸姜湯送下治單腹脹

葶藶丸

葶藶　牽牛　澤漆葉　海藻　桑根白皮

昆布　甘遂　椒目　郁李仁　桂心

右爲末蜜丸梧子大一服十五丸日再加至二十丸此方出於外臺治水腫及脚氣并虛腫者

療患氣並水身面腫垂死方

桑皮　茯苓　郁李仁　橘皮　海藻

赤小豆

右六味以水八升煮二升半分三服此方出於外臺

五香散

木香　丁香　沉香　乳香　藿香

右爲粗末每服三錢水一盞半煎八分去滓食後温服能升
降諸氣宣利三焦疏導壅滯發散邪熱治陰陽之氣鬱
結不消諸熱温毒腫結核中脘不快心腹脹滿等證

五皮散

五加皮　地骨皮　生姜皮　大腹皮　茯苓皮

右五味每三錢水煎熱服一方加白术磨沉香木香

沉香琥珀丸

琥珀　杏仁　紫蘇　赤苓　澤泄　葶藶

郁李仁　沉香　陳皮　防己

右爲末蜜丸如梧子大以麝香爲衣每服二十五丸加至五十
丸空心人參湯送下量虚實加減之治水腫一切急難證小
便不通者

凋榮飲

蓬术　川芎　當歸　延胡索　梹榔　陈皮

赤芍　桑皮　大腹皮　赤苓　葶藶　瞿麦

大黄　细辛　官桂　炙草

右以姜棗水煎服，治瘀血流滞，血化爲水，四肢浮腫，皮血赤纹，名曰血分。者，徐靈胎云：血分之病，金匱有病無方，此爲至當。

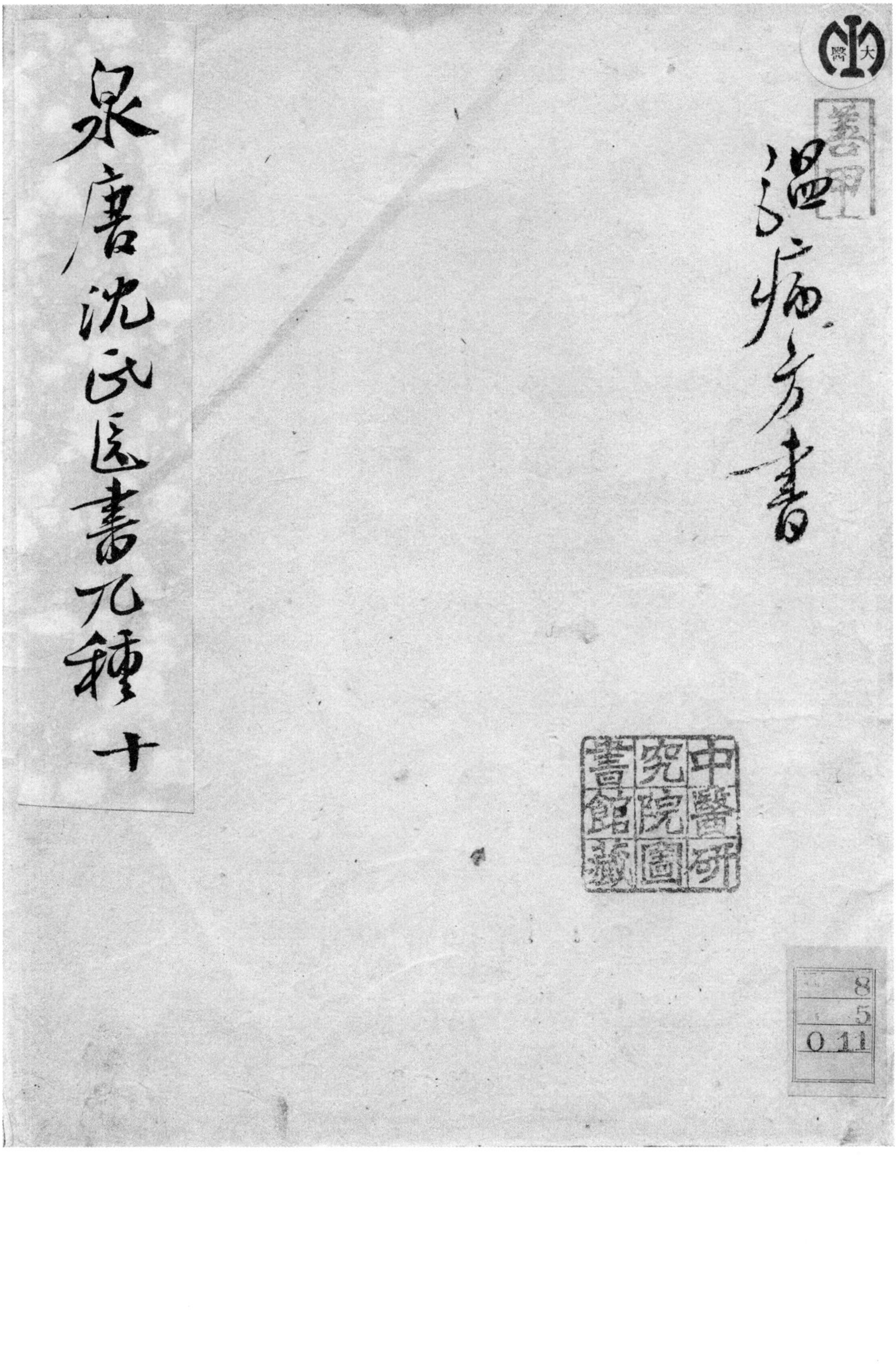
泉唐沈氏医書九種 十
温病方書
中醫研究院圖書館藏
8
5
0.11

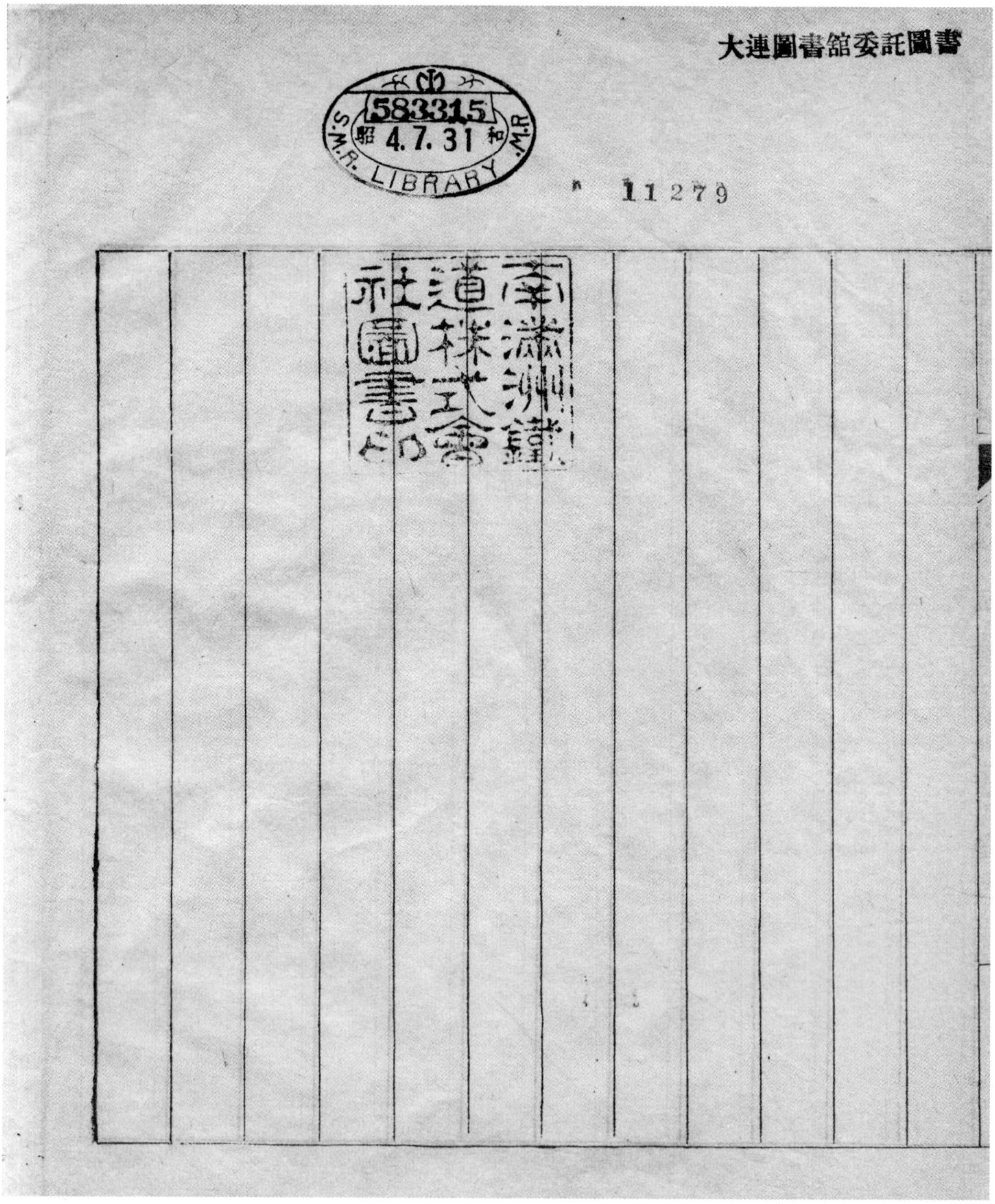
大連圖書館委託圖書
583315
昭 4.7.31 和
S.M.R. LIBRARY M.R
11279
南滿洲鐵道株式會社圖書印

温病方書

泉唐沈靈犀重订

天以五運六氣。化生萬物。不能無過不及之差。於是有六淫之邪。人感之即有六淫之病。夫六氣之中。風濕燥火其性無不兼温。惟寒水與温相反。然而傷於寒者亦必病熱也。由是觀之。天下之病。孰有多於温病哉。但病雖莫多於温。何方書之少亦莫過於温。推厥其故。皆由晋唐以来諸名家。不能以仲聖書究其文而通其義也。仲聖書本論傷寒也。温病雖散見於其中。自不能表而出之曰温病。以避嫌賓奪主也。嫌欲左後學者能化而裁之推而行之也。無如名賢代出。能闡發前聖奥旨者。固不乏人。然於温症一項。仍未免捫圖索驥。不能舉一反三。是以

無暢發溫證之論者吳又可著溫疫論其方本治一時之
時疫不能以治常候之溫熱方中行喻嘉言輩雖能
列溫病於傷寒之外而治論尚拘泥而不化惟劉河間葉
天士吳鞠通輩相繼而出於是溫病之方書見而溫學
而後知方向矣雖然按其實論皆名論也方皆佳方也不
能以今非古亦不能以古棄今所以然者古今天時地理之
有變遷病有變遷其治法亦不能不稍異耳所以治溫
病須酌古準今庶無偏碍蓋溫病者渾括之詞也其中
有風溫溫熱溫疫溫毒冬溫之異名但此五者其證相似
其治法亦相同惟暑溫濕溫溫瘧秋燥等則治法不同
耳茲特採集最近之方書適於用者列於後以免
無所適從也

温病重感温邪，或温家重受温邪，均為温温。是温温之毒未必定在三秋，宜為暑病夫温而始得為温温

温病未必皆由口鼻而入，經云冬傷於寒春必病温，温由内而發者

風温温熱温疫温毒冬温合篇上

温病者有風温有温熱有温疫有温毒有暑温有濕温有秋燥有冬温有温瘧

冬傷於寒春必病温病温而又感風邪是為風温春末夏初陽氣弛張温盛成熱是為温熱屬氣流行病必相似流行一邑若役使然者為瘟疫穢濁太甚致温夫毒是為温毒炎夏病暑熱甚於内是為暑温夏秋之交暑病夫濕是為濕温時至深秋天氣燥烈感其氣而病者是為秋燥冬令反温人感而病是為冬温陰氣先傷又受暑邪是為温瘧

凡病温者始於上焦在手太陰（手太陰肺經）

温病由口鼻而入自上而下鼻通於肺故始於手太陰非

若傷寒之由皮毛而入自下而上也自下而上故始於足太陽此溫病與傷寒之所由分也

手太陰之為病脈不浮不緊而動數或兩寸獨大尺膚熱頭痛微惡寒身熱自汗口渴或不渴而欬午後熱甚者名曰溫病

中風脈浮緩傷寒脈浮緊今不緩不緊而動數則非中風傷寒矣動數為風火相煽之象經謂之躁兩寸獨大火尅金也尺膚熱火反尅水也頭痛者肺氣鬱而火上炎也微惡寒者肺合皮毛而亦主表故也身熱者肺氣鬱而不舒也自汗者肺病而皮毛開也口渴者火尅金也欬者肺氣鬱也午後熱甚者火旺時也但見此頭痛惡風寒身熱自汗與太陽中風無異須於脈動數不緩不

同桂枝湯須加黄芩知母

緊證有或渴或欬只熱午後熱甚辨之庶不致相混耳

太陰風温温熱温疫冬温初起惡風寒者桂枝湯主之但熱不惡寒而渴者辛凉平劑銀翹散主之

風温之熱温疫冬温初起惡風寒者尚兼外寒也故宜以桂枝解肌若但熱不惡寒而渴者純屬於温也不宜再以桂枝之温須辛凉之銀翹散庶爲合宜是即内経風淫於内治以辛凉佐以苦甘之意也

桂枝湯

桂枝　芍藥　炙草　生姜　大棗

服法照傷寒論原文

辛凉平劑銀翹散

桔梗改用桔葉或花粉
芥穗改用桑葉

連翹　銀花　桔梗　薄荷　竹葉
生草　芥穗　淡豆豉　牛蒡子
右杵爲散每服六錢鮮葦根湯煎香氣大出即取服勿過煎肺氣取輕清過煎則味厚而入中焦矣病重大約二時一服日三服夜一服輕者三時一服日二服夜一服病不解者作再服
太陰風温但欬身不甚熱微渴者辛凉輕劑桑菊飲主之
欬者風邪入肺也身不熱病尚輕也微渴熱不甚也風邪雖入肺但熱不甚而病輕祗須辛凉之輕劑治之可耳
辛凉輕劑桑菊飲

桔梗改用桔葉

桑葉　菊花　杏仁　連翹　薄荷

桔梗　甘草　葦根

水二杯煮取一杯日二服二三日不解氣粗似喘燥在氣分者加石膏知母舌絳暮熱甚燥邪初入營加元參二錢犀角一錢在血分者去薄荷葦根加細生地麥冬玉竹丹皮各二錢肺熱甚加黄芩渴者加花粉

「太陰」温病脈浮洪舌黄渴甚大汗面赤惡熱者辛涼重劑白虎湯主之

脈浮洪表熱也舌黄裡熱也渴甚津液為熱邪所耗也大汗熱逼津液外出也面赤惡熱熱甚於陽明之徵也故用白虎湯退熱邪而保津液

辛涼重劑白虎湯

生石膏　知母　生草　粳米

並服法出傷寒論

太陰溫病脈浮大而芤汗大出微喘甚至鼻孔扇者白虎加人參湯主之脈散大者急用之倍人參

脈浮大而芤幾於散矣而有陰虛陽脫之象大汗出陽將上越也喘而鼻扇者上氣下厥之危候化源欲絕之徵也宜白虎湯急退陽邪倍加人參固正氣以保津液

白虎加人參湯

即於前白虎湯內加人參三錢

白虎本為達熱出表若其人脈浮弦而細者不可與也脈沉者不可與也不渴者不可與也汗不出者不可與也當須

玉女煎去牛膝熟地加元
加元參細生地方
生石膏　知母　元參
細生地　麥冬

既云死不治而又云可用
清絡育陰法何也初
方后若無耶死不治
三字宜改難治爲妙

識此勿令誤也

此條言白虎之禁脈浮弦而細者虛寒也脈但沉者裡無熱也不渴者內無熱邪而爍津液也汗不出者熱未甚於經也故云不可與

「太陰溫病氣血兩燔者玉女煎去牛膝加元參主之

氣血兩燔熱邪入於氣血分而燔灼也

「太陰」溫病血從上溢者犀角地黃湯加銀翹散主之有中焦病者以中焦法治之若吐粉紅血水者死不治血從上溢脈七八至以上面反黑者死不治可用清絡育陰法

血從上溢溫邪逼血上行也吐粉紅血水者化源欲絕也故云不治血從上溢而脈七八至以上面反黑者火勢燎原不可遏止也故亦云死不治

犀角地黄湯

犀角　生地　白芍　丹皮

銀翹散見前

「太陰」温病口渴甚者雪梨漿沃之吐白沫粘滯不快者

五汁飲沃之

口渴甚者津液內竭也吐白沫粘滯不快者津竭而

肺液亦不藏也

雪梨漿

以甜水梨大者一枚薄切新汲涼水內浸半日時時頻飲

五汁飲

梨汁　白薺汁　鮮葦根汁　麦冬汁　藕汁

右五汁和匀涼服不喜涼者重湯燉温服

太陰病得之二三日舌微黄寸脉盛心烦懊憹起卧不安欲嘔不得嘔無中焦症梔子豉湯主之

温病二三日舌微黄邪已不全在肺中矣寸脉盛心烦懊憹起卧不安欲嘔不嘔則邪在膈中矣邪在膈中故用梔子豉湯吐之

梔子豉湯

梔子　香豉

先煮梔子數沸後納香豉煮取二杯先温服一杯得吐止後服

太陰病得之二三日心烦不安痰涎壅盛胸中痞塞欲嘔者無中焦症瓜蒂散主之虚者加參蘆

此與上條有輕重之分有痰無痰之别上條無痰故只

用梔子豉湯涌其熱此条有痰故以瓜蒂散吐其痰

瓜蒂散

甜瓜蒂　赤小豆　山梔子

「太陰」溫病寸脈大舌絳而干法當渴今反不渴者熱在榮中也清榮湯去黃連主之

渴乃溫之本病今乃不渴不免令人滋疑惟舌絳且干兩寸脈大的係溫病蓋邪熱入榮蒸騰榮氣上升故不渴不可以不渴即疑非溫病也故以清榮湯清榮分之熱去黃連者不欲其深入也

清榮湯去黃連方

犀角　生地　元參　竹葉心　麦冬

丹砂　「黃連」去　銀花　連翹

丹砂改用丹皮

「太陰」溫病不可發汗，發汗而汗不出者必發斑疹，汗出過多者必神昏譫語。發斑者化斑湯主之，發疹者銀翹散去豆豉加細生地、丹皮、大青葉，倍元參主之。禁升麻、柴胡、當歸、防風、羌活、白芷、葛根、三春柳。神昏譫語者，清宮湯主之，牛黃丸、紫雪丹、局方至寶丹亦主之。

溫病忌汗者，病由口鼻而入，邪不在足太陽之表，故不得傷太陽經也。時醫不知而誤發之，若其人熱盛血燥，不能蒸汗，溫邪鬱於肌表血分，故必發斑疹也。若其人表疏，一發而汗出不止，汗為心液，誤汗亡陽，心陽傷而神明亂，中無所主，故神昏。心液傷而心血虛，心以陰為體，心陰不能濟陽，則心陽獨亢，心主言，故譫語不休也。且手經逆傳，世罕知之，手太陰病不解，本有必傳手厥

金汁人中黄雅紛紛
热但世人[illegible]床而未究
必渴宜改用連翹黄連
神昏加銀花[illegible]及菖蒲
[illegible]閉者宜改用清心丸

陰心色之理況又傷其氣血乎

化斑湯

石膏　知母　生草　元參　犀角　白粳米

銀翹散去豆豉加細生地丹皮大青葉倍元參方

即於前銀翹散内去豆豉加細生地四錢大青葉三錢

丹皮三錢元參加至一兩

清宫湯

元參心　蓮子心　竹葉捲心　連翹心　犀角

連心麥冬

加减法

热痰盛加竹瀝梨汁各五匙欬痰不清加栝蔞皮一錢五

分热毒盛加金汁人中黄漸欲神昏加銀花三錢荷葉

二錢　石菖蒲一錢

安宫牛黄丸

牛黄一兩　鬱金一兩　犀角一兩　黄連一兩　硃砂一兩　冰片二錢五分

麝香二錢　真珠五錢　山梔一兩　雄黄一兩　金箔衣　黄芩一兩

右爲極細末，煉老蜜爲丸，每丸一錢，金箔爲衣，蠟護。脈虚者人參湯下，脈實者銀花薄荷湯下，每服一丸。大人小兒痙厥之因於熱者，大人病重體實者日再服，甚至日三服，小兒服半丸，不知再服半丸。

紫雪丹

滑石一斤　石膏一斤　寒水石一斤　磁石水煮二斤，搗煎去渣入後藥　羚羊角五兩

木香五兩　犀角五兩　沉香五兩　丁香一兩　升麻一斤　元參一斤

炙草半斤

以上八味並搗剉入前藥汁中並去渣入後藥　朴硝

硝石各二斤揺淨入前藥汁中微火並不住手將柳木

攪候汁欲凝再加入辰砂三兩麝香一兩二錢合成退

火氣冷水調一二錢

局方至寶丹

犀角一兩　硃砂一兩　琥珀一兩　玳瑁一兩　牛黄五錢　麝香五錢

以安息重湯燉化和諸藥為丸作一百丸蠟護

邪入心包舌蹇肢厥牛黄丸主之紫雪丹亦主之

厥者盡也陰陽極造其偏皆能致厥傷寒之厥足厥陰

病也温熱之厥手厥陰病也舌捲囊縮雖同係厥陰現

证要之舌屬手囊屬足也蓋舌為心竅包絡代心用事

腎囊前後皆肝經所過斷不可以陰陽二厥混而為一也

芥穗改用桑葉
苦梗改用生石羔或
大生地

牛黄丸紫雪丹均見前

温毒咽痛喉腫耳前耳後腫頬腫面正赤或喉不痛但外腫甚則耳聾俗名大頭温蝦蟆温者普濟消毒飲去柴胡升麻主之初起一二日再去芩連三四日加之佳

温毒沴感穢濁之氣而發也咽痛喉腫少陽之氣上升也耳前後及頬腫者係少陽經脉所過之地大氣上攻所致也面赤者火上炎也甚則耳聾者兩少陽之脉皆入耳中火有餘則清竅閉也

普濟消毒飲去升麻柴胡黄芩黄連方

連翹一兩　薄荷三錢　馬勃四錢　牛蒡子六錢　芥穗三錢　殭蚕五錢

元參一兩　板藍根五錢　苦梗一兩　甘草五錢

右共為粗末每服六錢重者八錢鮮葦根湯煎去渣服約

二時一服重者一時許一服

瘟毒外腫水仙膏主之並主一切癰瘡

瘟毒外腫大邪上攻所致也故用水仙膏拔邪熱之結而拔

毒外出也

水仙膏

水仙花根不拘多少剝去老赤皮與根鬚入石臼擣如膏

敷腫處中留一孔出熱氣干則易之以肌膚上生黍粟米

大小黃瘡爲度

瘟毒敷水仙膏後皮間有小黃瘡如黍米者不可再敷水仙膏

過敷則痛甚而爛三黃二香散主之

水仙膏敷之太久致痛而爛故用此散清熱止痛

三黃二香散

黄連一兩　黄柏一兩　生軍一兩　乳香五錢　没藥五錢

右藥研極細末初用細茶汁調敷干則易之继則用香

油調敷

温毒神昏譫語者先與安宫牛黄丸紫雪丹之属继以清

宫湯

神昏譫語熱邪侵入心包也故用牛黄牛丸等以清之

安宫牛黄丸紫雪丹清宫湯均見前

風温温熱温疫温毒冬温合篇中

面目俱赤語聲重濁呼吸俱粗大便閉小便濇舌苔老黄甚

則黑有芒刺但惡熱不惡寒日晡益甚者傳至中焦陽明温

病也脉浮洪躁甚者白虎湯主之脉沉數有力甚則脉体

反小而實者大承氣湯主之

陽明之脉榮於面傷寒論謂陽明病面緣緣正赤大盛必克金故目白睛亦赤也語聲重濁金受火邪而音不清也呼吸俱粗陽明有實邪也大便閉火邪結於胃也小便濇火甚而三焦之氣不化也口燥渴火爍津也舌胎黃胃熱也甚則黑者火極而焦也有芒刺者胃熱甚津液竭也不惡寒但惡熱者表去而熱入裡也脉洪（浮）滑甚者熱在陽明之經也故宜白虎湯脉沉鼓有力甚則脉伏反小而實者胃實也故宜大承氣湯

白虎湯見前

大承氣湯

大黃　芒硝　厚朴　枳實

先煮枳朴後納大黃芒硝煮取三杯先服一杯得利止後

服不利再服以利爲度

陽明温病脈浮而促者減味竹葉石羔湯主之

數而時止爲促々者極也故以此湯主之

減味竹葉石羔湯

竹葉　石羔　麦冬　甘草

陽明温病諸証悉有而微脈不浮者小承氣湯微和之

此証因陽明温病諸証悉具脈雖微亦以小承氣下之係從

証不從脈之治法也

陽明温病汗多讝語舌胎老黄而干者宜小承氣湯

汗多胃中津液外散大便必硬故讝語舌胎黄也

小承氣湯

大黄　厚朴　枳實

陽明溫病無汗小便不利讝語者先與牛黃丸不大便再與調胃承氣湯

無汗而小便不利胃中津液未耗則大便未定成硬其讝語自不因有燥屎可知矣故與牛黃丸清心包絡之熱邪若仍不大便可與調胃承氣微和胃氣

調胃承氣湯

大黃　芒硝　生草

陽明溫病面目俱赤肢厥甚則通体皆不瘈瘲但神昏不大便七八日以外小便赤脈沉伏或並脈亦厥胸腹滿堅甚則拒按喜涼飲者大承氣湯主之

此陽明胃實之証故用大承氣下之

陽明溫病純利稀水無屎者謂之熱結旁流調胃承氣湯

主之

热结旁流热结而床不下水從旁而獨行也

陽明温病实热壅塞為噦者下之連聲噦者屬中焦聲斷續時微時甚者屬下焦

金匱云噦而腹滿視其前後知何部不利利之即愈陽明实热之噦下之裡氣得通則止但其兼证之輕重難以預料故但云下之而不定方以俟臨证者自為採取耳再按中焦实证之噦之必連聲緊促者因胃氣大实逼迫肺氣不得下降兩相攻擊而然若或斷或續乃下焦之氣上衝而作噦其噦之来路也遠故其聲斷續也治屬下焦

陽明温病下利讝語陽明脈实或滑疾者小承氣湯主之脈不实者牛黄丸主之紫雪丹亦主之

下利讝語盡胃實也脉實或滑疾胃實之徵也故以小承
氣下之若脉不實則讝語非因胃實而邪入膻中也
溫病三焦俱急大熱大渴舌燥脉不浮而躁甚舌色金黃痰
涎壅甚不可單行承氣者承氣合小陷胸湯主之
大熱大渴舌燥脉躁胎焦火勢燎原津液立竭也痰涎壅
甚延大勢而上壅也故用承氣合陷胸以退火而降痰也
承氣合小陷胸湯
大黃　厚朴　枳實　半夏　栝蔞　黃連
陽明溫病無上焦証數日不大便當下之若其人陰素虛不可
行承氣者增液湯主之服增液湯已周十二時觀之若大便
不下者合調胃承氣湯微和之
此虛實之証並見故補瀉之法並用

增液湯

元參　麦冬　細生地

陽明温病下後汗出當復其陰益胃湯主之

下後汗出陰液重傷矣故用益胃湯以復其陰

益胃湯

沙參　麦冬　冰糖　細生地　玉竹

下後無汗脈浮者銀翹散主之脈浮洪者白虎湯主之脈洪而芤者白虎加人參湯主之

脈浮邪還於肺也故用銀翹散生津助汗以除表邪脈浮洪者熱甚爍津也故用白虎湯以除熱保津脈洪而芤者火盛而元氣不支也故用白虎加人參湯以清火生津

銀翹湯

人中黄宜改用連翹或梔子

咳嗽膠痰用沙參桑葉等藥加雜亦遠宜改用桑皮花粉爲妙牡蠣並用之亦可不必拘

銀花　連翹　竹葉　生草　麦冬　細生地

下後無汗脈不浮而數清燥湯主之

下後無汗津液已傷也脈數熱邪未解也故用此湯以清熱益胃

清燥湯

麦冬　知母　人中黄　細生地　元參

加减法

咳嗽膠痰加沙參三錢桑葉一錢五分梨汁半酒杯牡蠣三錢牛蒡子三錢

下後數日熱不退或退不盡口燥咽干舌胎干黑或金黄色脈沉而有力者護胃承氣湯微和之脈沉而弱者增液湯主之

此火熾津竭之証脉沉有力者固宜用大黄若沉而弱者氣亦虛也豈可再用大黄以與胃故主之以增液湯

護胃承氣湯

生軍　元參　细生地　丹皮　知母　麦冬

陽明温病下後二三日下証復現脉不甚沉或沉而無力止可與增液不可與承氣

下後二三日下証復現脉無力者虛邪也宜養胃陰則便自通矣

陽明温病下之不通其証有五應下失下正虛不能運藥不運藥者死新加黄龍湯主之喘促不寧痰涎壅滯右寸實大肺氣不降者宣白承氣湯主之左寸牢堅小便赤痛時煩渴甚導赤承氣湯主之邪閉心包神昏舌短内竅不通

不必用無水舟停之比例
活用之又為甚佳而妙
甚悔不若明言津液不足
大便因之不通者為妙

海參宜改用麻仁姜汁
宜改用枳實
原方已有人參姜汁何必
再加此二味

內宜加桑皮射干黄
芩等為妙

此證當用豬苓湯外[illegible]
桂用[illegible]無益

黄柏宜改以木通赤芍宜[illegible]
改用桑皮

通飲不解渴者，牛黄承氣湯主之；津液不足，無水舟停者，
間服增液，再不下者，增減承氣湯主之。
此出下後不通五証之治法也
新加黄龍湯
細生地　生草　人參　大黄　芒硝　元參
麦冬　當歸　海參　姜汁
加參汁五分，姜汁二匙，頓服之，以得便為度。
宣白承氣湯
生石膏　生大黄　杏仁粉　栝蔞皮
導赤承氣湯
赤芍　細生地　生大黄　黄連　黄柏　芒硝
牛黄承氣湯

即用安宫牛黃丸二丸化開調生大黃末三錢得便爲度

增液承氣湯

即於增液湯内加大黃三錢芒硝錢五以利爲度

下後虚煩不眠心中懊憹甚至反覆顛倒梔子豉湯主之若少氣者加甘草若嘔者加姜汁

下後邪陷胸中故現諸症用梔子豉湯湧其在上之邪則邪去矣少氣者加甘草以益之嘔者加生姜以止之此皆仲聖之法也

陽明温病干嘔口苦而渴尚未可下者黃連黃芩湯主之不渴而舌滑者屬濕温

温熱燥病也其嘔由於邪熱夾穢擾亂中宫而然故以黃連黃芩徹其熱以芳香蒸變化其濁也

黄連黄芩湯

黄連二錢　黄芩二錢　鬱金錢五　香豉二錢

陽明温病舌黄燥肉色絳不渴者邪在血分清營湯主之

若滑者不可與也當於温温中求之

温病傳裡法當大渴今反不渴者邪入血分格陰於上也

舌黄燥肉色絳者熱邪入血分之症也若胎黄滑而不渴者温氣蒸騰也不得用清營柔以濟柔也

陽明斑者化斑湯主之

發斑熱毒蘊結陽明所致也

陽明温病下後疹續出者銀翹散加細生地大青葉元參丹皮湯主之

下後疹續出熱邪未盡故也

斑疹用升提則衄或厥或嗆欬或昏痙用壅補則霿亂

此治斑疹之禁也斑疹之邪在血絡只宜輕宣涼解若用柴胡升麻辛溫之品直升少陽使熱血上循清道則衄過升則下竭下竭者必上厥肺爲華蓋受熱毒之熏蒸則嗆欬心位正陽受升提之摧迫則昏痙若至壅補使邪無出路而攻心故霿亂

斑疹陽明證悉具外出不快内壅特甚者調胃承氣湯微和之得通則已不可令大泄大泄則内陷

此斑疹下法也但斑疹初起重在涼解若内壅盛繼以宣泄宣泄太過邪必内陷所以用調胃承氣之微和法也

陽明溫毒發痘者如斑疹法隨其所在而攻之

斑疹未出宜用升提不能一定其法何[illegible]
當宣涼解法而仍未當用何法以治之

内壅特甚一法殊不明晰
又若後用大便用法之字

隨其所在而攻之謂脉浮則用銀翹散加生地元參渴加

花粉毒重加生汁人中黄小便短加芩連之類脉沈而壅

者酌輕重下之

陽明温毒楊梅瘡者以上法隨其所偏而調之重加敗毒兼

此瘡家發温毒之証斷無病温毒而能生楊梅瘡者

兼利濕

陽明温病不甚渴腹不滿無汗小便不利心中懊憹者必發

黄之者梔子柏皮湯主之

熱邪入胃外不能出汗以越其熱下不能小便以泄其熱鬱

結不化勢必發黄也

梔子柏皮湯

梔子　生草　黄柏皮

陽明温病無汗或但頭汗出身無汗渴欲飲水腹滿舌燥黄小便不利者必發黄茵蔯蒿湯主之

此亦陽明結熱不能泄泄所致

茵蔯蒿湯

茵蔯　梔子　生大黄

陽明温病無汗實證未劇不可下小便不利者甘苦合化冬地三黄湯主之

無汗小便不利治肺氣不能宣化所致也

冬地三黄湯

麥冬　黄連　葦根汁　元參　黄柏　銀花露

細生地　黄芩　生甘草

温病小便不利者淡滲不可與也忌五苓八正輩

第不汁宜改用桑白皮
銀花露宜改用以木通

溫病小便不利係肺氣不能下降膀胱之氣不化也清其

熱則小便自通矣

溫病燥熱欲解燥者先滋其干不可純用苦寒也服之反燥甚

溫病燥熱祇須辛涼清潤之品解之若用辛溫之品一味

發散或用苦寒之藥任意清瀉其燥愈甚矣何也辛散

氣燥苦寒化燥以燥濟燥其燥不更烈乎

陽明溫病下後熱退不可即食食者必復周十二時後緩緩與食

先取清者勿令飽飽則必復復必重也

下後熱雖退而餘邪尚未盡若即飽食餘邪未有不藉其

勢而復甚也切禁之

陽明溫病下後脈靜身不熱舌上津回十數日不大便可與益

胃增液輩斷不可再與承氣也下後舌苔未盡退口微渴面

微赤脈微數身微熱日淺者亦與增液輩日深舌微干者屬
下焦復脈法也勿輕與承氣輕與者肺燥而咳脾滑而泄熱
反不除渴反甚也百日死
此治津液不足之証也故不可與承氣
陽明溫病渴甚者雪梨漿沃之
渴甚者熱耗津液也
陽明溫病下後微熱舌苔不退者薄荷末拭之
舌苔不退者餘邪未淨也僅用薄荷末拭之似屬隔靴
搔癢宜與桑菊飲爲妙
陽明溫病斑疹溫痘溫瘡溫毒發黃神昏譫語者安宮牛
黃丸主之
此熱毒犯心故見神昏譫語等証

風温〻熱温疫温毒冬温之在中焦陽明病居多濕温之在中焦太陰病居多暑温則各半也

温熱等證陽邪也以陽從陽故病屬陽明者居多濕温陰邪也以陰從陰故屬太陰者居多暑温暑兼濕也故半屬陽明半屬太陰此諸温不同之大関鍵也

風温〻熱温疫温毒冬温合篇下

風温〻熱温疫温毒冬温邪在陽明久羈或已下或未下身熱面赤口干舌燥甚則齒黑唇裂脈沉實者仍可下之脈虛大手足心熱甚於手足背者加減復脈湯主之

熱邪久伏於陽明未有不耗津液者下之固傷陰未下熱亦爍津故見口干舌燥等證脈沉實者宜下之以去其熱邪脈虛大手足心熱者虛熱也宜養其陰

加減復脈湯

炙草　生地　白芍　麥冬　阿膠　麻仁

温病誤表津液被劫心中震跳動舌強神昏宜復脈法復其津液舌上津回則生汗自出中無所主者救逆湯主之

誤汗心液耗而心陽亦盡故心悸舌強神昏也若汗不心中無所主者陽越陰脫之患立至故主之以救逆湯

救逆湯

即於加減復脈湯內去麻仁加生龍骨生牡蠣脈虛大欲散者加人參

温病耳聾病係少陰與柴胡湯者必死六七日以後宜復脈輩復其津

少陰証耳聾陰不足而陽大上升也若以柴胡再升提其

已汗受傷汗津液已熱　邪所困已下而熱不退陰液又所傷加[illegible]熱不退也

火必下竭上厥而死故宜復脈輩復其陰

勞倦内傷復感温病六七日以外者宜復脈法

此（素有）内傷（之人）而復感温病其治法亦當兼顧庶乎有濟

温病已汗而不得汗已下而熱不退六七以外脈尚躁盛者重

與復脈湯

邪不爲汗下所衰脈（仍）盛躁盛但汗之雖不得汗其下後

則已傷陰故仍與復脈

温病誤用升散脈結代甚則脈兩至者重與復脈雖有他證

後治之

此錄倣仲聖併裡急先救裡之義

汗下後口燥咽干神倦欲眠舌赤苔老與複脈湯（不清淡又爲汗下所傷）

此熱邪傳少陰之證故現口燥咽干神昏欲寐等證

甚周十二時三四行溏甚而數者宜改甚至晝三四行之而減淨

下後大便溏甚周十二時三四行脈仍數者未可與復脈湯一甲煎主之服一二日大便不溏者可與一甲復脈湯

下後邪未盡去而陰已虛故見大便日三四行脈數不減等象

一甲煎　即生牡蠣一味煎服

一甲復脈湯　即於加減復脈湯内去麻仁加牡蠣

下焦温病但大便溏者即與一甲復脈湯

邪入少陰便溏者熱故也恐熱甚而暴注下迫則陰更傷矣故與此湯預防之

少陰温病真陰欲竭壯火復熾心中煩不得卧者黄連阿膠湯主之

此熱邪傳少陰之竭陽亢之証故以降火養陰爲治

黄連阿膠湯

黄連　黄芩　阿膠　白芍　雞子黄

煎成去渣，納膠烊盡，小冷，納雞子黄，攪令相得，温服。

夜熱早凉，熱退無汗，熱自陰來者，青蒿鱉甲湯主之。

此熱邪入於陰分之證，不能純用養陰，又不得任用苦燥，故以鱉甲蠕動之物入肝經至陰之分，既能養陰，又能入絡搜邪；以青蒿芳香透絡，從少陽領邪外出；生地能清陰絡之熱；丹皮能瀉血中之火；合知母佐鱉甲、青蒿而成搜剔之功焉。且青蒿不能直入陰分，有鱉甲領之直入；鱉甲不能直出陽分，更有青蒿引之直出也。

青蒿鱉甲湯

青蒿　鱉甲　細生地　知母　丹皮

熱邪深入下焦脈沉數舌乾齒黑手指但覺蠕動急防痙厥

二甲復脈湯主之

此預防痙厥之法也

二甲復脈湯　即於加減復脈湯内加生牡蠣生鱉甲

下焦温病熱深厥甚脈細促心中憺憺大動甚則心中痛者三

甲復脈湯主之

此熱邪内甚心肝腎三藏之真陰爲其所耗盡故現厥

逆脈促心動之証也

三甲復脈湯　即於二甲復脈湯内加生龜板

既厥且噦脈細而動小定風珠主之

此熱邪入厥陰而燥其津液故肝逆而作噦肝强而脈動

小定風珠方

童便淡菜宜改用鱉甲代赭牡蠣為上

雞子黃　真阿膠　生龜板　童便　淡菜

先煮龜板淡菜煎成去渣納阿膠烊化再納雞子黃攪令相得再沖童便服之

熱邪久羈吸爍真陰或因誤表或因妄攻神倦瘛瘲脈氣虛弱舌絳苔少時時欲脫者大定風珠主之

此熱邪爍陰陰竭陽脫之候故脈虛弱似欲脫係也

大定風珠

生白芍　阿膠　生龜板　干地黃　麻仁

五味子　生牡蠣　麥冬　炙草　雞子黃

鱉甲

煎去滓入雞子黃攪令相得溫服喘加人參自汗加龍骨人參小麥悸加茯神人參小麥

壯火尚盛者不得用定風珠復脈邪少虛多者不得用黃連阿膠湯陰虛欲痉者不得用青蒿鱉甲湯

火尚盛者宜清火故不得用定風珠邪少虛多者宜補虛故不得用黃連阿膠湯陰虛欲痉者宜治痉故不得用青蒿鱉甲湯

痉厥神昏舌短煩躁手少陰證未罷者先與牛黃紫雪輩開竅搜邪再與復脈湯存陰三甲潛陽臨證細參勿致倒亂

痉厥神昏舌短煩躁統而言之曰厥陰證然有手經足經之分在上焦以清邪爲主清邪之後必繼以存陰在下焦以存陰爲主存陰之先若尚有餘邪必先以搜邪手少陰證未罷如寸脈大口氣重顴赤白睛赤壯熱之類

邪氣久羈肌膚甲錯或因下後邪欲潰或因存陰得液蒸
汗正氣已虛不能即出陰陽互爭而戰者欲作戰汗也溫脈
湯並飲之虛甚者加人參肌肉尚盛者但令靜勿妄動也
按傷寒病解必在下前溫病多在下後傳解而後得汗
若正虛邪重或邪已深入下焦得下後裡通或因津液枯
燥服益陰藥液增欲汗邪正努力紛爭則作戰汗戰
之得汗則生汗不得出則死此係生死關頭命在須臾之
間故加人參助正逐邪外出九死而一生矣
之
時欲漱口不欲咽大便黑而易者有瘀血也犀角地黃湯主
熱邪爍津本渴而欲飲水但邪在血分故但口燥欲漱水不
欲咽耳

右瘀血証僅用涼血之品無濟於事宜合用桃仁承氣為是

犀角地黄湯

干地黄　生白芍　丹皮　犀角

少腹堅滿小便自利夜热晝涼大便闭脈沉實者蓄血也

桃仁承氣湯主之甚則柢當湯

少腹堅滿法當小便不利今反自利則非膀胱氣闭可知

夜热者陰热也晝涼者邪氣隱伏陰分也大便闭脈沉

實者血結也

桃仁承氣湯

大黄　芒硝　桃仁　當歸　芍藥　丹皮

柢當湯

大黄　䗪虫　桃仁　水蛭

温病脈法當数今反不数而濡小者热撤裡虚也裡虚下

利稀水或便膿血者桃花湯主之

溫病之脈本數因用清熱藥撤其熱之撤裡虛脈見濡小下焦因虛因寒即不下利亦當溫補況又下利稀水膿血乎

桃花湯

赤石脂　干姜　白粳米

溫病七八日以後脈虛數舌絳胎少下利日數十行完穀不化身雖熱者桃花粥主之

此係虛寒之證故有下利日數十行完穀不化之證

桃花粥方

人參　炙草　赤石脂　白粳米

溫病少陰下利咽痛胸滿心煩者豬膚湯主之

同此方不愈宜改用四逆湯

此中焦氣盡陰火上炎之證故用猪膚湯以治之猪爲水畜而津液在膚用其膚以除上浮之虛火佐白蜜白粉之甘瀉心潤肺而和脾滋化源培母氣水升火降上焦熱自除而下利自止矣

猪膚湯

猪膚 一斤

右一味以水一斗煮取五升去渣加白蜜一升白米五合熬香和令相得

温病少陰咽痛者可與甘草湯不差者與桔梗湯

但咽痛而無下利胸滿心煩等證以甘緩之足矣不差者配以桔梗辛以散之也其熱微故用此輕劑耳

甘草湯　即甘草一味煮取温服

婦女温病與婦人傷寒
熱邪入血室同推
此法不妨援為取用

桔梗湯　即甘草桔梗二味並服

温病入少陰嘔而咽中傷生瘡不能語聲不出者苦酒湯主之

此少陰之火上炎之証故用苦酒湯治少陰水虧而降其虚火况半夏之辛散佐以雞子清之甘潤有利竅通聲之功無燥津涸液之虞然半夏之功能全賴苦酒攝入陰分劫涎斂瘡即陰火沸騰亦可因苦酒而降矣

苦酒湯

半夏　雞子去黃

右二味納半夏著苦酒中以雞子殼置刀環中安火上令三沸去渣少少含嚥之不差更作三劑

婦女温病經水適來脈數耳聾干嘔煩渴辛涼退热並清

瘥冬令一在春夏秋天之為[illegible]加也其治法以達邪故去桔梗加紫草葉生地丹皮[illegible]

血分甚至十數日不解邪陷發痉者竹葉玉女煎主之

竹葉玉女煎

生石羔　干地黄　麦冬　知母　牛膝　竹葉

先煎石羔地黄後納餘四味煎成温服

热入血室醫與兩清氣血邪去其半脈數餘邪不解者護陽和陰湯主之

大凡体质素虚之人驅邪及半必兼護養元氣仍佐清邪疷為得法

護陽和陰湯

白芍　炙草　人参　麦冬　干地黄

热入血室邪去八九右脈虛數暮微寒热者加減復脈湯仍用参主之

人中白宜改用川牛膝

此熱入血室邪不甚重之證故用此湯以補氣血

加減復脈湯仍用參方

即於前復脈湯内加人參

熱病經水適來至十餘日不解舌萎飲冷心煩熱神氣忽清忽亂脈右長左沈瘀熱在裡也加減桃仁承氣湯主之

前條十數日不解用玉女煎者以氣分之邪尚多故用氣血兩解之法此條以脈左沈不甚右之長同而神氣忽亂定其爲蓄血故以逐血分瘀熱爲急務也

加減桃仁承氣湯

大黄　桃仁　細生地　丹皮　澤蘭　人中白

温病愈後嗽稀痰而不咳徹夜不寐者半夏湯主之

此中焦陽氣素虚之人偶感温病服辛涼甘寒藥太過以

癸巳半夏均可加丁

去滑字不進 此因停飲尚未化之候何得云飲退故除 半夏湯宗衛不和亦不得用 桂枝

致寒飲停於中焦令胃不和則卧不安也

半夏湯

半夏　秫米

飲退得寐舌滑食不進者半夏桂枝湯主之

此以胃腑雖和榮衛不和陽未卒復故以半夏桂枝湯調其榮衛和其中陽自能食也

半夏桂枝湯　即半夏湯桂枝湯二湯合併也

温病解後脈遲身冷如水冷汗自出者桂枝湯主之

此邪退陽虛之候故以桂枝湯和陽

温病愈後面色萎黄舌淡不欲飲水脈遲而弦不食者小建中湯主之

此亦邪退陽虛之證故以小建中建其中焦之陽氣

溫病愈後或一月至一年面微赤脈數暮熱常思飲不欲食者

五汁飲主之牛乳飲亦主之病後肌膚枯燥小便溺管痛或

微欬或不思食皆胃陰虛也與益胃五汁輩

此病後胃陰未復之候加與益胃五汁飲等復其胃陰

伏暑暑温合篇　按伏暑之温名雖異而病實同姑不必另立一门

暑兼温热偏於暑之热者為暑温多手太陰证而宜清偏於暑之湿者為湿温多足太陰证而宜温湿热平等者兩解之各宜分曉不可混也

此暑湿温之所屬而及治法也亦暑温之挈領提綱處

長夏受暑過夏而发者名曰伏暑霜未降而发者少輕霜既降而发者則重冬日发者尤重子午丑未之年為多也

伏暑一证大约伏之愈久則邪氣愈深而正氣亦久虛矣其子午丑年為獨多者子午君火司天暑本於火故也丑未湿土司天暑得湿則留故也

頭痛微恶寒面赤烦渴舌白脉濡而数者雖在冬月猶為太陰伏暑也

頭痛惡寒與傷寒無異面赤煩渴則非傷寒矣然猶似傷寒陽明證若脈濡而鼓則斷斷非傷寒矣蓋寒脈緊風脈緩暑脈弱濡則弱之象故斷爲非傷寒而爲伏暑矣

太陰伏暑舌白口渴無汗者銀翹散去牛蒡元參加杏仁滑石主之

此邪在氣分表實之證也

太陰伏暑舌赤口渴無汗者銀翹散加生地丹皮赤芍麥冬主之

此亦邪在氣分表實之證

太陰伏暑舌白口渴有汗或大汗不止者銀翹散去牛蒡子元參芥穗加杏仁石羔黃芩主之脈洪大渴甚汗多者仍用白

虎法脉虛大而芤者仍用人參白虎法

此邪在血分而表虛之証也

銀翹散去牛蒡子元參加杏仁滑石方

即於銀翹散內去牛蒡子元加杏仁滑石胸悶加鬱金

香豉嘔而痰多加半夏茯苓小便短加薏仁白通草

銀翹散加生地丹皮赤芍麦冬方

即於銀翹散內加生地丹皮赤芍麦冬

銀翹散去牛蒡子元參芥穗加杏仁石羔黃芩方

即於銀翹散內去牛蒡子元參芥穗加杏仁生石羔黃芩

太陰伏暑舌赤口渴汗多加減生脉散主之

此邪在血分而表虛之証也

加減生脉散

沙參　麥冬　五味子　丹皮　細生地

伏暑暑溫濕溫證本一源前後互參不可偏執

伏暑即暑溫暑濕兼溫即為濕溫故曰同源

暑溫伏暑合篇中

脈洪滑面赤身熱頭暈不惡寒但惡熱舌上黃滑胎渴欲涼飲飲不解渴得水則嘔按之胸下痛小便短大便閉者陽明暑溫水結在胸者小陷胸湯加枳實主之

此暑溫兼停飲之證

小陷胸加枳實湯方

黃連　栝蔞　枳實　半夏

陽明暑溫脈滑數不食不飢不便濁痰凝聚心下痞者半夏瀉心湯去人參干姜大棗甘草加枳實杏仁主之

此暑溫兼有痰滯之證

半夏瀉心去人參乾姜大棗甘草加枳實杏仁湯

半夏　黃連　黃芩　枳實　杏仁

陽明暑溫濕氣已化熱結獨存口燥咽乾渴欲飲水面目俱赤舌燥黃脈沉實者小承氣湯各等分下之

此證雖溫已化熱而並無可下之外證僅據脈沉實而即用小承氣似嫌鹵莽

暑溫蔓延三焦舌滑微黃邪在氣分者三石湯主之邪氣久留舌絳苔少熱搏血分者加味清宮湯主之神識不清熱閉內竅者先與紫雪丹再與清宮湯

舌滑微黃暑溫未清之候不得云暑溫蔓延三焦舌絳苔少暑邪爍液之象何以必其邪氣久留始見是證神

伏暑

識不清邪中心包不得渾言熱閉內竅

三石湯

飛滑石　生石羔　寒水石　杏仁　竹茹　銀花

金汁　白通草

加味清宮湯

即於前清宮湯內加知母銀花竹瀝

暑溫伏暑三焦均受舌灰白胸痞悶潮熱嘔惡煩渴自利汗出溺短者杏仁滑石湯主之

此亦暑溫之証

杏仁滑石湯

杏仁　滑石　黃芩　橘仁　黃連　鬱金

通草　厚朴

暑温伏暑合篇下

暑邪深入少陰消渴者連梅湯主之入厥陰麻痺者連梅湯主之心熱煩躁神迷甚者先與紫雪丹再與連梅湯

僅消渴一證不得遂言暑邪深入少陰麻痺一證亦不得言厥陰證須言暑邪爍津而消渴邪熱傷陰而麻痺豈不妙乎也

連梅湯

黄連　烏梅　麦冬　生地　阿膠

暑邪深入厥陰舌灰消渴心下板實嘔惡吐蚘寒熱下利血水甚至聲音不出上下格拒者椒梅湯主之

此木邪尅土正虛邪熾之候惟心下板實四字不知何解全条文義亦晦甚不明

椒梅湯

黄連　黄芩　干姜　白芍　川椒　烏梅　人參

枳實　半夏

暑邪誤治胃口傷殘延及中下氣塞填胸躁亂口渴邪結

而踞清濁交混者來復丹主之

此誤治傷正邪氣固結不解陰陽不能相交之証

來復丹

太陰元精石　舶上硫黄　硝石　橘紅　青皮

五靈脂

暑邪久热寢不安食不甘神識不清陰液元氣兩傷者三才

湯主之

暑邪傷元受熱傷陰以救陰液元氣兩傷

此證亦可用柴胡湯加减

生香附改用小青皮
陳皮改用半夏

三才湯
人參　天冬　干地黄
濃煎溫服欲復陰者加麦冬五味子欲復陽者加茯苓
甘草
蓄血熱入血室與溫熱同法
伏暑濕溫脇痛或咳或不欬無寒但潮熱或竟寒熱如瘧狀不可誤認柴胡證香附旋覆花湯主之久不解者間用控涎丹
與暑溫並有停飲之證
香附旋覆花湯
生香附　旋覆花　蘇子　陳皮　半夏
茯苓　薏仁

控涎丹

甘遂　大戟　白芥子

右等分爲細末神麯糊爲丸梧子大每服九丸姜湯下

壯者加之羸者減之以知爲度

濕溫

頭痛惡寒身重疼痛舌白不渴脉弦細而濡面色淡黄胸悶不飢午後身熱狀若陰虛病難速已名曰濕溫汗之則神昏耳聾甚則目瞑不欲言下之則洞泄潤之則病深不解長夏深秋冬日同法三仁湯主之

頭痛惡寒身重疼痛有似傷寒脉弦濡則非傷寒矣舌白不渴面色淡黄寒濕不化也胸悶不飢濕滯於胸膈間也午後身熱陰邪旺於陰分陰虛發熱也若誤以頭痛惡寒身重疼痛

為傷寒而汗之則心液傷而神昏肝大逆而舌蹇目瞑不能言矣誤以中滿不飢為停滯而大下之則脾胃之气更傷溼邪除濕而成洞泄若以午後發熱爲陰虛而以柔潤之藥滋潤之則更助溼爲害而病增重矣

三仁湯

杏仁　飛滑石　白通草　白蔻仁　竹葉
厚朴　生薏仁　半夏

溼温邪入心包神昏肢逆清宮湯去蓮心麥冬加銀花赤小豆皮煎送至宝丹或紫雪丹亦可

此熱邪入心包之證於溼無涉

清宮湯去蓮心麥冬加銀花赤小豆皮方

犀角　連翹心　元參心　竹葉心　銀花　赤小豆皮

痹鬱二字費解

濕溫候咽痛銀翹馬勃散主之

此亦热邪攻肺之証與濕亦無涉

銀翹馬勃散

連翹　牛蒡子　銀花　射干　馬勃

右杵為散服如銀翹散法不痛但阻甚者加滑石桔梗葦根

太陰濕溫氣分痹鬱而噦者宣痹湯主之

此濕滞胸膈氣鬱不舒而發噦之即噯其声長而惡冒其急也

宣痹湯

枇杷葉　鬱金　射干　白通草　香豉

太陰濕溫喘促者千金葦莖湯加滑石杏仁主之

此濕痰壅滞肺絡而致喘之証

千金葦莖湯加滑石杏仁方

神昏如蒙四字亦費解

葦莖　苡仁　桃仁　冬瓜仁　滑石　杏仁

金匱濕太陽中暍身熱疼痛而脈微弱此以夏月傷冷水水行皮中所致也一物瓜蒂湯主之

此暑濕之証但濕濕也本文既云水行皮中豈皮中之水吐之能盡耶且為其拉天開人壅滯

一物瓜蒂散

瓜蒂

濕熱上逆未清裡虛內陷神昏如蒙舌滑脈緩人參瀉心湯加白芍主之

濕邪混無內陷之說其用瀉心者因熱邪入心清神昏不清故也

人參瀉心湯加白芍方

人參　干姜　黃連　黃芩　枳實　生白芍

濕熱受自口鼻，由募原直走中道，不飢不食，機竅不靈，三香湯主之。

濕邪時行厲氣，何以獨從口鼻而受，豈非性濁耶？不飢不食，機竅不靈，濕邪瀰漫上焦，宜清化法，三香湯而設也。

三香湯

栝蔞皮　桔梗　黑山梔　枳殼　鬱金　香豉

降香末

吸受穢濕，三焦分布，熱蒸頭脹，身痛嘔逆，小便不通，神識昏迷，舌白渴不多飲，先宜芳香通神利竅，安宮牛黃丸主之。繼用淡滲分消濁熱

淡滲分消法

茯苓皮湯

此濕溫證須清熱利濕，不必定用安宮牛黃丸

一識字與神識昏迷回
字無分用安宮牛黃丸
而須察所以用此丸之
非可將

茯苓皮湯

茯苓皮　生苡仁　豬苓　大腹皮　白通草

淡竹葉

陽明濕溫氣壅爲噦者新製橘皮竹茹湯主之

此濕熱壅遏胃氣不舒之証

新製橘皮竹茹湯

橘皮　竹茹　柿蒂　薑汁

三焦濕鬱升降失司脘連腹脹大便不爽一加減正氣散主之

此濕邪弥漫之証

一加減正氣散　—

藿香梗　厚朴　杏仁　茯苓皮　廣皮　神曲

麥芽　綿茵蔯　大腹皮

麦芽改用生姜皮

湿鬱脘闷之证

便溏宜加泉

舌黄穢湿

湿鬱三焦脘闷便溏身痛舌白脉象模糊二加减正气散主之

胸闷便溏身痛舌白湿证也脉象何为模糊不好

二加减正气散

藿梗　广皮　厚朴　茯苓皮　防己　大豆黄卷

通草　苡仁

穢湿著裡舌黄脘闷气机不宣久则釀热三加减正气散主之

此湿热之证故现舌黄

三加减正气散

藿香　茯苓皮　厚朴　广皮　杏仁　滑石

穢湿著裡邪阻气分舌白滑脉右缓四加减正气散主之

湿邪内鬱之证而用查肉神曲何耶岂以湿邪即食積耶

四加减正气散

此案乃对证之方

穀芽宜改用白术

藿梗　厚朴　茯苓　廣皮　草果　查肉　神曲

濕邪蒸裡脘悶便泄五加減正氣散主之

五加減正氣散

藿梗　廣皮　茯苓　厚朴　大腹皮　穀芽

蒼术

脈緩身痛舌淡黄而滑渴不多飲或竟不渴汗出熱解繼而復熱內不能運水穀之濕外復感時令之濕發表攻裡兩不可施誤認傷寒必轉壞証徒清熱則濕不退徒祛濕則熱愈熾黄芩滑石湯主之

此濕熱內蒸之証

黄芩滑石湯

黄芩　滑石　茯苓皮　大腹皮　白蔻仁　通草

宣痹湯與第四條
之宣痹湯名同而藥
異不知是何用意也

猪苓湯

陽明濕溫嘔而不渴者小半夏加茯苓湯主之嘔甚而痞者半夏瀉心湯去人參干姜大棗甘草加枳實生姜主之

此非濕溫證燥痰飲證

小半夏加茯苓湯

半夏　茯苓　生姜

半夏瀉心湯去人參干姜甘草大棗加枳實生姜方

半夏　黄連　黄芩　枳實　生姜

濕聚熱蒸蘊於經絡寒戰熱熾骨骱煩疼舌色灰滯面目萎黄

病名濕痹宣痹湯主之

痹證非濕溫證不能混入濕溫類

宣痹湯

不知何意用必須同名
宣痺湯

氣不主宣四字何解
宣路肺氣不宣

防己　杏仁　滑石　連翹　山梔　苡仁　半夏
晚蠶沙　赤小豆皮
濕鬱經脈身熱身痛汗多自利胸腹白疹內外合邪純辛
走表純苦清熱皆在所忌辛涼淡法薏苡竹葉湯主之
此濕停熱鬱因而發疹猶可稱濕溫
薏苡竹葉散
薏苡　竹葉　滑石　白蔻仁　連翹　茯苓
白通草
風暑寒濕雜感混淆氣不主宣咳嗽頭脹不飢舌白肢体若
痛杏仁薏苡湯主之
此寒濕之證以雜明溫混入濕溫類
杏仁薏苡湯

杏仁　薏苡　桂枝　生姜　厚朴　半夏

防己　白蒺藜

暑湿痺者加减木防己汤主之

湿痺非湿温何爲湿列入於此

加减木防己汤

防己　桂枝　石膏　杏仁　滑石　白通草　苡仁

湿热不解久蕴成疸古有成法不及備載聊列數則以備規矩

湿热成疸本非湿（温）证何不妨列湿证類

夏秋疸病湿热气蒸外干時令内蕴水穀必以宣通气分爲要失治

則爲腫脹由黄疸而腫脹者苦辛淡法二金汤主之

湿热气蒸（又蔵）脾（胃之气不化）時令黄黄者爲湿温尚有可解至於黑疸証則

不能入湿温例矣

二金湯

雞內金　海金沙　厚朴　大腹皮　豬苓　白通草

諸黃疸小便短者茵蔯五苓散主之

黃疸證與濕溫不能列入於此

茵蔯五苓散　即五苓散加茵蔯末

黃疸脈沉中痞惡心便結溺赤病屬三焦裏證杏仁石膏湯主之

此亦黃疸證不應混入濕溫中

杏仁石膏湯

杏仁　石膏　半夏　山梔　黃柏　枳實　姜汁

素積勞倦再感濕溫誤用發表身面俱黃不飢溺赤連翹

赤豆飲煎送保和丸

發黃係濕熱內鬱無外出之路所致斷無誤用表藥而致黃

勞倦内傷非山查神曲等日以消之 欠語

此初小便之法世大便不下何世方中宜加元明粉枳實也妙

二便不便一語欠諸 並宜改二便不通

若故仲圣有以茵蔯湯從下解之麻黄連軺赤小豆湯從汗解之二法也

連翹赤小豆飲

連翹　山梔　通草　赤豆　花粉　香豉

保和丸

山查　神曲　茯苓　陳皮　菔子　連翹　半夏

濕温久羈三焦彌漫神昏竅阻少腹硬滿大便不下宣清導濁湯主之

此條濕温証

宣清導濁湯

猪苓　茯苓　寒水石　晚蚕砂　皂莢子

濕凝氣阻三焦俱閉二便不通半硫丸主之

此係寒濕证故用硫黄半夏以溫化之濕化气行二便通

通矣

半硫丸

石硫黄　半夏

濕温久留下注於肛气閉肛门墜痛胃不喜食舌苔腐白术附

湯主之

此係寒濕下陷之证

术附湯

生茅术　人參　厚朴　生附子　炮薑　廣皮

秋燥

秋感燥气右脈數大傷手太陰氣分者桑杏湯主之

經云燥金之下火气承之蓋燥气必傷肺也宜用潤燥法方

如不析若用辛散溫燥之品病必增矣

桑杏湯

桑葉　杏仁　沙參　象貝　香豉　梔子　梨皮

感燥而咳者桑菊飲主之

肺感燥氣必咳而無痰

桑菊飲

杏仁　連翹　薄荷　桑葉　菊花　苦梗

甘草　葦根

燥傷肺胃陰分或熱或咳者沙參麥冬湯主之

此乃燥氣傷肺之治

沙參麥冬湯

沙參　玉竹　生草　冬桑葉　麥冬　生扁豆

桔梗宜改用竹茹

玉竹改用蘆根　生扁豆改用竹茹　生草改用枇杷葉

生草改用桑葉
梔皮改黄芩
桔梗用生地或麦冬
元參均可加入
耳鳴用羚羊苦丁茶目
赤用鮮菊葉等均為
無意淺之言可龍膽草
加黄菊地草白赤者亦宜
加黄菊桑葉乃法咽痛
者須加板藍根生石羔為妙

花粉

燥氣化火清竅不利者翹荷湯主之

清竅不利語太渾括不若明言耳鳴或目赤或牙痛咽痛之為

此略也

翹荷湯

薄荷　連翹　生草　梔子　桔梗　綠豆皮

加減法

耳鳴者加羚羊角苦丁茶目赤者加鮮菊葉苦丁茶夏枯

草咽痛者加牛蒡子黄芩

諸氣膹鬱諸痿喘嘔之因於燥者喻氏清燥救肺湯主之

此亦燥氣之証

清燥救肺湯

甘草改用射干人参
改用沙参因人参太表
無力又减用也

石羔　甘草　霜桑葉　人参　杏仁　阿膠

胡麻仁　麦冬　枇杷葉

燥傷胃陰五汁飲主之玉竹麦门冬湯亦主之

玉竹麦门冬湯

玉竹　麦冬　沙参　生草

胃液干燥外感已淨者牛乳飲主之

牛乳飲　即牛乳一味

燥证气血两燔者玉女煎主之

燥气入气血分而燔灼也

燥久傷及肝腎之陰上盛下虚晝凉夜热或干咳或不咳甚则

痉厥者三甲復脉湯主之定風珠亦主之专翕大生膏亦主之

此燥气傷肾陰之证

專翕大生膏

人參　茯苓　龜板膠　烏骨雞　鱉甲膠　牡蠣

鮑魚　海參　白芍　五味子　麥冬　羊腰

猪脊髓　雞子黄　阿膠　蓮子　芡實　熟地

沙苑蒺藜　白蜜　枸杞子

右藥分火細煉三晝夜去渣再熬六晝夜陸續成膏末

下三膠合蜜和匀再納茯苓白芍蓮子芡實末攪匀合

膏爲丸　肝虚而熱者加天冬桑寄生同熬膏再加鹿茸

末和匀成丸

温瘧

骨節疼煩時嘔其脉如平但熱不寒名曰温瘧白虎加桂枝湯

主之

白虎柴胡湯亦可用

本温証而重感寒邪為温瘧蓋温邪陷傷陰受重感寒邪

寒邪外束陽气内鬱故但熱不寒而骨節疼煩

白虎加桂枝湯

知母　生石膏　粳米　桂枝　炙草

但熱不寒或微寒多熱舌干口渴此乃陰气先傷陽气獨發

名曰癉瘧五汁飲主之

此因陰干胃所致也

五汁飲加減法

欲清表熱則加竹葉連翹欲瀉陽明獨勝之熱而保肺之化源

則加知母欲救陰血則加生地元參欲宣肺气則加杏仁欲行

三焦開邪出路則加滑石

舌白渴飲咳嗽頻仍寒從背起伏暑所致名曰肺瘧杏仁湯

主之
肺瘧瘧之至淺者須宣肺氣則邪散而愈若用小柴胡反引
邪入少陽矣
杏仁湯
杏仁　黄芩　連翹　滑石　桑葉　茯苓　蔻殼
梨皮
熱多昏狂譫語煩渴舌赤中黄脈弱而數名曰心瘧加減銀翹
散主之兼穢舌濁口氣重者安宮牛黄丸
熱邪傷心包之証
加減銀翹散
銀花　連翹　元參　麦冬　犀角　竹葉
瘧傷胃陽氣逆不降熱劫胃液不飢不飽不食不便渴不欲飲

味痞硬滿加減人參瀉心湯主之

此亦温瘧之類

加減人參瀉心湯

人參　黄連　枳實　干姜　生姜　牡蠣

瘧傷胃陰不飢不飽不便潮熱得食則煩熱愈加津液不復者

麦冬麻仁湯主之

此傷胃陰之証

麦冬麻仁湯

麦冬　大麻仁　生白芍　何首烏　烏梅肉　知母

太陰脾瘧寒起四末不渴多嘔熱聚心胸黄連白芍湯主之煩躁

甚者可另服牛黄丸一丸

此亦温瘧性（脾瘧）暑亦清宜改用寒起四末不渴熱聚心胸而多

惟二語獨爲明暢

黄連白芍湯

黄連　黄芩　半夏　枳實　白芍　姜汁

脉左弦暮熱早凉汗解渴飲少陽瘧偏於熱重者青蒿鱉甲

湯主之

青蒿鱉甲湯

青蒿　知母　桑葉　鱉甲　丹皮　花粉

瘧邪熱氣内陷變痢久延時日脾胃氣衰面浮腹膨裏急

肛墜中虚伏邪加减小柴胡湯主之

此邪陷氣虚故變成痢

加减小柴胡湯

柴胡　黄芩　人參　丹皮　白芍　當歸　穀芽

山查

補暑温伏暑合篇

形似傷寒但右脉洪大而数左脉反小於右口渴甚面赤汗大出者名曰暑温在手太陰白虎湯主之脉芤甚者白虎加人參湯主之

形似傷寒者謂頭痛身痛發熱惡寒也傷寒毋先發熱傷暑則先發熱而后惡寒也傷寒傷暑本同也脉洪大而数甚則芤對傷寒之脉浮緊而言獨見於右手者對傷寒之左脉大而言口渴甚面赤者對傷寒太陽証面不赤口不渴而言汗大出者對傷寒之無汗而言此能形似傷寒而非傷寒可辨別矣

金匱謂太陽中暍發熱惡寒身重而疼痛其脉弦细芤遲小便已洒然毛聳手足逆冷小有勞身即熱口開前板齒燥若發其

黄芪宜改用白术，升麻宜改用香薷，葛根改宜用木香，神曲、五皮子，黄柏宜易……则宜减之

汗则恶寒甚，加温针则发热甚，数下则淋甚。可与东垣清暑

益气汤

暑温证，即暑证，俗医杜撰之名词也。今将错就错，以存之。其（暑证门有中暍证，暑即是也）（因失治而迁延日久，不治）

云者：发汗则恶寒甚者，本夺其津液所致也；加温针而发热甚者，重

伤津中之液所致也；数下则淋甚者，热邪乘虚而陷也（所致）。其脉弦细而

芤迟者，热伤气也（所致）。（小便已毛耸，手足逆冷，小有劳身即热）以用黄柏为燥热邪伤（津）之征也

清暑益气汤

黄芪　黄柏　麦冬　青皮　白术　升麻

当归　炙草　神曲　人参　泽泻　五味子

陈皮　苍术　葛根　生姜　大枣

手太阴暑温，如上条证，但汗不出者，新加香薷饮主之。

此即前条之证，可不必重出条文。

此方亦用不若前方之妙

前法甚為暑必傷氣因上加"因"字最令表虛句下一加"故也"二字較為明晰

脈散大喘喝欲脫一句宜改脈散大欲脫而喘渴者

新加香薷飲

香薷　銀花　鮮扁豆花　厚朴　連翹

手太陰暑温，服香薷飲，微汗，不可再服香薷飲重傷其表，暑必傷氣，最令表虛，雖有餘証，知在何經，以法治之。

此条錯為過汗之戒，以其思之審，因備文何氣暑一味辛肌

此係學傷寒論之論調以申而為其言之即

手太陰暑温，或已經發汗，或未發汗，而汗不止，煩渴而喘，脈洪大有力者，白虎湯主之；脈洪大而芤者，白虎加人參湯主之；身重者濕也，白虎加蒼朮湯主之；汗多，脈散大，喘渴欲脫者，生脈散主之。

此暑証之加減法

生脈散

人參　麥冬　五味子

未字宜改已字

桔梗改桑皮　杏仁改花粉

手太陰暑温，發汗後暑證悉減，但頭微脹，目不了了，餘邪未解者，清絡飲主之。邪不解而入中下焦者，以中下法治之。

此清絡邪之法

清絡飲

鮮荷葉邊　鮮銀花　西瓜翠衣　鮮扁豆花

絲瓜皮　鮮竹葉心

手太陰暑温，但咳無痰，咳聲清高者，清絡飲加甘草、桔梗、杏仁、麥冬、知母主之。

此熱邪襲肺之證

清絡飲加甘桔杏仁麥冬湯

兩太陰暑温，咳而且嗽，咳聲重濁，痰多不甚渴，渴不多飲者，小半夏加茯苓湯再加厚朴、杏仁主之。

化橘紅六分加入

此暑溼之証宜以溫膽加減中

小半夏加茯苓湯再加厚朴杏仁方

半夏　茯苓　厚朴　生姜　杏仁

脈虛神倦不安煩渴舌赤時有譫語目常開不閉或喜閉不開暑入手厥陰也手厥陰暑溫清營湯主之舌白滑者不可與也

暑邪熾陰之証加用清營湯以清營中之熱若舌白滑溼亦深於內也

清暑之要品

清營湯

犀角　生地　元參　竹葉心　麥冬　丹沙　黄連

銀花　連翹

治暑溫去銀花連翹加滑石青蒿

手厥陰暑溫身熱不惡寒精神不了了時時譫語者安宮牛黄丸

主之紫雪丹亦主之

此邪入心包之證

暑温寒熱舌白不渴吐血者名曰暑瘵為難治清絡飲加杏仁

滑石湯主之

此暑邪傷肺而又兼温之證也

清絡飲加杏仁苡仁滑石湯

即於清絡飲內加杏仁滑石苡仁三味

小兒暑温身熱卒然痙厥名曰暑癎清營湯主之亦可少與紫

雪丹

此亦熱甚爍津之證

大人暑癎亦同上法熱初入營肝風內動手足瘛瘲可於清營湯

中加鈎藤丹皮羚羊角

論秋燥

秋燥之氣輕則為燥重則為寒化氣為濕復氣為火

此揭燥氣之大綱兼敘子母勝復之氣也

燥傷本臟頭微痛惡寒咳嗽稀痰鼻塞嗌塞脈弦無汗杏蘇散主之

此係原文

杏蘇散

蘇葉　半夏　茯苓　前胡　苦桔梗　枳殼　甘草

生姜　大棗　橘皮　杏仁

（加減法）無汗脈弦甚或緊者加羌活微透汗汗後咳不止去蘇葉羌活加蘇梗兼泄瀉腹滿者加蒼朮厚朴頭痛兼眉稜骨痛者加白芷熱甚加黃芩泄瀉腹滿者不用

傷寒如傷風太陽証不汗不咳不嘔不渴者桂枝湯小和之

傷寒如太陽中風証之發熱惡風自汗証也不咳不嘔不渴

如太陽中風……桂枝湯

瘟至目合頭痛身寒熱胸脇滿苦知疫症病桂枝柴胡各

半湯加吳萸檳子菖朮厚朴湯主之

此瘟至目合時之病非真瘟也

桂枝柴胡各半湯加吳萸檳子菖朮厚朴方

桂枝　吳萸　黄芩　柴胡　赤朮　人參

生姜　檳子　小菖朮　白芍　甘草　大棗

本方

瘟疫傳入中焦脉短而滑無表証無下証胸脇痞滿脇腸脹痛或嘔

或吐苦甘辛以和之

此痧氣傷肝之証，不出方者，治學傷寒論以白虎延此証以全之，且用小柴胡湯加減爲妙

陽明痧証，裡實而堅，未經熱化下之以温，已經熱一化下之以苦寒

未經熱化者，脉必遲濡而苔紫白，必青黄，可用金匱大黄附子細辛湯或巴豆霜丸類；已經熱化者，脉必數而堅，面必赤，舌必黄再以他証參之，可用承氣類以苦寒下之

痧氣延入下焦，特指血分而成癥者，無論男婦，化癥回生丹主之

此痧氣入于血分之証

化癥回生丹

人參　安南桂　兩頭尖　麝香　姜黄　公丁香

川椒　虻虫　京三稜　蒲黄　紅花　蘇木

桃仁　蘇木　五靈脂　降香　干漆　歸尾

沒藥　烏藥　赤芍　香附　吳萸　元胡索

水蛭　阿魏　小茴香　川芎　乳香　良姜

艾　益母膏　熟地　鱉甲　大黃

右藥研末和蜜為丸用好黃酒送服

癥氣久伏不能不與血搏老年八脈空虛不可與化癥回生丹者

復脈丹主之

此茶皆為年均癥瘕症不可為癥氣之病

落亭丹

[illegible]黃　鹿茸　枸杞子　人參　雲茯苓

淡蓯蓉　安南桂　全當歸　小茴香　川楝

茺[illegible]　龜板　益母膏　和為丸

國家古籍整理出版專項經費資助項目

中華古籍保護計劃

ZHONG HUA GU JI BAO HU JI HUA CHENG GUO

·成 果·

中華醫藏

第三編

叢書卷

泉唐沈氏醫書九種

1

（清）沈靈犀 編

《中華醫藏》編委會 編
江凌圳 主編

國家圖書館出版社

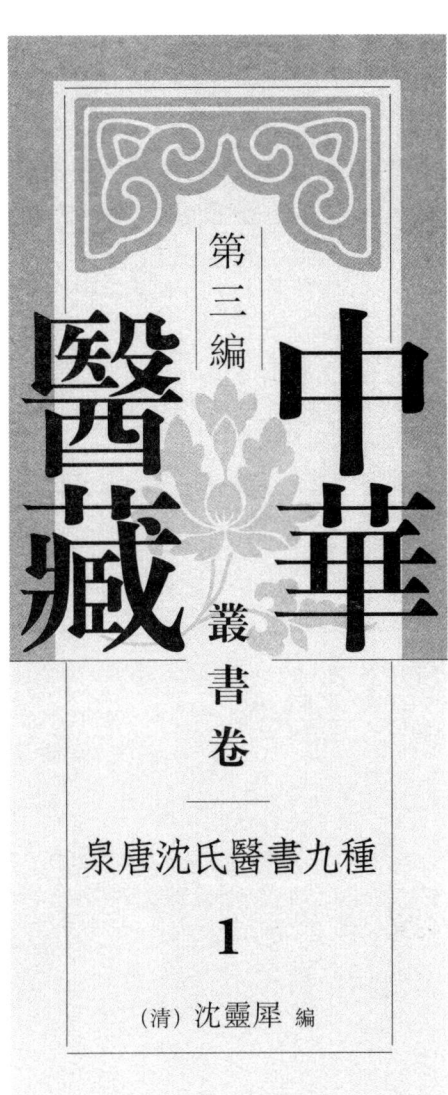

圖書在版編目(CIP)數據

泉唐沈氏醫書九種:全二册/(清)沈靈犀編;《中華醫藏》編委會編;江凌圳主編. 北京:國家圖書館出版社,2024.10.--(中華醫藏·第三編·叢書卷).--ISBN 978-7-5013-8208-8

Ⅰ.R2-52

中國國家版本館 CIP 數據核字第 2024TY1940 號

書　　名	泉唐沈氏醫書九種(全二册)
著　　者	(清)沈靈犀 編
叢 書 名	中華醫藏·第三編·叢書卷
著　　者	《中華醫藏》編委會 編　江凌圳 主編
項目統籌	殷夢霞
責任編輯	張愛芳　靳　諾　宋紅垚
編　　務	湯紅霞
封面設計	敬人書籍設計工作室
出版發行	國家圖書館出版社(北京市西城區文津街 7 號　100034) (原書目文獻出版社　北京圖書館出版社) 010-66114536　63802249　nlcpress@nlc.cn(郵購)
網　　址	http://www.nlcpress.com
印　　裝	北京金康利印刷有限公司
版次印次	2024 年 10 月第 1 版　2024 年 10 月第 1 次印刷
開　　本	787×1092　1/16
印　　張	62.75
書　　號	ISBN 978-7-5013-8208-8
定　　價	1600.00 圓

《中華醫藏》規劃指導委員會　編纂委員會

專家委員會人員名單（二〇一二年）

規劃指導委員會

主任委員：蔡　武　王國强

副主任委員：楊志今　周和平　李大寧

委　　員：趙　雯　于　群　劉小琴　詹福瑞　蘇　國　石鵬建　閆　金　王　居

孫光奇　裴　飈　段　勇　王　煉　桑濱生　李　昱　晋保平

規劃指導委員會辦公室

主　　任：劉小琴

副 主 任：張志清　李　昱

成　　員：尹壽松　王思成　崔　蒙　柳長華　王振國

專家委員會

顧　　問：傅熹年　丁　瑜　王　堯　安平秋

主任委員：李致忠　王永炎

副主任委員：曹洪欣

委　　員（按姓氏筆畫排序）：

王玉川　石學敏　史金波　白化文　朱良春　朱鳳瀚　李今庸　李經緯

余瀛鰲　馬繼興　陸廣莘　陳可冀　張燦玾　程毅中　路志正　鄧鐵濤

注：《中華醫藏》規劃指導委員會、編纂委員會、專家委員會人員名單據二〇一二年八月文化部、國家中醫藥管理局『關於成立《中華醫藏》規劃指導委員會、《中華醫藏》編纂委員會、《中華醫藏》專家委員會的通知』（文公共函〔二〇一二〕一五八五號）

《中華醫藏》規劃指導委員會　編纂委員會

專家委員會人員名單（二〇二二年）

規劃指導委員會

主任委員：胡和平　余艷紅　于文明
副主任委員：張　旭　熊遠明　王志勇
委　　員：馬秦臨　李　宏　陳彬斌　張志清　唐愛華　孫志誠　王新祥　王啓明
王小龍　張劍輝　羅　静　崔建民　王思成　劉群峰　李　昱　陳榕虎

規劃指導委員會辦公室

主　　任：陳彬斌　李　昱
副 主 任：張志清　陳榕虎
成　　員：湯　琳　邱　岳　賀曉路　李海燕　蕭永芝　王振國

專家委員會

顧　　問：傅熹年　丁　瑜　王　堯　安平秋

主任委員：周和平　李致忠　王永炎

副主任委員：曹洪欣

委　　員（按姓氏筆畫排序）：

于智敏　王　琦　王玉川　王旭東　王莒生　王振國　王國辰　石學敏
史金波　白化文　仝小林　邢玉瑞　朱良春　朱鳳瀚　伊廣謙　李大寧
李今庸　李秀明　李宗友　李經緯　李鴻濤　余瀛鰲　沈澍農　武繼彪
孟慶雲　胡曉峰　柳長華　段逸山　馬繼興　高文柱　陸廣莘　陳可冀
陳其廣　黃龍祥　崔　蒙　張如青　張志斌　張華敏　張瑞賢　張燦玾
萬　芳　董洪利　程毅中　焦振廉　楊成凱　楊金萍　裘　儉　甄　艷
路志正　趙京生　臧守虎　鄭金生　鄧鐵濤　魯兆麟　劉保延　劉時覺
諸國本　潘桂娟　薛清禄　錢超塵　嚴世芸　嚴季灡

注：《中華醫藏》規劃指導委員會、編纂委員會、專家委員會人員名單據二〇二二年六月文化和旅游部、國家中醫藥管理局『關於調整《中華醫藏》規劃指導委員會、編纂委員會、專家委員會的通知』（文旅公共發〔二〇二二〕六八號）

前言

中醫藥是中華民族的偉大創造，是包括我國漢族和少數民族醫藥在内的各民族醫藥的統稱，具有悠久的歷史傳統、獨特的理論體系和豐富的技術方法，反映了中華民族對自然、生命、健康和疾病的認識，是我國獨具特色優勢的衛生、經濟、科技、文化和生態資源，具有科學和人文雙重屬性。中醫藥古籍承載着中華民族特有的精神價值、思想智慧和生命健康知識，蘊含着豐富而寶貴的原創思維、獨特理論和實踐經驗，是養生保健、防病治病理論與方法的寶藏，更是中醫藥科技創新和學術進步的源泉。發掘、整理、保護和利用中醫藥古籍，不僅是弘揚中華優秀傳統文化的重要舉措，也是傳承中醫藥學術精華、促進中醫藥原始創新的必由路徑。

毛澤東同志指出：『中國醫藥學是一個偉大的寶庫，應當努力發掘，加以提高。』在黨和政府的大力支持與推動下，我國持續開展了中醫藥古籍普查、整理和研究工作。1954年11月，《中共中央批轉中央文委黨組關於改進中醫工作問題的報告》中提出，『整理出版中醫書籍：出版中醫中藥書籍，包括整理、編輯和翻印古典的和近代的醫書』，係中央對中醫藥古籍工作的首次指示，對推動中醫藥古籍工作起到了重要作用。《1963—1972年科學技術發展規劃綱要》將『整理和注解歷代中醫名著』列爲工作任務，中醫藥古籍工作首次被納入國家規劃。爲落實全國《古籍整理出版規劃（1982—1990）》，自1982年起，原衛生部先後下達了二百餘種中醫藥古籍整理研究任務，整理出版了一批經典中醫藥古籍。2005年，財政部設立專項，實施了『中醫古籍搶救工程』。2010年，財政部支持國家中醫藥管理局實施公共衛生專項資金項目『中醫藥古籍保護與利用能力建設』，成果彙成《中國古醫籍整理叢書》陸續出版。同時，在有關部門的推動下，國家圖書館（國家古籍保護中心）、中國中醫科學院中醫藥信息研究所（全國中醫行業古籍保護中心）組織全國專家學者開展了大量調研工作，從一萬三千餘種中醫藥古籍中遴選古籍元典二千二百八十九種，初步形成了《中華醫藏》選目；在進行全國古籍普查的基礎上推進中醫藥古籍普查，編纂中醫藥古籍普查登記目録，進一步理清了中醫藥古籍的存世狀況。這些工作的開展，使得中醫藥古籍保護、整理和研究工作薪火相傳，延續至今。

習近平總書記指出，『中醫藥學是中國古代科學的瑰寶，也是打開中華文明寶庫的鑰匙』，强調要『切實把中醫藥這一祖先留給我們的寶貴財富繼承好、發展好、利用好』。黨的十八大以來，歷久而彌新的中醫藥學迎來了天時、地利、人和的歷史發展機遇，中醫藥古籍工作得到前所未有的重視和加强。2019年，《中共中央 國務院關於促進中醫藥傳承創新發展的意見》提出『挖掘和傳承中醫藥寶庫中的精華精髓。加强典籍研究利用，編撰《中華醫藏》』。2022年，中共中央辦公廳、國務院辦公廳印發的《關於推進新時代古籍工作的意見》，提出『梳理挖掘古典醫籍精華，推動中醫藥傳承創新發展，增進人民健康福祉』。系統總結、整理、挖掘中醫藥古籍資源，夯實中醫藥學進一步發展的理論基礎，促進中醫藥傳承創新發展，努力保障人民身心健康，增進社會福祉，成爲行業期待、社會所需和時代召喚。爲此，在全國古籍普查工作已取得重大成果的今天，去粗取精，去僞存真，將中醫藥古籍的元典和精華萃爲一編尤爲重要，是一項强固中醫藥傳承創新發展大厦基石的偉大工程。

2018年，財政部正式將《中華醫藏》列入『中華古籍保護計劃』立項資助，由文化和旅游部牽頭，國家中醫藥管理局組織推進，國家圖書館（國家古籍保護中心）、中國中醫科學院中醫藥信息研究所（全國中醫行業古籍保護中心）具體實施。全國二十八家單位、三十四個課題組、近千名專家學者參與，國内外二百餘家古籍館藏機構支持項目實施。

《中華醫藏》是集保存、研究、利用爲一體的中醫藥古籍再生性保護項目。萃取精華、呈現元典，與部次流别、提要鈎玄是這套大型叢書的兩項核心工作，同時致力於推動中醫藥古籍的學術研究與資源開放共享。一方面通過深入細緻的目録學研究和全面實地考察，收録涵蓋中醫藥經典著作、各學科領域源頭性與代表性著作、歷代醫藥名家名著等，所選版本力求最精，采用『編』『類』相結合的方式，集成編纂，以先進的技術手段影印出版，使得珍貴醫籍化身千百，分藏各地，用之當代，垂之後世，架起中醫藥古籍保護和利用的橋梁。另一方面通過『辨章學術，考鏡源流』，形成每一類目的『類序』和每一書目的『提要』，可以爲科學研究提供豐富的文獻基礎，爲文化、教育和相關産業提供系統便捷的研究資料，爲臨床實踐、養生保健提供寶貴的經驗，使後世學者能『即類求書，因書究學』，真正做到『人守其學，學守其書，書守其類』。

《中華醫藏》是國家重大文化工程，是中醫學傳承創新發展的基礎性學術巨著，也是盛世修典的重要體現。《中華醫藏》之『藏』是中國古代醫學典籍之『藏』，不僅是中醫藥古籍文獻的系統彙集和影印出版，更是嚴謹的學術研究和體系創新；既是對存世重要古典醫籍的集結彙總和分類編次，也是對中醫藥學術發展史的一次系統梳理，是歷代傳世醫藥文獻系統研究整理的最新成果。通過遴選編修、影印出版，引領具有版本價值、學術價值和臨床價值的珍貴典籍走出秘閣、服務社會，昭示先賢智慧，傳承醫統正脉，引導原始創新，保護原創權益，爲後世留下一座恢宏而實用的寶庫，意義和價值重大，必將爲加快構建中國特色、中國風格、中國氣派的中醫藥學科體系、學術體系和話語體系，爲中華文明的偉大復興做出更大的貢獻！

編纂一部賅括古今、薈萃百家、涵蓋各科，全面反映中醫藥學發展歷程和成就的大型醫學叢書，是幾代中醫藥學人的夢想。在《中華醫藏》的編纂過程中，全體同仁群策群力，同心同德，不畏艱難，奔走於全國各地，搜采秘本佳籍。同時，該項目得到了社會各界的廣泛支持，許多專家不顧年高事繁，事必躬親，爲項目實施建言獻策、保駕護航。值此《中華醫藏》出版之際，謹對財政部、文化和旅游部、國家中醫藥管理局、中國社會科學院等部委單位的大力支持、悉心指導，對社會各界的鼎力襄助、中醫藥行業同仁的辛勤付出致以崇高的敬意和衷心的感謝！

《中華醫藏》編纂委員會

二〇二二年十月十日

凡例

一、《中華醫藏》是『中華古籍保護計劃』的一項重大成果，由文化和旅游部牽頭，國家中醫藥管理局組織推進，國家圖書館（國家古籍保護中心）、中國中醫科學院中醫藥信息研究所（全國中醫行業古籍保護中心）具體實施。其編纂宗旨爲保護、傳承、整理、利用中醫藥古籍，着力推動中醫藥古籍的學術研究與資源開放共享，揭示中醫藥發展源流，推動中華傳統醫藥科技發展與文化守正創新。

二、《中華醫藏》選録歷代中醫藥經典醫籍，在選擇版本時注重珍稀孤罕善本和有藝術特色的繪刻佳本，共計二千二百八十九種，其中民族醫藥古籍二百二十四種。

三、選録範圍：

（一）寫印於1911年以前（含1911年）的中醫藥古籍，其中民族醫藥古籍年限適當後延；

（二）收録中醫藥古籍僅限紙質文獻；
（三）適當收録在國外寫印的、由中國人編撰的中醫藥著作；
（四）民族醫藥古籍僅爲用漢文或民族文字著述者；
（五）適當收録分散載於《道藏》等各類叢書、類書和文集中的醫、藥、養生論著。

四、選録原則：
（一）中醫藥經典著作及其注釋研究著作。原書已佚的經典著作，選擇最佳輯本；
（二）中醫藥各學科代表著作、源頭性著作；
（三）歷代醫藥名家名著；
（四）地區代表性醫藥著作，如地方本草、地方病專著等；
（五）具有民間特色的中醫藥著作，如鈴醫、草藥醫及行之有效的特殊療法等；
（六）歷代醫事制度、醫家傳略、醫史著作等。

五、本書選録中醫藥古籍儘量選取其存世（包括國内外）最早、最完好、刻印或抄録最佳的版本爲底本；選録之書版本殘損者，進行書版補佚。補配原則如下：

（一）選録古籍的同一版本。某些卷帙分藏數地，則通過補配合成完璧；

（二）補配時，在全面調研的基礎上，選定主體底本（主體底本應是同一版本的古籍中書品狀况最爲完好者），依據主體底本的殘損缺佚情况選擇該書同一版本的其他藏品進行補配，并注明殘損缺佚及補配的相關信息。

六、本書按分類編年法編排：

（一）全書設二級結構，第一級爲『編』，第二級爲『類』。全書分四編，具體如下：

第一編：醫經（内經、難經）、傷寒金匱、本草、養生、醫史；

第二編：藏象、運氣、病因病機、針灸推拿、經絡骨度、診法、方書；

第三編：通論、内科、外科、傷科、女科、兒科、温病、眼科、咽喉口齒、醫案醫話、叢書；

第四編：藏醫、蒙醫、維吾爾醫、傣醫、彝醫。

（二）類下具體書籍大致依照成書年排列；成書年不詳者，依據刊刻或抄録年排列；刊刻或抄録年不詳者，依據著者卒年或大致生活年代排列；著者卒年或大致生活年代亦不詳者，依據書籍著録版本大致年代排列。

七、爲體現全書『辨章學術，考鏡源流』的功用，在每類類名下設有類序，每書書名下設有内容簡介。各書書名和著者，大體按照卷端著録。各部分文字涉及异體字的，統一使用規範漢字。

《叢書卷》編纂人員名單

主　審：盛增秀　朱建平　臧守虎

主　編：江凌圳

副主編：莊愛文　高晶晶　李曉寅　丁立維

編　委（按姓氏筆畫排序）：

丁立維　王　英　毛偉波　石芹芹　朱建平

竹劍平　江凌圳　安　歡　李延華　李　健

李曉寅　余　凱　周　維　孟子蛟　胡　晶

莊愛文　高晶晶　陳秀琳　孫舒雯　崔一迪

《叢書卷》類序

「叢書」一詞最早見於唐代韓愈《剥啄行》「門以兩版，叢書於間」，意爲聚集書籍。而作爲書籍類别的叢書，亦稱叢刊、叢刻等，即根據一定目的和使用對象，將兩種或以上獨立成書的書籍在一個總名下彙編爲一書。常見含括多個類别的綜合性叢書和單一類别的專門性叢書。叢書之體始自齊梁，叢書之名始見於唐代《笠澤叢書》（名爲「叢書」，實爲雜文集）。現存最早的叢書一般認爲是南宋嘉泰二年（1202）俞鼎孫、俞經的《儒學警悟》，惜其流傳不廣。

醫學類叢書屬於專門性叢書。現存最早的醫學類叢書爲南宋楊士瀛所撰《新刊仁齋直指》，含子書四種，包括《新刊仁齋直指附遺方論》《新刊醫脉真經》《新刊傷寒類書活人總括》《新刊仁齋直指小兒附遺方論》，該叢書總書名與子書《新刊仁齋直指》相同，係以子書名代叢書總書名。

最早見於書目著録的醫學類叢書爲元代杜思敬輯《濟生拔粹》，又名《濟生拔粹方》，選取金元時期張元素及其弟子、門人等名家醫籍十九種，擇其尤切用者，節而録之，門分類析，有論有方，雖爲節本，但對傳播、保存以及校訂金元醫籍等方面均有重要的意義，極具文獻學價值。

隨着學術的發展、印刷術的普及，明代整理、輯録叢書較多，在編纂、刊印方面取得了相當成就。醫學類叢書常見兩種類型，一是個人或家族對醫籍的彙纂，如《汪石山醫書》《景岳全書》；一是藏書家、刻書家對不同醫籍的彙刊，如胡文焕《醫家萃覽》、余象斗《必用醫學須知》。

清代是醫學叢書編纂的繁榮時期，數量逾百種，遠超前代之和。有名醫撰著，如陳念祖《南雅堂醫書全集》、王士雄《潛齋醫書五種》等；有藏書家編輯，如葉志詵《漢陽葉氏叢刻》、丁丙《當歸草堂醫學叢書》；還有官方編纂醫學叢書，如太醫院編《脉學本草醫方全書》。

民國時期，叢書又有新的發展，出現了影響深远的大型綜合性叢書，如《四部叢刊》《四部備要》等。此外，叢書編纂突破四部分類體系，如《叢書集成》以實用與罕見爲標準，分爲十大類。在此影響下，醫學叢書的編纂亦層出不窮。著名的有裘慶元編《三三醫書》，收録《温熱逢源》等九十九種醫書；錢季寅輯《影印古本醫學叢書》，收録《古本難經闡注》等十種；國醫書局輯《國醫小叢書》，收録《時疫白喉捷要》等三十四種；曹炳章輯《中國醫學大成》，收輯

《靈樞識》等一百三十餘種；裘慶元輯《珍本醫書集成》，收録《内經素問校義》等九十種；陳存仁輯《皇漢醫學叢書》，收録《素問識》等七十二種。皆具内容豐富、類别多樣的特點，對於醫籍的傳播和保存起到了極大的作用。

經過歷代叢書的編纂，中醫古籍大部分被收入醫學叢書，中醫古籍目前流傳的版本也以叢書居多。編纂刊布醫學叢書，對於醫家專人、醫學專題、地方性醫學的研究，保存醫學文獻，尤其是一些篇幅較短小、容易散佚的文獻，具有十分重要的作用。故清代張之洞《書目答問》謂：『叢書最便學者，爲其一部之中，可該群籍，搜殘存佚，爲功尤巨，欲多讀古書，非買叢書不可。』

醫學叢書類目始創於日本高島久也、岡田昌春合編的《躋壽館醫籍備考》，此後《中國醫學書目》《南京國學圖書館書目》皆仿之，專門著録醫學叢書。《中國中醫古籍總目》著録中醫叢書類古籍二百零六種，《新編中國中醫古籍總目》著録中醫叢書類古籍二百五十種。若計入民國時期的文獻，則有三百種之多。這些叢書對保存、整理、研究、傳承中醫學術發揮了重要作用。

《中華醫藏·第三編·叢書卷》收録二十七種代表性醫學類叢書。其中收録最多的爲一人自撰或據前人著述輯録的叢書，如明代王肯堂《證治準繩》，先成《雜病證治準繩》并附以《類方》，後續成《傷寒證治準繩》《幼科證治準繩》《女科證治準繩》《瘍醫準繩》四種，後世稱《六科證治準繩》；明代張三錫纂《醫學準繩六要》，含《經絡考》《四診法》《病機部》《運氣略》《本草選》《治法彙》六種；明代盧復輯《芷園醫種》，含《醫種子》四種、《芷園臆草》五種；清代沈明宗編注《醫徵》，含《金匱要略編注》《傷寒六經纂注》《温熱病論》《虚勞内傷》《女科附翼》子書五種，附録《客窗偶談》一種；清代蔡貽績輯《醫學四要》，含《醫學指要》《醫會元要》《傷寒温疫抉要》《内傷集要》四種；清代李守永删訂《司命秘笈》，含《龍宫三十禁方》《華祖青囊外症十方》《枕中秘要》三種傳説與孫思邈有關的醫書。另如《證治大還》《沈氏尊生書》《鄭氏彤園醫書》《聊復集》《齊氏醫書四種》《醫學切要全集》《醫學六種》等等。尤重名家名著稿抄本，如《泉唐沈氏醫書九種》《田晋蕃醫書七種》《正誼堂醫書九種》《連自華醫書十五種》等，其中《田晋蕃醫書七種》收録的《中西醫辨》爲中西醫結合早期經典之作。有兩人以上的名家醫著合刻叢書，如明代何柬編撰的《醫學統宗》，含子書七種，其中何柬自撰者三種，校補滑壽所著醫書三種。有學術流派、地方醫學類叢書，如清代陳嘉璴輯《醫學粹精》，除陳氏自撰之書，還收録明代有學術傳承關係的周之幹、查萬合、胡慎柔之書；清代楊乘六《己任編》，輯評明末清初醫家高鼓峰、吕留良、董廢翁三家四部醫書彙集之編；《盤珠集》，含嚴潔、施雯、洪煒三人或獨撰或合撰的五種。有官修綜合性醫學叢書，如乾隆年間組織太醫院院判編纂的官修綜合類叢書《御纂醫宗金鑑》，收録十五種醫籍。另外，《中華醫藏·第三編·叢書卷》包含了部分全書，如明代彭用光《體仁彙編》，有論有方，卷號連續，并無子書之名；張介賓《景岳全書》六十四卷，全書分爲十六種，内容不重複，卷序連續；陳澈《雪潭居醫約》取張介賓《類經》、王肯堂《證治準繩》、繆希雍《神農本草經疏》等書之精要，參以自身醫案，編輯成書，是一部内容豐富的綜合性醫書；清代程文囿《醫述》十六卷，編纂思想統一，卷次連續，但又各有主題，書中引録甚多，所輯古今醫書三百二十餘種，經史子集四十餘種。

需要説明的是，部分所收叢書有缺子書、缺卷、缺葉者，如有同一版本儘量配補。其中清代汪啓賢、汪啓聖選注《濟世全書》，本藏從他館補配三種，收齊二十七種子書，首次成爲完書。《新刊仁齋直指》《濟生拔粹》《古今醫統正脉全書》等代表性醫學類叢書的子書計劃收入《中華醫藏》其他類目者，《叢書卷》不再重複收録。

《中華醫藏·第三编·叢書卷》收録代表性醫學類叢書共二十七種，按成書時間先後，依次爲：《體仁彙編》（全二册）、《醫學統宗》（全一册）、《證治準繩》（全二十四册）、《醫學準繩六要》（全七册）、《芷園醫種》（全二册）、《雪潭居醫約》（全三册）、《景岳全書》（全十册）、《濟世全書》（全八册）、《醫徵》（全三册）、《醫學粹精》（全一册）、《證治大還》（全六册）、《己任編》（全一册）、《御纂醫宗金鑑》（全十六册）、《盤珠集》（全三册）、《沈氏尊生書》（全八册）、《鄭氏彤園醫書》（全四册）、《聊復集》（全一册）、《醫學四要》（全三册）、《醫述》（全六册）、《齊氏醫書四種》（全四册）、《醫學切要全集》（全二册）、《醫學六種》（全二册）、《司命秘笈》（全一册）、《泉唐沈氏醫書九種》（全二册）、《田晋蕃醫書七種》（全六册）、《正誼堂醫書九種》（全一册）、《連自華醫書十五種》（全三册）。因卷次繁多，體量巨大，爲方便讀者使用，現將《叢書卷》所收二十七種叢書單獨出版。

江凌圳

二〇二四年四月

總目録

第一册

第二册

傷寒分類集成

第一卷目錄

泉唐沈氏醫書九種十三卷
（清）沈靈犀 編　清稿本

傷寒分類集成

泉唐沈霊庠編

内經傷寒六經形證

太陽為諸陽之首其脈連風府故頭項痛腰脊強

陽明主肉其脈侠鼻絡於目故身熱目疼而鼻干不得卧也

少陽主胆其脈循脇絡於耳故胸脇痛而耳聾

太陰脈布胃中絡於咽故腹滿而咽干

少陰脈貫腎絡於肺繫舌本故口燥舌干而渴

第一冊目録

泉唐沈氏醫書九種十三卷（一）

（清）沈靈犀 編

清稿本

泉唐沈氏醫書九種十三卷

清沈靈犀編，清稿本。

沈靈犀，生卒年不詳，泉唐（今浙江杭州）人。清代晚期醫家，生平未詳，其著作僅《泉唐沈氏醫書九種》存世。

此集約成於清光緒元年（1875），九種十三卷，包括《傷寒分類集成》三卷，《傷寒摘要》二卷，《讀金匱要略大意》二卷，《中風簡要》《諸痹彙要》《痿證大要》《虛勞要則》《水氣指南》《温病方書》各一卷。叢書以輯録經典及前人醫著爲主，間亦糅和本人臨證經驗，但發揮較少。

《中華醫藏》影印底本原書版框高十九點五厘米，寬十九點三厘米，現藏中國中醫科學院圖書館。

（李曉寅）

傷寒分類集成 上

泉唐沈氏醫書九種 一

傷寒分類集成

第一卷目錄

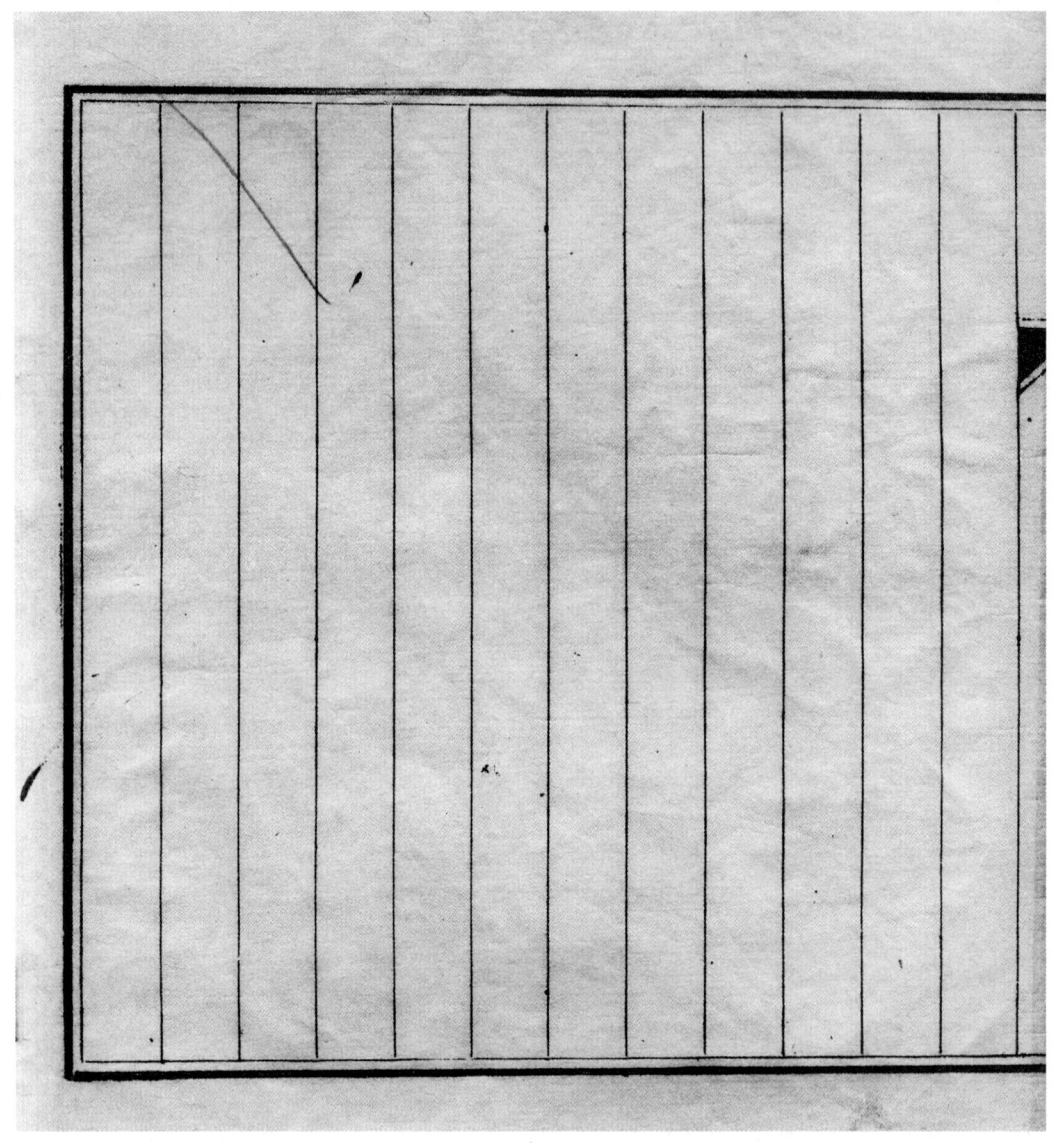

傷寒分類集成

泉唐沈靈犀編

內經傷寒六經形證

太陽為諸陽之首其脈連風府故頭項痛腰脊強

陽明主肉其脈俠鼻絡於目故身熱目疼而鼻干不得卧也

少陽主胆其脈循脇絡於耳故胸脇痛而耳聾

太陰脈布胃中絡於咽故腹滿而咽干

少陰脈貫腎絡於肺繫舌本故口燥舌干而渴

厥陰脈循陰氣而絡於肝故煩滿而囊
縮

傷寒論脈證

太陽之爲病發熱汗出惡風脉浮緩或
陽浮陰弱者名中風　發熱惡寒無汗
體痛嘔逆脈陰陽俱浮緊者名傷寒
陽明之爲病身熱汗自出不惡寒反惡熱
口苦微喘脈尺寸俱長大
少陽之爲病口苦舌干目眩脇下鞕滿干嘔
不能食往來寒熱脈尺寸俱弦
太陰之爲病脈浮緩手足自温腹滿而吐食
不下自利益甚時腹自痛

少陰之為病脈微細但欲寐

厥陰之為病消渴氣上撞心心中疼飢不欲食食則吐蚘下之利不止脈尺寸俱微緩

可汗證

桂枝湯類

桂枝湯

桂枝　芍藥　甘草　生薑　大棗

右藥服已須臾歠熱稀粥一升餘以助藥力溫覆令一時許遍身漐漐微似有汗者益佳不可令如水淋漓病必不除若一服汗出病差停後服不必盡劑若不汗更服依前法又不汗後服小促使

其間半日許令三服盡若病重者一晝一夜服周時觀之服一劑盡病證猶在者更作服若汗不出乃服至二三劑禁生冷粘滑肉麪五辛酒酪臭惡等物

太陽中風陽浮而陰弱陽浮者熱自發陰弱者汗自出嗇嗇惡寒淅淅惡風翕翕發热鼻鳴乾嘔者桂枝湯主之

陽浮陰弱與下文衛強榮弱同義陽浮者陽邪入衛脉必外浮陽性本熱風又善行所以發熱快捷不待閑鬱自發也陰弱者榮無邪助比衛不足脉必内弱陰弱不能内守陽強不能外固所以汗不待覆盖而自出也嗇嗇惡寒

內氣餒也淅淅惡風外體疏也雖風與寒並舉義重惡風惡風未有不惡寒但惡寒甚輕不若傷寒及陰經之甚也翕翕發熱乃氣蒸濕潤之熱比傷寒之干熱不同比陽明之身熱亦不同鼻鳴者陽邪上壅也干嘔者陽邪上逆也故取用桂枝湯解肌表之陽邪而與發汗驅出陰寒之法迥乎角立也

太陽病頭痛發熱汗出惡風者桂枝湯主之

此條用桂枝湯之總証發熱汗出惡風等証已見前條重出是文者恐後學誤用故再叮嚀辨證用法耳

太陽病外証未解脈浮弱者當以汗解宜桂枝

湯

浮弱即陽浮陰弱之謂外症未解即發熱汗出惡風等表症仍在脈症均未離太陽病雖日久仍宜以桂枝湯汗解不可另行發汗之法以誤治也

太陽病發熱汗出者此謂榮弱衛强故使汗出欲救邪風者宜桂枝湯主之

衛得邪助故强榮無邪助故弱即前陽浮陰弱之義而重挈明耳邪風即風邪故用桂枝驅風

病人藏無他病時發熱自汗出而不愈者此衛氣不和也先其時發汗則愈宜桂枝湯主之

藏無他病即病人無他藏之裡病且太陽諸
症亦不必悉備時發熱者有時發熱有時
不發熱也故先於未發熱時主用解肌之法
邪自不留也
病嘗自汗出者此為榮氣和榮氣和者外不諧
以衛氣不共榮氣和諧故耳以榮行脈中衛行
脈外復發其汗榮衛和則愈宜桂枝湯
此明中風病衛受邪風榮反出汗之理以見榮
氣本和但衛强不與榮和復發其汗俾風邪
浧肌竅外出斯衛不强而與榮和矣
太陽病初服桂枝湯反煩不解者先刺風池風府
却與桂枝湯則愈

中風證凡未傳變者當從解肌舍解肌無別法也然服桂枝湯以解肌而反加煩悶者乃服藥時不如法也其法維何即歠稀熱粥以助藥力不使其不及但取遍身漐漐微似有汗不使其太過之謂也此云服湯反煩者必微似汗亦未得肌竅之開徒使藥力引動風邪漫無出路勢必內入而生煩也故先刺風池風府以瀉其凝結之邪風府穴在頂上入髮際一寸大筋內宛宛中督脈陽維之會刺入四分留三呼　風池在顳顬後髮際陷者中足少陽陽維之會針入三分留三呼更與桂枝湯引之外出則愈矣此因服桂枝不如法立此妙義不可不講故特詳其意俾用藥者知所當務焉

太陽病外證未解者不可下也下之為逆欲解外者

宜桂枝湯主之

此言太陽病雖有可下之証而表証仍在者亦不可下宜外解若誤下之必成結胸等逆症或誤下後無他變者仍當用桂枝湯解外

太陽病先發汗不解而復下之脉浮者不愈浮為在外而反下之故令不愈今脉浮故知在外當須解外則愈宜桂枝湯主之

脉浮而下此為誤下下後仍浮則邪不因誤下而陷入仍在太陽故仍當以桂枝急解其外不得因已汗下而不復用桂枝也

太陽病下之其氣上衝者可與桂枝湯方用前法若不上衝者不可與之

此誤下之症誤下而氣仍上衝則邪氣猶在陽分故仍用桂枝引邪外出若不上衝則邪已下陷變病不一當隨其變症而施治論中誤治諸法詳觀自明

傷寒發汗解半日許復煩脈浮數者可更發汗宜桂枝湯

發汗後病解半日許復煩脈復浮數明係汗後表疎邪風襲入所致不可再用麻黃發汗之法宜復用桂枝之解肌引邪外出可耳盖用桂枝者一以風邪重犯衛一以榮虛不能復任麻黃故也

傷寒大下後復發汗心下痞惡寒者表未解也不可攻

痞當先解表表解乃可攻痞解表宜桂枝湯攻
痞宜大黃黃連瀉心湯

大下後復發汗先裡後表顛倒差誤究竟心陷之邪居結心下證兼惡寒表邪不爲汗衰即不可更攻其痞當用桂枝解肌之法先解其外外解後乃以大黃黃連瀉心湯攻去其心下之痞也

傷寒醫下之續得下利清穀不止身疼痛者急當救裡後身疼痛大便自調者急當救表救裏宜四逆湯救表宜桂枝湯

下利清穀者脾中陽氣微而飲食不能腐化也身體疼痛者在裡之陰邪盛而筋脈爲其阻滯

也陽微陰盛凶危立至當急救其在裡之微陽俾利與痛俱止救後小便清大便調則在裡之陽已復而身痛仍不止明是表邪未盡榮衛不和所致又當急救其表俾表邪仍從外解但救裡與攻裡有天淵之不同若攻裡必須先表後裡必無倒行逆施之法惟在裡之陰寒極盛恐陽氣暴脫不得不先救其裡俟陽稍回乃復救其表初不敢以一時之權宜更一定之正法也厥陰篇下利腹脹身體疼痛者先溫其裡乃攻其表曰先溫曰乃攻形容不得已之次第足互此意

傷寒不大便六七日頭痛有熱者與承氣湯其小便清者知不在裡仍在表也當須發汗若頭痛者必衄

宜桂枝湯

傷寒論云與承氣湯金匱增入未可二字致令人無可適從不知此証雖不大便六七日頭痛有熱亦未可遽下必須小便赤始知裡有熱方可與承氣若小便不赤而反清其邪在表雖不大便亦當從表治且頭痛有熱而致衄全是風邪上壅之象如果傷寒必見身疼痛目瞑之症故是症僅用桂枝解風邪而不用麻黄之逐寒邪也

陽明病脉遲汗出多微惡寒者表未解也可發汗宜桂枝湯

陽明本自多汗但不惡寒而惡熱今多汗而猶

惡寒則風邪尚連太陽雖陽明病而治仍從

太陽

病人煩熱汗出則解又如瘧狀日晡所發熱者屬陽明也脈實者宜下之脈浮虛者宜發汗下之與大承氣湯發汗宜桂枝湯

病人得汗後煩熱解太陽經之邪將盡未盡其人復如瘧狀日晡時所發熱則邪入陽明審矣蓋日晡者申酉時乃陽月之王時也發熱即潮熱乃陽明之本候也邪雖已入陽明尚恐未離太陽故必重辨其脈脈實者方為正陽陽明宜下之若脈浮虛者仍是陽明而兼太陽更宜汗而不宜下矣

太陰病脈浮者可發汗宜桂枝湯

太陰脈尺寸俱沉細今脈浮則邪還於表可知矣故用桂枝解肌之法但太陽條以脈浮緩為中風用桂枝湯脈浮緊為傷寒用麻黄湯此僅云脈浮而即用桂枝其義安在不知此云脈浮係省文之法必包括緩字在内傷寒論中此等省文之處甚多即少陽篇中云設胸滿脇痛者與小柴胡湯脈但浮者與麻黄湯然與麻黄湯其脈浮必兼緊可知矣否則同一浮脈何所據而用麻黄桂枝耶所以讀傷寒論至此等處必須悉心研究方知其義而不致誤會也

下利腹脹滿身體疼痛者先温其裡乃攻其表温裡宜四逆湯攻表宜桂枝湯

此與太陽篇下利身疼用先裡後表之法相同但彼因誤下而致下利此因下利而致腹脹其因雖若有不同而内部之陽微則同所以救裡急於攻表攻表須俟清便已調身體疼痛仍不减方知身疼爲表邪乃攻其表否則表裡均有身疼痛之症何以辨别其在裡在表耶

桂枝加附子湯

桂枝湯原方加附子

太陽病發汗遂漏不止其人惡風小便難四肢微急

太陽病不解熱結膀胱其人如狂血自下者愈其外不解者尚未可攻當先解外宜桂枝湯

血自下者愈則熱邪亦隨血而去矣若血不自下外邪亦未解不可先攻攻之則表邪下陷為害無窮故先宜以桂枝湯解外也

難以屈伸桂枝加附子湯主之

此藥不對症發汗太過遂致如水淋漓而不止發汗太過徒亡津液而表邪反不能去故其人仍惡風反小便難也四肢微急難以伸屈乃津脫陽虛之象但不至亡陽耳故桂枝湯中僅加附子一味止汗回陽若更甚而厥冷惡寒則有陽脫之慮當用四逆矣

桂枝加桂湯

桂枝湯原方加桂枝

燒針令其汗針處被寒核起而赤者必發奔豚氣從小腹上衝心者灸其核上各一壯與桂枝加桂湯

奔豚者腎邪也腎邪一動勢必自少腹上逆

而衝心狀若豕突以北方亥位屬猪故也北方腎邪惟桂能伐之所以桂枝湯中重加肉桂不特外解風邪且能内制腎氣是一方而兩治之也

且是方凡發表誤入寒藥服後反加壯熱肌膚起赤塊畏寒腹痛氣逆而喘者或汗時盖覆未周復被風寒紅腫喘逆其証同者用此法良驗

桂枝去芍藥湯

桂枝原方去芍藥

桂枝去芍藥加附子湯

即前方加附子

太陽病下之後脈促胸滿者桂枝去芍藥湯主之若微惡寒者去芍藥方中加附子湯主之

脉促胸滿其邪雖盛於陽位但未全下陷變成胸痛之結胸證耳故僅用桂枝之辛甘以亟散太陽之邪其去芍藥者因已誤下恐其復領陽下入腹中也設微見惡寒則陽虛已著而非陽邪仍尚在陽位可比故以去芍藥方中加附子以回陽或曰脉促胸滿微惡寒安知其非陽邪雖陷而尚連太陽耶何以必其陽虛而加入附子耶曰脉促胸滿者陽邪已上盛也陽邪上盛勢必喘而汗出汗出而再增惡寒之症則陽上越而內虛可知故仲景不繁衍其文而其義早已包括無遺故於去芍藥方中加附子以回其陽也可知陽虛即能惡寒不汗出之惡寒即非

陽盡況傷寒症中多有下後汗出不止而釀亡陽之變者豈可於此等處不細心參悟以求神髓耶

桂枝加厚朴杏仁湯

桂枝湯原方加厚朴　杏仁

喘家作桂枝湯加厚朴杏仁佳

此條之喘非由誤下而得乃本有之宿疾也故加此二味消痰下氣耳

太陽病下之微喘者表未解故也桂枝加厚朴杏仁湯主之

凡下後利不止而加上氣喘急者乃是上爭下奪之象危候也但驟病之人中氣足供上下之用邪盡

而喘吐利自止若中氣素餒加以上下交征立盡也數矣此證不云下利但云微喘表邪未解則是表邪因誤下上逆與虛證不同故仍用桂枝以解表加厚朴杏仁以降逆氣耳此訣係風邪誤下作喘治法之大要若寒邪誤下作喘當用麻黃石膏矣

小建中湯原

桂枝湯原方加膠飴

傷寒二三日心中悸而煩者小建中湯主之嘔家不可用建中湯以甜故也

心中悸而煩者係陽氣內虛而心悸陰氣內虛而心煩也則悸而煩其爲虛煩可知故用建

中湯以補心脾之氣而建其中使邪不易入也蓋梔子湯治有熱之虛煩此治無熱之虛煩也

傷寒陽脉澀陰脉弦法當腹中急痛先與小建中湯不差者與小柴胡湯主之

脉陽濇陰弦者係中宮之陽氣虛木來乘土故云法當腹中急痛以小建中之緩而和其急則腹痛可止而脉亦不弦濇矣若不差則弦爲少陽之本脉而濇爲汗出不徹腹痛乃邪欲傳太陰之故也用小柴胡湯以和陰陽庶爲的當無疑耳

桂枝加芍藥生薑人參新加湯

桂枝湯原方芍藥生姜各增一兩加人參三兩

發汗後身疼痛脉沉遲此湯主之

傷寒發汗後身反疼痛者乃陽氣暴虛寒邪不能盡出所致若脉見沉遲更無疑矣脉沉遲者六部皆然與尺遲大異尺遲乃素虛此爲發汗新虛故於桂枝方中倍加芍藥生姜各一兩以去邪用人參三兩以輔正名曰新加湯者明非桂枝湯中之舊法也

桂枝甘草湯

桂枝　甘草

發汗過多其人叉手自冒心心下悸欲得按者桂枝甘草湯主之

發汗不誤誤在過多汗爲心之液多則心氣虛二

味扶陽補中此乃陽盡之輕者甚而振振欲擗
地則用真武湯矣

茯苓桂枝甘草大棗湯

茯苓半斤　桂枝四兩　甘草二兩　大棗十二枚

右四味以甘瀾水一斗（以水一斗揚之萬遍取用　按甘瀾水大約取其動極思静之意）先
煮茯苓（凡方中專重之藥法必先煮）減二升納諸藥煮取三升
去滓温服一升日三服

發汗後其人臍下悸者欲作奔豚茯苓桂枝甘草
大棗湯主之

心下悸是擾胸中之陽臍下悸則因發汗太過上
焦乾涸腎水上救故重用茯苓以制腎水桂枝以
治奔豚

桂枝麻黃各半湯

桂枝一兩十六株　芍藥　生薑　甘草炙　麻黃去節各一兩

杏仁二十四枚　大棗四枚

右七味以水五升先煮麻黃一二沸去上沫欲去沫故先煮納諸藥煮取一升八合減去三之一去滓溫服六合

一云桂枝湯三合麻黃湯三合頓服將息如上法按此方分兩甚輕計共約六兩合今之秤僅一兩三四錢分三服祇服四錢零乃治邪退後至輕之劑猶勿藥也

太陽病得之八九日如瘧狀發熱惡寒熱多寒少其人不嘔清便欲自可一日二三度發脈微緩者為欲愈也脈微而惡寒者此陰陽俱盡不可更發汗更下更吐也面色反有熱色者未欲解也以其不得小汗出身必痒宜桂枝麻黃各半湯

此條餘邪欲去未去之候太陽病得之八九日已過經之候如瘧狀發熱惡寒熱多寒少邪已漸輕之證其人不嘔非少陽症可知清便欲自可亦無裡熱可知一日二三度發更非瘧象脉微緩者不浮不弦不大餘邪欲退之象設脉微而惡寒者係病氣雖除而陰陽亦俱虛當靜以養之使胃氣漸充榮衛自和而自愈故有不可更汗更下更吐之戒若面色反有熱色者則餘邪尚鬱於皮膚中欲自出不得故身亦癢以此湯取其小汗則餘邪盡去而愈矣

桂枝二麻黃一湯

桂枝一兩十七銖 芍藥一兩六銖 甘草一兩二銖 杏仁十六枚 麻黃十六銖

生薑一兩六銖　大棗五枚

右七味以水五升先煮麻黃一二沸去上沫納
諸藥煮取二升去滓溫服一升日再服一本
云桂枝湯二升麻黃湯一升合為三升分
再服

服桂枝湯大汗出脈洪大者與桂枝湯如前法若
形如瘧日再發者汗出必解宜桂枝二麻黃一湯主
之

服桂枝湯大汗出脈洪大者汗雖出而邪未盡也
故與桂枝湯如前法此所謂邪不盡行復如法
者也形如瘧狀日再發者餘邪未散之故所以
與此湯微汗出而必解蓋此湯與桂枝麻黃各

半陽意畧同但此因大汗出之後故桂枝畧重
而麻黄畧輕耳

桂枝二越婢一湯

桂枝　芍藥　甘草　麻黄各十八銖　大棗四枚
生姜一兩二銖　石羔二十四銖

右七味以水五升煮麻黄一二沸去上沫納諸藥
煮取二升去渣温服一升　附越婢湯方麻黄六兩甘草二兩
石羔半斤大棗十五枚　生姜三兩

太陽病發熱惡寒熱多寒少脉微弱者此無陽也
不可更汗宜桂枝二越婢一湯

此無陽與亡陽不同并與他處之陽虚亦異蓋其人
本非壯盛而邪氣亦輕故身有寒熱而脉微弱若

發其汗必至有叉手冒心臍下悸等症故以此湯清疏榮衛令得似汗而解況熱多寒少熱在氣分尤與石羔爲宜古聖用葯之審如此一云無陽二字仲景言之不一按其實均係亡津液之通称也故其症有不可更汗之戒

桂枝去桂加茯苓白术湯

芍藥三两　甘草二两炙　生姜　茯苓　白术各三两

大棗十二枚　此藥温服後小便利則愈

服桂枝湯或下之仍頭項強痛翕翕發熱無汗心下滿微痛小便不利者桂枝去桂加茯苓白术湯主之

頭痛發熱桂枝症仍在也以其無汗則不宜更用桂枝心下滿則用白术小便不利則用茯苓此症

乃亡津液而有停飲者也

桂枝去芍藥加蜀漆龍骨牡蠣救逆湯

桂枝湯原方去芍藥加蜀漆三兩 牡蠣五兩 龍骨四兩

右七味以水一斗二升先煮蜀漆減二升納諸藥煮取三升去滓溫服一升

傷寒脈浮醫以火迫刦之亡陽必驚狂起卧不安者桂枝去芍藥加蜀漆龍骨牡蠣湯主之

此與少陰汗出之亡陽迥別蓋少陰之亡陽乃亡陰中之陽故用四逆輩回其陽於腎中今乃以火逼汗亡其陽中之陽故用安神之品鎮其陽於心中各有至理不可易也去芍藥者因陽虛不復

助陰也

桂枝甘草龍骨牡蠣湯

桂枝一兩　甘草二兩　牡蠣二兩　龍骨二兩

脈浮宜以汗解用火灸之邪無從出因火而盛病從腰以下必重而痹名火逆也

火逆下之因燒針煩躁者桂枝甘草龍骨牡蠣湯主之

此證誤而又誤雖無驚狂等變象但下之更虛其陰燒針又益其陽胸中宜煩躁不寧矣故用是方鎮其陰氣散其火邪上下同治前方驚狂治重在心故用蜀漆此無驚狂故不用蜀漆其證藥大段相同

桂枝加葛根湯

桂枝湯原方加葛根四兩桂枝芍藥各減一兩餘

同

右六味以水一斗先煮葛根減二升去上沫納諸藥煮取三升去渣溫服一升覆取微似汗不須

啜粥

太陽病項背強几几反汗出惡風者桂枝加葛根湯主之

此條與太陽病項背強几几無汗惡風者均為兩經合病之症不過以有汗無汗分用桂枝加葛根與葛根湯耳仲景雖不言合病其實合病也

初症也几几頸不舒也頸屬陽明既於太陽風傷

衛証中纔見陽明一証故桂枝湯中加葛根
一味以兼治之
桂枝加芍藥湯（治太陰症方）
桂枝湯原方芍藥加一倍
桂枝加大黃湯（治太陰症方）
桂枝湯原方加大黃一兩芍藥一倍
本太陽病醫反下之因而腹滿時痛屬太陰也桂
枝加芍藥湯主之若大實痛者桂枝加大黃湯主之
太陽病誤下其變皆在胸脇以上此誤下而腹滿時
痛無胸脇間之變症則邪已入於太陰可知故仍
用桂枝解肌之法但倍芍藥以斂太陰之逆氣耳
若大實痛者不僅傷太陰之氣而邪氣已結於

太陰而成太陰之實邪矣所以用大黃引之即從太陰出不因誤下而禁下見証施治無不奇效

用桂枝湯類汗法共三十七條

麻黃湯類

麻黃湯

麻黃（三兩） 桂枝（二兩） 甘草（一兩炙） 杏仁（七十个）

右藥四味以水九升先煮麻黃減二升（此須多煮取其力專不僅為去上沫止煮一二沸矣）去上沫納諸藥煮取二升半去滓溫服八合覆取微似汗不須啜粥（以其易發汗也）餘如桂枝將息法（活人書云夏至後用麻黃湯量加知母石膏黃芩蓋麻黃性熱恐有發黃斑出之慮）

太陽病頭痛發熱身疼腰痛骨節疼痛惡風無汗而喘者麻黃湯主之

頭痛身疼腰痛骨節疼痛此痛處比桂枝症尤多惡風者惡寒未有不惡風之義也無汗者寒傷榮而榮氣强則腠理閉密故雖熱汗不出也喘者肺氣不舒之症故用麻黄湯主之其煮湯之意雖用麻黄發汗解邪而爲主將但其力勇猛故以桂枝監之甘草和之而用杏仁潤下以止喘逆亦止取微似汗不須啜熱稀粥以助藥力正如馭六馬執轡惟謹恒虞其泛軼耳

脈浮者病在表可發汗宜麻黄湯

傷寒病太陽表證俱備脈雖見浮而不見緊亦宜求其邪方在表當用麻黄湯托出其邪使不得入況傷寒論中省文之處甚多此處雖止

云脈浮而不言緊其緊之意亦必包栝在内

脈浮而數者可發汗宜麻黄湯

傷寒太陽症俱在脈不浮緊而見浮數數則爲陽邪欲出故用麻黄引之外出若云數爲邪勢正欲他傳亦宜用麻黄湯擊其半渡而驅之使出俾不得入

太陽病脈浮緊無汗發熱身疼痛八九日不解表證仍在此當發其汗服藥已微除其人發煩目瞑劇者必衄衄乃解所以然者陽氣重故也麻黄湯主之

此乃太陽傷寒病故見脈浮緊無汗發熱身疼痛等症八九日不解表证仍在者宜用麻黄湯發其汗服藥已微除則藥力不能勝病所以陽鬱不達而

發煩目瞑也劇則熱甚於經必迫血妄行而為衄衄則熱隨血散而解所以然者血由肺之清道而出與汗從皮毛而洩同故熱邪亦解俗云紅汗即此之謂也

傷寒脈浮緊不發汗因致衄者麻黄湯主之

此傷寒失汗之证也當汗不汗則陽邪鬱抑不能外達因而致衄但此衄後不解故仍以麻黄湯汗解前条衄後乃解可不必再用麻黄湯矣總之用麻黄湯須察其外证解與未解以決之方無誤也

陽明病脈浮無汗而喘者發汗則愈宜麻黄湯

陽明病本脈大自汗今乃脈浮無汗而喘則為麻

黄湯症矣故用麻黄湯發汗引寒邪仍從營分而
出也

太陽與陽明合病喘而胸滿者不可下宜麻黄湯主之

陽明之病象甚多如身熱不惡寒口苦鼻干之類
但見一二证即是不必全俱也太陽病前文俱備可
不再贅喘而胸滿者兩邪相合上攻其肺也故用
麻黄湯之治喘逆而兼發散二經之邪仍從太陽出
也

太陽病十日以去脉浮細而嗜卧者外已解也設胸滿
脇痛者與小柴胡湯脉但浮者與麻黄湯

太陽病十日以去已過經之候脉浮細邪已退之象
嗜卧者正漸復也外雖解而設胸滿脇痛者邪尚

留少陽也故與小柴胡湯和解之脈但浮與麻黃湯者其脈必不兼少陽之弦而必兼太陽傷寒之緊可知不然何不云與桂枝湯耶

麻黃杏仁甘草石膏湯

麻黃四两　杏仁五十个　甘草二两　石膏半斤

發汗後不可更行桂枝湯汗出而喘無大熱者可與麻黃杏仁甘草石羔湯主之發汗後飲水多者必喘以水灌之亦喘

汗後不可更行桂枝湯者因既汗不可再汗津液不得重傷故也且汗出而喘尚有留邪在肺更非桂枝湯所宜無大熱者外邪已輕故用此湯之石羔以治汗出麻杏以治喘

下後不可更行桂枝湯若汗出而喘無大熱者可與麻黄杏仁石羔湯

下後不可更行桂枝湯者亦因津液不得再傷故也且亦有汗出而喘之证故亦用麻杏甘石湯治之

大青龍湯

麻黄六两 桂枝二两 甘草二两 杏仁四十枚 生姜三两 大棗十二枚 生石羔如雞子大一塊

右七味以水九升先煮麻黄減二升去上沫納諸藥煮取三升去滓溫服一升取微似汗汗出多者溫粉撲之此外治之法論中無溫粉方明理論載白术藁本川芎白芷各等分入米粉和勻撲之無藁本亦得後人用牡蠣麻黄根鉛粉龍骨亦可一服汗者停後服汗多亡陽遂虛惡風煩躁不得眠也

太陽中風脉浮緊發熱惡寒身疼痛不汗出而煩躁者大青龍湯主之若脉微弱汗出惡風者不可服服之則厥逆筋惕肉瞤此為逆也以真武湯救之

此中風見寒脉而風寒兩兼之症也故用此湯發汗以解其煩躁但本方原於無汗者取微似汗若有汗之煩躁全非鬱蒸之比其不藉汗解甚明加以惡風脉微弱則是少陰亡陽之症若脉浮弱汗出惡風而不煩躁即是太陽中風之症皆與此湯不相涉也誤服此湯寧不致厥逆惕瞤而速其亡陽耶仲景不能必用法者盡如其法更立真武一湯以救其誤學者能識其鄭重之意即百用亦不至一誤矣

傷寒脉浮緩身不疼但重乍有輕時無少陰证者大青龍湯主之

此傷寒見風脉而風寒兩並之证也風寒兩兼之证则桂枝麻黄二湯之不可用不待言矣故製大青龍一湯為此二证的對之方也或曰脉不沉緊身有輕時為無少陰外症不厥利吐逆為無少陰裡证脉浮緩邪輕易散身不疼外邪已退而又别無表裡等证是為病之最輕者也何必投以青龍險峻之劑耶曰論云傷寒脉浮緩者必另有太陽傷寒之表证而見中風浮緩之脉也身重乍有輕時謂但身重無少陰欲寐之证而又不似少陰之晝夜俱重然既無少陰证而僅見太陽風寒

之表邪故以大青龍湯兩解其風寒庶無偏裨之患矣

小青龍湯

麻黄　芍藥　細辛　干姜　甘草

桂枝各三兩　五味子半斤　半夏半升

右八味以水一斗先煮麻黄減二升去上沫納諸藥煮取三升去滓温服一升

附加減法

若微利者去麻黄加蕘花如雞子大熬令赤色利屬下焦陰分不可更發其陽蕘花明理論作芫花恐誤本草蕘花芫花之葉相近而蕘花不常用當時已不可得故改用芫花以其皆有去水之功也　若渴者去半夏加栝蔞根三兩本草栝蔞根主消渴　若噎者噎古作饐論云寒氣相搏則為腸鳴醫乃不知而反飲冷水令大汗出水得寒氣冷必相搏其人即饐　按内經無噎字疑即呃逆之輕者　去

麻黄加附子一枚炮（本草附子温中）若小便不利少腹滿去麻黄加茯苓四兩（小便不利而少腹滿則水不在上而在下矣故用茯苓）若喘者去麻黄加杏仁半升去皮尖（徐靈胎云此方專治水氣蓋汗為水類肺為水源邪汗未盡必停於肺胃之間病屬有形非一味發散所能除此方無微不到真神劑也）

傷寒表不解心下有水氣乾嘔發熱而欬或渴或痢或噎或小便不利少腹滿或喘者小青龍湯主之

傷寒表不解發汗未透之故心下有水氣即未出之汗停於心下也汗即水也水寒相搏必傷其肺故見種種各症並所應患之證雖多但不必悉俱方為水停之症止須有一二症見即為水逆之症也於散風寒滌水飲藥中加五味之酸以收肺氣之逆干姜之辛以瀉肺氣之滿名曰小青龍湯蓋取其翻波逐浪以

歸江海不欲其興雲升天而為淫雨之意也

傷寒心下有水氣欬而微喘發熱不渴服湯已渴者此寒氣欲解也小青龍湯主之

喘而不渴水停心下之的证所以然者風寒挾水飲上逆津液不下行故不渴也服小青龍已反渴者係水邪已去而寒氣亦欲解也欲解者欲解未解之謂故仍以小青龍湯主之助其欲解之勢耳

麻黃附子細辛湯

麻黃二兩　細辛二兩　附子一枚炮

少陰病始得之反發熱脈沉者麻黃附子細辛湯主之

發熱一證陰經所無何以少陰病始得之反發熱耶

又何以必其為少陰經之發熱非太陽陽明之發熱耶曰陰經本無外熱惟少陰與太陽為表裡而位最近故猶有發熱之證但欲知其為少陰之發熱必須從少陰諸現証細細詳審又必候其脈象之沉而不浮然後始知為少陰之反發熱既見發熱必當表散但陰經之表法與陽經迥異陰經必以溫經之藥為表而少陰尤為緊關故麻黃與附子合用俾外邪出而真陽不出庶為表少陰之正法也

麻黃附子甘草湯

麻黃二兩 甘草二兩炙 附子一枚炮

先煮麻黃一兩沸去上沫納諸藥煮

少陰病得之二三日麻黃附子甘草湯微發汗以二三日無裏証故微發汗也

不吐利煩躁嘔渴為無裏証既無裏証病尚在表可知故以甘草易細辛而微發汗又少陰經溫散之緩法也

以上用麻黃湯類汗法共十六條

葛根湯類

葛根湯

葛根四兩　麻黃三兩　芍藥二兩　生薑三兩　甘草二兩炙

桂枝二兩　大棗十二枚

右七味以水一斗先煮麻黃葛根減二升去上沫內諸藥煮取三升去滓溫服一升覆取微

似汗不須啜粥餘如桂枝法將息及禁忌

太陽病項背强几几無汗惡風葛根湯主之

陽明證汗出而惡熱今無汗而惡風則邪未全入陽明而尚連太陽可知雖見項背强几几之陽明證祇須兼治可也故於桂枝湯中加麻黄葛根二味發之或曰太陽兼見陽明證是太陽之邪將入陽明經加葛根可也何必又加麻黄耶曰加麻黄者以其無汗故也若有汗必不加麻黄僅加葛根矣不見前桂枝加葛根湯一條乎但彼云反汗出故無麻黄此云無汗故加麻黄耳

太陽與陽明合病者必自下利葛根湯主之

太陽與陽明合病必自下利者風邪入胃故也若不下

利何以必其太陽陽明合病故以葛根湯而解兩經之邪邪去而下利自止矣

葛根黄芩黄連湯

葛根半斤　甘草二兩炙　黄芩三兩　黄連三兩　先煮葛根

太陽病桂枝症醫反下之利遂不止脈促者表未解也喘而汗出者葛根黄連黄芩湯主之

太陽病本無裡症但用桂枝解外可也若當用不用而反下之則邪内陷利遂不止矣但邪雖下陷尚未陷入三陰猶在陽明之府所以其脈見促喘而汗出也其方專以葛根解陽明之表加芩連以治喘利庶一舉而三得耳

葛根加半夏湯

葛根湯原方加半夏半升先煎服法同

太陽與陽明合病不下利但嘔者葛根加半夏湯主之

前條因下利而知太陽陽明合病今既不下利則合病何從而知必須從兩經本証一一對勘即不下利亦可定為合病矣前條合病用葛根湯者因無嘔症也此條因有嘔症故葛根湯中加半夏一味以止嘔耳

以上用葛根湯類汗法共四條

柴胡湯類

小柴胡湯

柴胡半斤　黃芩　人參　甘草炙　生薑各三兩　半夏半斤

大棗十二枚

右七味以水一斗二升煮取六升去渣再煎此又一法取三升溫服一升日三服此湯除大棗共二十八兩較今秤亦五兩六錢零雖分三服已爲重劑蓋少陽介於兩陽之間須兼顧三經故藥不宜輕去渣再煎者此方乃和解之劑再煎則藥性和合能使經氣相融不復往來出入古聖不但用藥之妙其煎法亦俱有精義

附加減法

若胸中煩而不嘔者去半夏人參不嘔不必用半夏煩不可用人參加括蔞實一枚括蔞實除胸痹此小陷胸之法也若渴者去半夏半夏能燥痰濕即能耗津液加人參生津液合前成四兩半括蔞根四兩治消渴若腹中痛者去黃芩苦寒加芍藥三兩除腹痛若脇下痞硬去大棗以其能補脾胃加牡蠣四兩別錄云治脇下痞熱若心下悸小便不利去黃芩加茯苓四兩利小便若不渴外有微熱者去人參不渴則津液自足加桂枝三兩微熱則邪留太陽溫覆取微似汗

可汗証　柴胡湯類

愈若欬者去人參大棗（二味與嗽非宜）生姜（加干姜故去生姜）加五味子半升 干姜二兩（古方治嗽五味干姜必同用一以散寒邪一以斂正氣從無單用五味治嗽之法後人不知用必有害況傷熱勞怯火嗆與此處寒飲犯肺之症又大不同乃獨用五味收斂風火痰涎深入肺藏永難救療矣 又按小柴胡湯與桂枝二方用處極多能深求其義則變化心生矣）

傷寒五六日中風往來寒熱胸脇苦滿默默不欲飲食心煩喜嘔或胸中煩而不嘔或渴或腹中痛或脇下痞硬或心下悸小便不利或不渴身有微熱或欬者小柴胡湯主之

軀殼之表陽也軀殼之裡陰也少陽主半表半裡之間其邪入而併於陰則寒出而併於陽則熱往來寒熱者常期也熱已而寒寒已而熱非如太陽之寒熱寒時亦熱熱時亦寒也胸脇為少陽之位邪結聚於少

陽故胸脇苦滿木邪干土故默默不欲食心煩喜嘔者木氣上逆也胸中煩而不嘔或渴者少陽之火邪也木尅土則腹中痛木氣塡鬱則脇下痞硬有痰飲則心下悸有蓄飲則小便不利或不渴太陽之邪未盡則身有微熱肺有留飲則欬盖見症雖多但各隨人之氣體不盡同也然總以小柴胡湯之和法爲主治而各隨見症以加減之耳

傷寒四五日身熱惡風頭項強脇下滿手足溫而渴者小柴胡湯主之

身熱惡風太陽症也頭項強太陽兼陽明症也脇下滿少陽症也本當從三陽合併病之例而用表法但其手足溫而加渴外邪輻湊於少陽而向裏之

機已著倘更用辛甘發散之法是重增其熱而大耗其津也故從小柴胡之和法則陽邪自罷而陰津不傷一舉而兩得矣此用小柴胡湯當從加減法不嘔而渴者去半夏加栝蔞根爲是

傷寒陽脉濇陰脉弦法當腹中急痛者先用小建中湯不差者與小柴胡湯主之

此治太陰不愈變而治少陽以小柴胡湯疏土中之木則腹痛自愈矣

凡柴湯病證而下之若柴胡證不罷者復與柴胡湯必蒸蒸而振却發熱汗出而解

傷寒五六日嘔而發熱者柴胡湯證具而以他藥下之柴胡證仍在者復與柴胡湯此雖已下之不爲逆必

蒸蒸而振，却發汗出而解。若心下滿而硬痛者，此為結胸也，大陷胸湯主之。但滿而不痛者，此為痞，柴胡湯不中與之，宜半夏瀉心湯。

二條互發其義，前畧後詳。誤下後証雖未變，然邪已陷而正氣亦虛，故服柴胡湯必蒸蒸而振，始得發熱汗出而邪從表解也。若誤下而成結胸與痞，則邪已入太陰，而柴胡非所宜矣。

傷寒五六日，頭汗出，微惡寒，手足冷，心下滿，口不欲食，大便硬，脈細者，此為陽微結，必有表，復有裏也。脈沈亦在裏也。汗出為陽微，假令純陰結，不得復有外症，悉入在裏，此為半在表半在裏也。脈雖沈緊，不得為少陰病。所以然者，陰不得有汗，今頭汗出，故知非少陰

也可與小柴胡湯設不了了者得屎而解
陽微結者陽邪鬱結不舒不能隨經而散也若作
陽氣衰微邪氣因之結聚而言則頭汗出是為正
陽之証非半表半裡之病矣且陰結亦可作為陰氣
衰微矣玩本文假令純陰結等語謂陽邪若不微
結純是陰邪内結則不得復有外証其義甚明得
屎而解即取柴胡加芒硝或大柴胡之和法也
血弱氣盡腠理開邪氣因入與正氣相搏結於脇下
正邪分爭往來寒熱休作有時默默不欲飲食藏府
相連其痛必下邪高痛下故使嘔也小柴胡湯主之
此條申明所以往來寒熱及不欲食下痛上嘔之故皆
因正衰邪入藏府相牽所致

陽明病發潮熱大便溏小便自可胸脇滿而不去者小柴胡湯主之

潮熱本陽明當下之候若大便溏小便自可則胃全不實更加胸脇滿不去則邪已傳入少陽矣纔兼少陽即有汗下二禁惟小柴胡一方合表裡中而總和之乃少陽一經之正法故陽明少陽亦取用之

陽明病脇下硬滿不大便而嘔舌上白胎者可與小柴胡湯上焦得通津液得下胃氣因和身濈然汗出而解也

脇下滿而嘔均係少陽症舌上白胎者邪未結於陽明雖不大便亦不可下也故用小柴胡湯分解陰陽上下通和濈然汗出而病均解矣

陽明中風脉弦浮大而短氣腹都滿脇下及心痛久按之氣不通鼻干不得汗嗜卧一身面目悉黄小便難有潮熱耳前後腫刺之小差外不解病過十日脉續浮者與小柴胡湯脉但浮無餘症者與麻黄湯若不尿腹滿加噦者不治

此條陽明中風症須辨有裡邪用小柴胡之和解無裡邪則用麻黄湯之汗解無一定之法也陽明脉本浮大而兼少陽之弦氣短腹都滿脇下及心痛少陽症也久按之氣不通鼻干不得汗嗜卧又又似少陰症一身面目悉黄小便難又似太陰症惟潮熱則屬陽明矣此雖陽明中風症而脉症均兼少陽且病過十日脉又續浮則裡邪尚有外出之機故

以小柴胡和解表裡則邪去而諸病悉已矣若脈但浮無他裡症者必從汗解故用麻黃湯若不尿腹滿加噦則真氣隨盡爲不治之症矣

本太陽病不解轉入少陽者脇下硬滿乾嘔不能食往來寒熱尚未吐下脈沈緊者與小柴胡湯

此少陽傳經之邪故所現皆少陽之症但未經誤吐誤下而脈反沈緊不弦此何故耶不知沈緊之象即弦之甚者也弦之甚係少陽之邪已漸入裡故與小柴胡以和解表裡

嘔而發熱者小柴胡湯主之

此發熱與太陽陽明之發熱同而非往來寒熱也惟嘔之一症係屬少陽故亦用此湯

太陽病十日以去脈浮細而嗜卧者外已解也設胸滿脇痛者與小柴胡湯脈但浮者與麻黃湯

此辨太陽病表邪解後尚有裡症而用柴胡與麻黄二法也若外解後而有胸滿脇痛之症脈亦見弦係邪留少陽須以小柴胡湯和解若脈不見弦而見太陽之浮緊須從脈不從症以麻黄湯汗解矣

傷寒十三日不解胸脇滿而嘔日晡所發潮熱已而微利此本柴胡症下之而不得利今反利者知醫以丸藥下之非其治也潮熱者實也先宜小柴胡湯以解外後以柴胡加芒硝湯主之

胸脇滿而嘔邪在少陽表裡之間也發潮熱裡可攻也微下利便未硬也以大柴胡湯分解表邪蕩滌裡

熱則邪去而微利亦自止矣若誤用藥則徒引熱邪 九
内陷而反下利致表裡俱不解也故先用小柴胡分
提以解外邪後加芒硝以滌胃中之熱也
傷寒差以後更發熱者小柴胡湯主之脉浮者以汗
解之脉沉實者以下解之
此復症也非勞復亦非女勞復乃正氣不充餘邪未
盡留在半表半裡之間故仍用小柴胡和解之法
如脉浮而仍在表則仍用汗法脉沉實而病在裏
則仍用下法然汗下之法即須勞復症之枳實梔子
豉湯微汗法及加大黄微下法也
婦人中風七八日續得寒熱發作有時經水適斷者此爲
熱入血室其血必結故使如瘧狀發作有時小柴胡湯

主之

婦人傷寒發熱經水適來晝日明了暮則讝語如見鬼狀者此為熱入血室無犯胃氣及上二焦必自愈

此婦人熱入血室之症其經水雖有適來適斷之分要無非熱邪太甚所致其一云用小柴胡湯者即無犯胃氣及上二焦之意其一云無犯胃氣及上二焦者亦即用小柴胡湯及刺期門之意但此為中焦營氣之疾汗下二法均非所宜惟小柴胡刺期門則其治也學者須知其邪在腑經水適來可用小柴胡邪在臟經水適斷可用刺法或俟其經水再行用小柴胡之和法則熱邪可隨血而去矣

大柴胡湯（此為少陽陽明合治之方）

柴胡半斤　半夏半斤　黄芩三兩　生姜五兩　枳實四枚

大棗十二枚　大黄二兩

太陽病過經十餘日反二三下之後二三日柴胡证仍在者先與小柴胡湯嘔不止心下急鬱鬱微煩者為未解也與大柴胡湯下之則愈

過經雖十餘日而太陽证未罷反二三下之未有不因而致變者後二三日柴胡證仍在者未有大變也本當行大柴胡兩解表裡但其邪屢因誤下而深入恐非大柴胡下法所能服故必先用小柴胡將邪提出半表然後再用大柴胡兩解始合法也

傷寒十餘日熱結在裡復往來寒熱與大柴胡湯

熱結在裡係陽明應下之证後往來寒熱乃少陽應和之時應和應下二病俱見故含大柴胡和解表裡别無善法也

傷寒發熱汗出不解心中痞硬嘔吐而下利者大柴胡湯主之

此表邪內陷之症故見痞硬嘔吐下利等病亦宜以大柴胡兩解表裡

傷寒後脈沉沉者實也下解之宜大柴胡湯

傷寒後即傷寒過經之後諸证漸輕而未全愈脈見沉者內實也故宜大柴胡兩解之

柴胡加桂枝湯（此爲少陽太陽合治之方）

柴胡四兩　黃芩　人參　桂枝　芍藥　生姜各一兩半

半夏 二合半　甘草 一兩炙　大棗 六枚

傷寒六七日發熱微惡寒支節疼煩微嘔心下支結外証未去者柴胡桂枝湯主之

此太陽症未罷而邪入少陽之候故見發熱微惡寒支節疼煩之太陽症又見微嘔心下支結之少陽症也若太陽之發熱惡寒等外症未去者宜兼治之故以小柴胡與桂枝二方併而為一也

發汗多亡陽讝語者不可下與柴胡桂枝湯和其榮衛以通津液後自愈

此亡陽即汗多亡津液之謂津液竭而陽邪擾亂故讝語非胃中有燥糞之可下症也所以有不可下之戒與柴胡桂枝湯者以桂枝能和榮衛柴胡能

通津液合而用之則亡陽可復矣

柴胡加龍骨牡蠣湯

柴胡　龍骨　生姜　人參　茯苓　鉛丹

黄芩　牡蠣　桂枝各一兩半　半夏二合　大棗六枚　大黄二兩

右十二味以水八升煮取四升納大黄更煮一二沸大黄只煮一二沸取其生而流利也去滓溫服一升

傷寒八九日下之胸滿煩驚小便不利譫語一身盡重不能轉側者此湯主之

八九日雖已過經之候但外邪未盡因下而邪即內陷積飲挾之填滿胸中胸中既滿則膻中之氣不能四布而使道絶使道絶則君主孤危所以驚煩而神亂也小便不利者小腸火熾而膀胱之氣亦不化也譫

語者陽邪入胃也一身盡重不可轉側者係神明内乱治節不行百骸無主之明証也故方中用人參以益心氣龍骨牡蠣鉛丹以治驚煩大黄以治讝語柴胡黄芩以治胸滿茯苓桂枝以治小便不利一身盡重等症

柴胡桂枝干姜湯

柴胡半斤　桂枝三兩　黄芩三兩　干薑　牡蠣　甘草各二兩　括蔞根四兩

右七味以水一斗二升煮取六升去渣再煎取三升温服一升日三服初服微煩復服汗出便愈

傷寒五六日已發汗而復下之胸脇滿微結小便不利渴而不嘔但頭汗出往來寒熱心下煩者此爲未解也柴

胡桂枝干姜湯主之

太陽病五六日而涉厥陰之氣故邪已深雖發汗一時不能即出醫者不知復服汗出便愈之義即瀉而下之逆其少陽之樞邪不得外出而微結於胸部故胸脇滿氣不得下行故小便不利渴者少陽之火氣盛也不嘔者無樞轉外出之機也但頭汗出者熱結在上故也往來寒熱心煩者少陽欲樞轉而不能故也所以用小柴胡方減半夏人參而加桂枝以行太陽加干姜以散氣滿栝蔞根以消渴牡蠣以舒結耳

柴胡加芒硝湯（少陽陽明同治之方）

柴胡二兩十六銖 黃芩 甘草炙 人參 生薑各一兩

夫病脈浮大問病者言但鞕耳設利者為大逆鞕為實汗出而解何以故脈當以汗解

傷寒其脈不弦緊而弱弱者必渴被火必譫語弱者發熱脈浮解之當汗出愈

半夏二十銖　大棗四枚　芒硝二兩

傷寒十三日不解，胸脇滿而嘔，日晡所發潮熱，已而微利，此本柴胡症，下之而不得利，今反利者，知醫以丸藥下之，非其治也。潮熱者，實也，先宜小柴胡湯以解外，後以柴胡加芒硝湯主之。

胸脇滿而嘔，邪在少陽表裏之間也。發潮熱，裏可攻也。微下利，便未硬也。以大柴胡分解表邪，蕩滌裏熱，則邪去而微利亦自止矣。若誤用丸藥，徒引熱邪内陷而下利，表裏俱不解也。故先用小柴胡分提以解外邪，後加芒硝以滌胃中之熱也。

以上用柴胡湯類汗法二十六條

不可汗證

桂枝本為解肌若其人脉浮緊發熱汗不出者不可與也當須識此勿令誤也

桂枝本為太陽中風解肌之方令其人脉浮緊汗不出係太陽傷寒証也須麻黄湯發之庶不誤若用桂枝則寒邪漫無出路留連肉腠貽患無窮故為首禁

凡服桂枝湯吐者其後必吐膿血也

濕熱素盛之人不可服桂枝湯所以然者桂枝辛熱而甘服之兩熱相合滿而不行勢必上逆而吐吐則熱邪壅於上焦蒸為敗濁所以必吐膿血也

酒客病不可與桂枝湯得湯則嘔以酒客不喜甘故也

酒為濕熱之最故即於上條文意重引酒客以示戒

不可汗證

發汗後水藥不得入口爲逆若更發汗必吐下不止

水藥不得入口爲逆是言水逆也水既逆而不得入則中已滿極可知若更發汗以動其滿故必吐下不止所以仲聖於太陽水逆之證全不用表藥惟用五苓散以導水服後隨啜熱湯以取汗耳

脈浮緊者法當身疼痛宜以汗解之假令尺中遲者不可發汗何以知之然以榮氣不足血少故也

脈浮緊身疼痛麻黃證也可發汗但汗爲血液今血不足而尺脈見遲故有不可汗之戒

脈浮數者法當汗出而愈若下之身重心悸者不可發汗當自汗出乃解所以然者尺中脈微此裡虛須表裡實津液自和便自汗出愈

脉浮數者宜汗解故有更藥發汗及兩解表裡之
法設任誤下而身重心悸偓脉仍浮數亦不可復發
其汗但宜靜調俟其汗自出乃解耳所以然者以
尺脉微裡陰素虛故也必須津液自和便自汗出而
愈
咽喉干燥者不可發汗
咽喉干燥其人平日津液素虧可知故不可發汗以
重奪其津液也
淋家不可發汗發汗則便血
小便淋者膀胱爲熱所閉氣化不行也更發其汗則
膀胱愈擾而血從小便出矣
瘡家雖身疼痛不可發汗汗出則痙

身疼痛為寒傷榮之証本當發汗然瘡瘍之人肌表素虛榮血暗耗更發其汗則外風襲虛內血不榮必至頸項强身手張而成痓矣

衄家不可發汗汗出則額上陷脈緊急目直視不能眴不得眠

目得血而能視汗為血液衄血之人清陽之氣素傷更發其汗則額上必陷乃上焦枯竭之應也諸脈皆屬於目筋脈緊急則目上瞪而不能合目不合則不得眠也

亡血家不可發汗發汗則寒慄而振

亡血即亡陰也亡陰發汗本當生熱乃反寒慄而振者何耶不知陰亡則陽氣孤而無偶纔一發汗其陽必

溼汗盡越所以寒慄有加陰陽兩竭也

汗家重發汗必恍惚心乱小便已陰痛與禹餘糧丸

心主血汗者心之液平素多汗更發其汗則心藏之血傷而心神恍惚小腸之腑血亦傷而便已陰疼禹餘糧丸原方闕然生心血通水道可會意也

太陽中風脈浮緊發熱惡寒身疼痛不汗出而煩躁者大青龍湯主之若脈微弱汗出惡風者不可服之服之則厥逆筋惕肉瞤此為逆也以真武湯主之

此本大青龍湯证若見少陰之脈微弱太陽中風证之汗出惡風誤服大青龍湯必至亡陽則必見厥逆筋惕肉瞤之象

太陽病發熱惡寒熱多寒少脈微弱者此無陽也不可

更汗宜桂枝二越婢一湯

此亡津液之証故云不可更汗以桂枝二越婢一湯清疏榮衛則邪自去矣

傷寒脈弦細頭痛發熱者屬少陽不可發汗發汗則譫語

此外邪已入少陽故脈見弦若發汗逼其津液外出胃中枯燥而譫語矣須與承氣湯和其胃則自愈矣

太陽與少陽併病頭項強痛或眩冒時如結胸心下痞硬者當刺大椎第一間肺俞肝俞慎不可發汗發汗則譫語脈弦五六日譫語不止當刺期門

此不可發汗之義與前條同故僅取刺法以瀉諸經

不可汗証

之實

少陰病脈微不可發汗亡陽故也陽已虛尺脈若濇者復不可下也

此少陰亡陽之証故云不可發汗

少陰病脈細沉數病為在裡不可發汗

沉細之中加之以數正熱邪入裡之徵熱邪入裡即不可發汗發汗則動其經氣而有奪血亡陽之變故示戒也

傷寒一二日至四五日厥者必發熱前熱者後必厥厥深者熱亦深厥微者熱亦微厥應下之而反發汗者必口傷赤爛

熱深厥深當用苦寒之藥清解其在裡之熱即名為下若不用苦寒反用辛甘發汗寧不引熱勢上攻乎故口傷爛赤也

傷寒頭痛翕翕發熱形象中風常微汗出自嘔者下之益煩心懊憹如飢發汗則致痓身強難以伸屈熏之則發黃不得小便久則發欬唾

此病外证如太陽中風之表邪但兼少陽之嘔证則不當汗下而宜和解無疑所以汗之則津液竭而致痓矣

少陰病欬而下利讝語者被火氣刼故也小便必難以強責少陰汗也

以火刼汗熱邪挾勢上攻肺受火氣故必欬下攻則火邪入腸胃逼迫下利而譫語津液為火邪所爍則小便必難蓋少陰豈可強令汗哉

少陰病但厥無汗而強發之必動其血未知從何道出或

不可汗证

注口鼻或注耳目是名下厥上竭為難治

少陰本無發汗之理而强發之勢必動其血逆而上行

下厥者少陰居下不得汗而熱深也上竭者少陰之血盡注上越而竭也少陰本少血且注上逆故為難治

欬而小便利若失小便者不可發汗汗出則四肢厥逆冷

欬而遺小便者陽氣虛而津液亦亡也若再發汗以重傷之四肢安有不厥逆哉

下利不可發汗汗出必脹滿

下利陽必虛復汗之則陽必更傷傷既重傷則陰氣瀰漫於胸腹而作脹滿矣

太陽病得之八九日如瘧狀發熱惡寒熱多寒少其人不嘔清便續自可一日二三度發脉微而惡寒者此陰陽俱

盡不可更發汗也

此病後氣血俱盡所致當靜以養之俟胃氣充榮衛和則自愈矣若更發汗以重傷其陰陽甚患無窮矣

諸逆發汗病微者難差劇者言亂目眩者死命將難全

凡逆而不順之証均不可發汗若汗之輕者難愈重者必至亡陽而死決無生全之理

厥脈緊不可發汗發汗則聲亂咽嘶舌萎不得前

病厥其脈雖緊不可發汗汗之則陽亡而陰竭矣

脈濡而弱弱反在關濡反在巔弦反在上微反在下弦爲陽運微爲陰寒上實下盡意欲得溫微弦爲盡不可

發汗發汗則寒慄不能自還

陽既虚而發汗汗出而陽上越故寒慄不能自還也

諸脉浮數動微弱者不可發汗發汗則大便難腹中干一云小便難胞中干胃燥而煩其形相象根本異源

脉數動為熱邪內盛之徵微弱為陰虧之象熱邪既耗其陰而又從汗而奪之則津液愈竭安有不大便難腹中干哉

咽中閉塞不可發汗發汗則吐血氣微絶手足厥冷欲得踡卧不能自温

咽中閉塞者津液竭而熱邪上壅也若汗之則津液更竭而陽邪逼血上出津竭血出正氣亦衰故氣微絶手足厥冷而不能自温

脈濡而弱弱反在關濡反在巔微反在上濇反在下微則陽氣不足濇則無血陽氣反微中風汗出而反煩躁濇則無血厥而且寒陽微發汗躁不得眠

病人陰竭陽微反發其汗則陰液更耗而陽亦亡邪勢猖獗擾動無已故躁不得眠也

動氣在上不可發汗發汗則氣上衝正在心端

動氣在下不可發汗發汗則無汗心中大煩骨節苦疼目運惡寒食則反吐穀不得前

動氣在左不可發汗發汗則頭眩汗不止筋惕肉瞤

動氣在右不可發汗發汗則衄而渴心苦煩飲即吐水

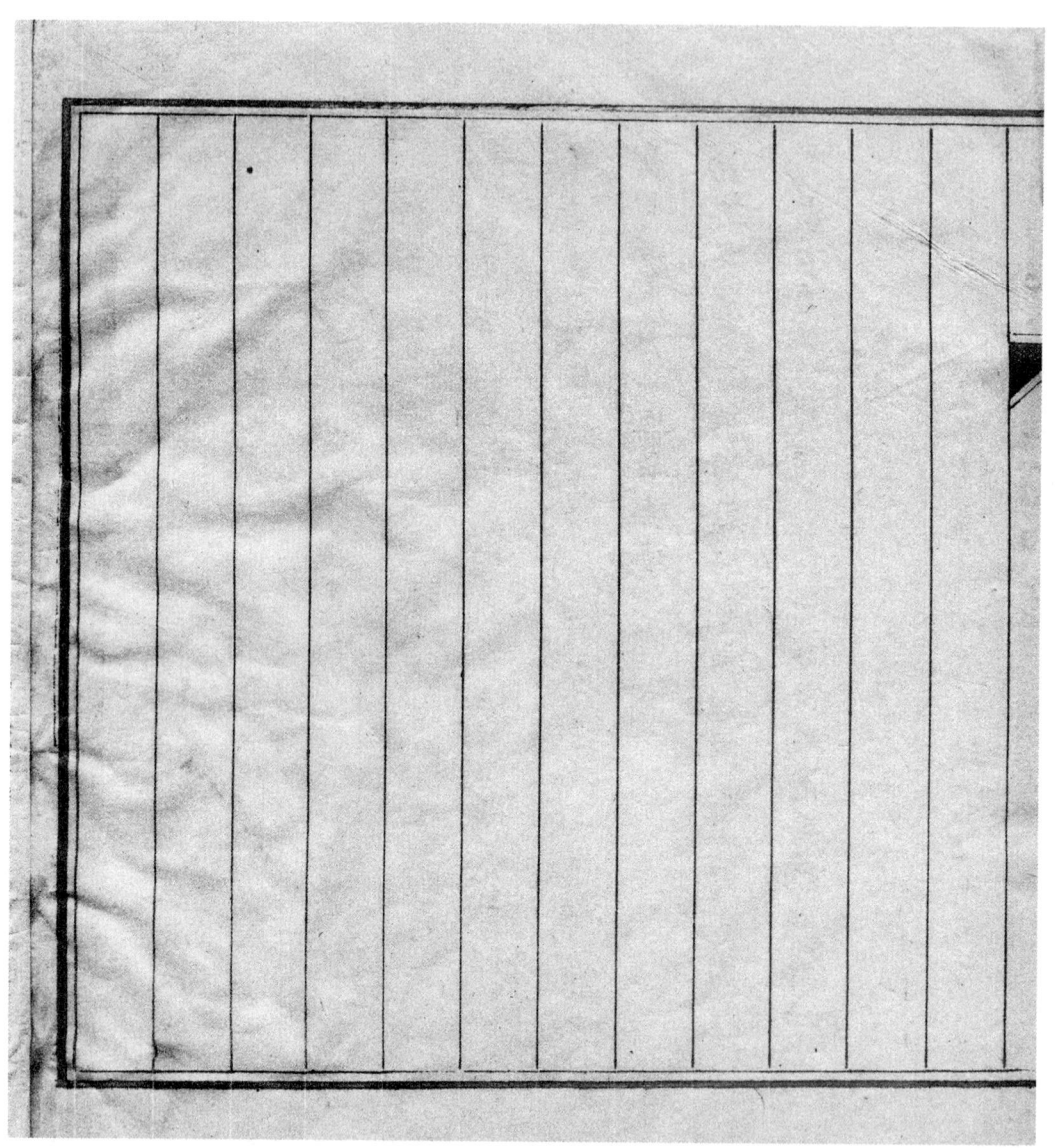

可吐證

梔子豉湯類

梔子豉湯

梔子十四枚　香豉四合，綿裹

右二味，水四升，先煮梔子，得二升半，納豉，煮取一升半，去滓，分爲二服，溫服。進一服，得吐，止後服。

發汗吐下後，虛煩不得眠，若劇者，必反覆顛倒，心中懊憹，梔子豉湯吐之。

汗吐下諸法，俱用雖未必皆誤，而正氣已傷矣。正氣既傷，則餘邪未盡而留於上焦，擾動不休，故虛煩不得眠。甚者至身不得寧，而反覆顛倒，心不得安，而心中懊憹，故以梔子豉湯吐而出之，則諸

証自已矣
發汗若下之而煩熱胸中窒者梔子豉湯主之
煩熱且窒較前盡煩等象為稍實
傷寒五六日大下之後身熱不去心中結痛者未欲解
也梔子豉湯主之
此内外之邪均未解故身熱結痛但結痛更甚於
窒而又較窒為實矣
陽明病脈浮而緊咽燥口苦胸滿而喘發熱汗出不
惡寒反熱身重若發汗則躁心憒憒反譫語若加燒
針必怵惕煩躁不得眠若下之則胃中空虛客氣動
膈心中懊憹舌上胎者梔子豉湯主之
此証雖屬陽明但汗下燒針諸法均未能合度故

發汗多而陽盡即心憒憒反譫語燒針以逼汗亡陽即怵惕煩躁不得眠而有驚狂之象下之胃盡陽邪即上擾而心中懊憹若邪已結於胸中舌上見白胎者可吐之故用梔子豉湯

陽明病下之其外有熱手足溫不結胸心中懊憹飢不能食但頭汗出梔子豉湯主之

外有熱表邪未盡也手足溫不結胸無實邪也心中懊憹飢不能食痰涎停結於胸膈間也但頭汗出陽邪在上欲泄而不能泄也故以梔子豉湯吐之

下利後更煩按之心下濡者為虛煩也宜梔子豉湯

濡者濕滯之象非實非痛也但綜觀以上各條諸凡汗下後雜証顯實煩虛煩之不同並梔子豉湯一法

要皆可用或云胸中窒結痛何以不用小陷胸蓋小陷胸証乃心下痛胸中在心之上故不得用陷胸何以不用瀉心諸法蓋瀉心証乃心下痞々為無形痛為有象故不得用瀉心古人治病非但內外不失毫厘即上下亦不踰分寸也

梔子甘草湯

梔子湯原方加甘草二兩炙

右三味以水四升先煮梔子甘草取二升半納豉煮取升半分二服溫進一服得吐便止

梔子生薑湯

梔子湯原方加生薑五兩先煮梔子生姜餘俱如前法得吐止後服

若少氣者梔子甘草豉湯主之若嘔者梔子生薑湯主之

此二条言凡遇當用梔子湯也病若兼見此二症者則加此二味以治之

梔子乾薑湯

梔子十四枚　干姜二兩

傷寒醫以丸藥大下之身熱不去微煩此湯主之

醫以丸藥誤下外邪未盡故身熱不去而内又因誤下而虚煩故以此湯吐之

梔子厚朴枳實湯

梔子十四枚　厚朴四兩姜炙　枳實四枚

傷寒下後心煩腹滿卧起不安者梔子厚朴湯主之

下後邪留胸腹間故心煩腹滿卧起不甯矣以厚朴枳實治腹滿梔子治虛煩

梔子柏皮湯

梔子十五枚　甘草一兩　黄柏二兩

傷寒身黄發熱者梔子柏皮湯主之

身黄發熱濕熱内鬱也故以柏皮散藏府之結熱

枳實梔子豉湯

枳實二枚　梔子十四枚　豉一升

右三味以清漿水七升空煮又一煮法漿水即淘米泔水久貯味酸為佳取四升納枳實梔子煮取二升下豉更煮五六沸去渣分温再服覆令微似汗此不取吐而取汗

大病差後勞復者枳實梔子豉湯主之若有宿食者加

大黃如博棋子大五六枚

勞復因病後氣盡邪氣又結於上焦其症不一故不著其病形惟散其上焦之邪足矣故以枳實梔子豉以散上焦之邪若有宿食者即於前湯中加大黃以治之

按梔子湯加減七方既不註定何症亦不專治何誤總由汗吐下之後正氣已盡尚有痰涎滯氣凝結上焦非汗下之所能除經所云在上者因而越之則不動經氣而正不重傷此為最便乃不易之法也古方梔子皆生用故入口即吐後人作湯以梔子炒黑不復作吐全失用梔子之意然服之於盡煩症亦有驗者想其清肺除煩之性故在也終當從古法生用為妙

瓜蒂散類

瓜蒂散

瓜蒂熬黄　赤小豆各一分

右二味各别擣篩為散已合治之取一錢匕以香豉一合用熱湯七合煮作稀糜去滓和散温頓服之不吐者少少加得快吐乃止諸亡血虚家不可與之此即論中所云吐法也梔子豉湯治虚煩非專引吐此方則專於引吐而已

病如桂枝證頭不痛項不強寸脈微浮胸中痞硬氣上衝咽喉不得息者此為胸中有寒也當吐之宜瓜蒂散

此胸中有寒飲之證故以此湯吐之

病人手足厥冷脈乍緊者邪結在胸中心中滿而煩

飢不能食者病在胸中當須吐之宜瓜蒂散

此二証均係痰飲凝滯胸中邪既結於胸中故一則陽氣不能四達手足冷而脈乍緊一則心中滿而煩飢不能食也用瓜蒂散吐之則邪去而病已矣

病胸上諸實胸中鬱鬱而痛不能入欲使人按之而反有涎吐下利日十餘行其脈反遲寸口脈微滑此可吐之吐之利自止

此亦胸中有寒飲之症吐之則提其氣上行故利可自止也

少陰病飲食入口則吐心下温温欲吐復不能吐始得之手足寒脈弦遲者此胸中實不可下也當吐之

此湯邪在胸而不在腹之証故飲食入口即吐即不食時亦欲吐不吐特以此吐之則邪去而安矣

宿食在上脘者當吐之

此宿食在胸膈之上而不在腸胃之間故吐之宿食去而愈矣

不可吐證

太陽病當惡寒發熱今自汗出不惡寒發熱關上脈細數者以醫吐之過也一二日吐之者腹中飢口不能食三四日吐之者不喜糜粥欲食冷食朝食暮吐以醫吐之所致此爲小逆

解肌之法解散肌表風邪全不傷動脾胃乃天然不易之法也若舍此而妄用吐法吐法亦有發散之義故不惡寒發熱一二日病在太陽吐之則腹中飢口不能食三四日病在陽明吐之則不喜糜粥欲食冷食皆胃氣受傷所致然且朝食暮吐脾中之真陽亦傷而不能消穀是則外感雖除脾胃内傷卒未易復故爲小逆也

太陽吐之但太陽病當惡寒今反不惡寒不欲近衣者
此為吐之内煩也
此以吐而傷胃中之陰較上條兩傷脾胃之陰陽
者稍輕故内煩不欲近衣雖頭虛熱之证比關上脈
細數已成虛熱者亦自不同雖病幸不致逆然以
吐而亦傷其津液矣
太陽病得之八九日如瘧狀發熱惡寒熱多寒少其人
不嘔清便欲自可一日二三度發脈微緩者為欲愈也
脈微而惡寒者此陰陽俱虛不可更發汗更下更吐
也
此陰陽俱虛之证不可更吐以重傷其陰陽故也
少陽中風兩耳無所聞目赤胸中滿而煩者不可吐下吐

下則悸而驚

風熱上壅則耳無聞目赤無形風熱與有質痰飲搏結則胸滿而煩此但宜和解中行分竭法可也若誤吐下以傷胸中正氣則邪得以逼亂神明而驚悸矣

少陰病飲食入口即吐心下温温欲吐復不能吐始得之手足寒脈弦遲者此胸中實不可下也當吐之若膈上有寒飲干嘔者不可吐也

胸中痰實之病始得之亦有如少陰之欲吐不吐及微厥而手足寒之證但少陰之脈微細痰滯之脈弦遲故知其胸中實而可吐也若因少陰之寒氣上彌而作有聲無物之干嘔者宜四逆湯温之以散

不可吐証

其寒切不可吐也

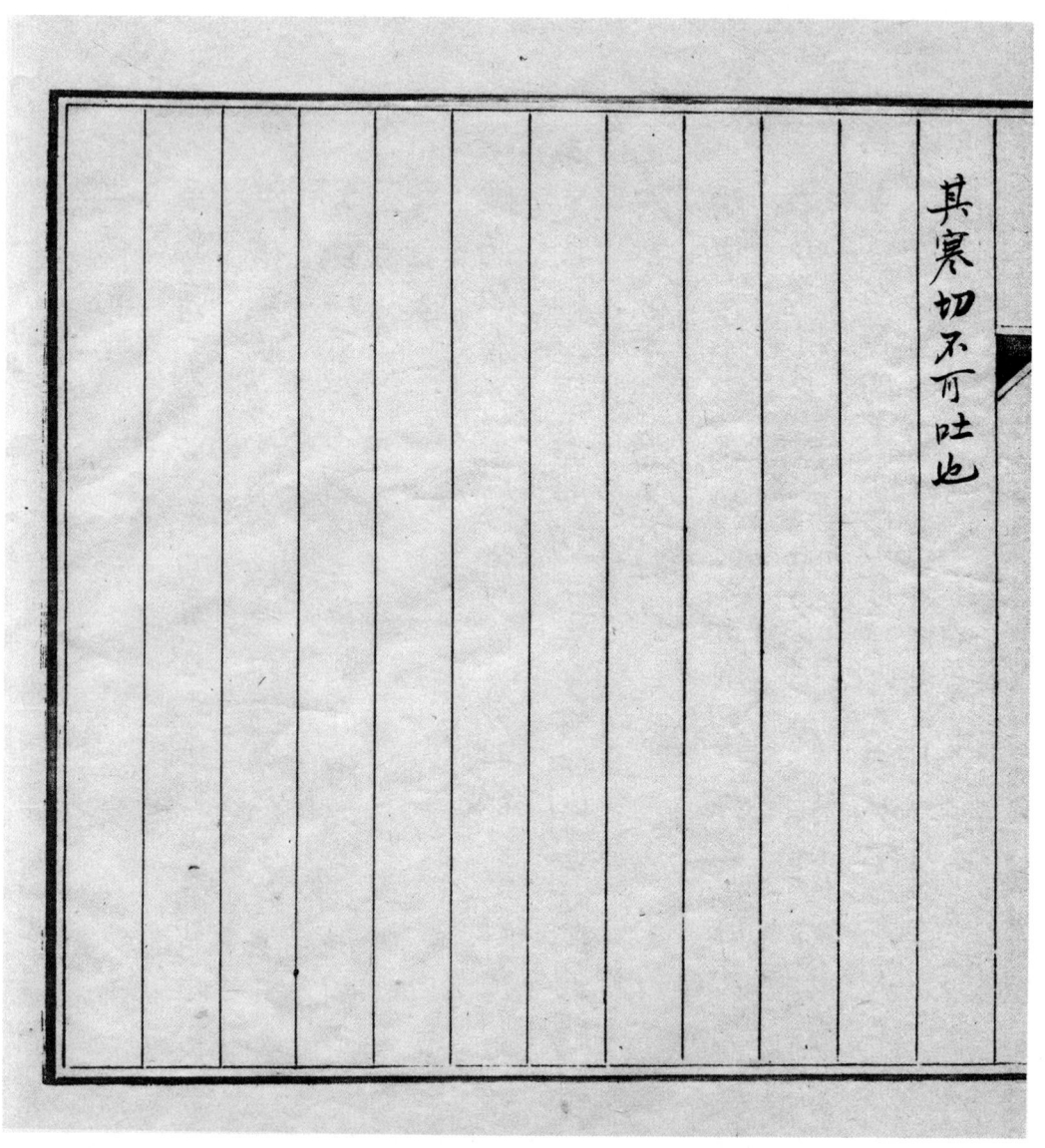

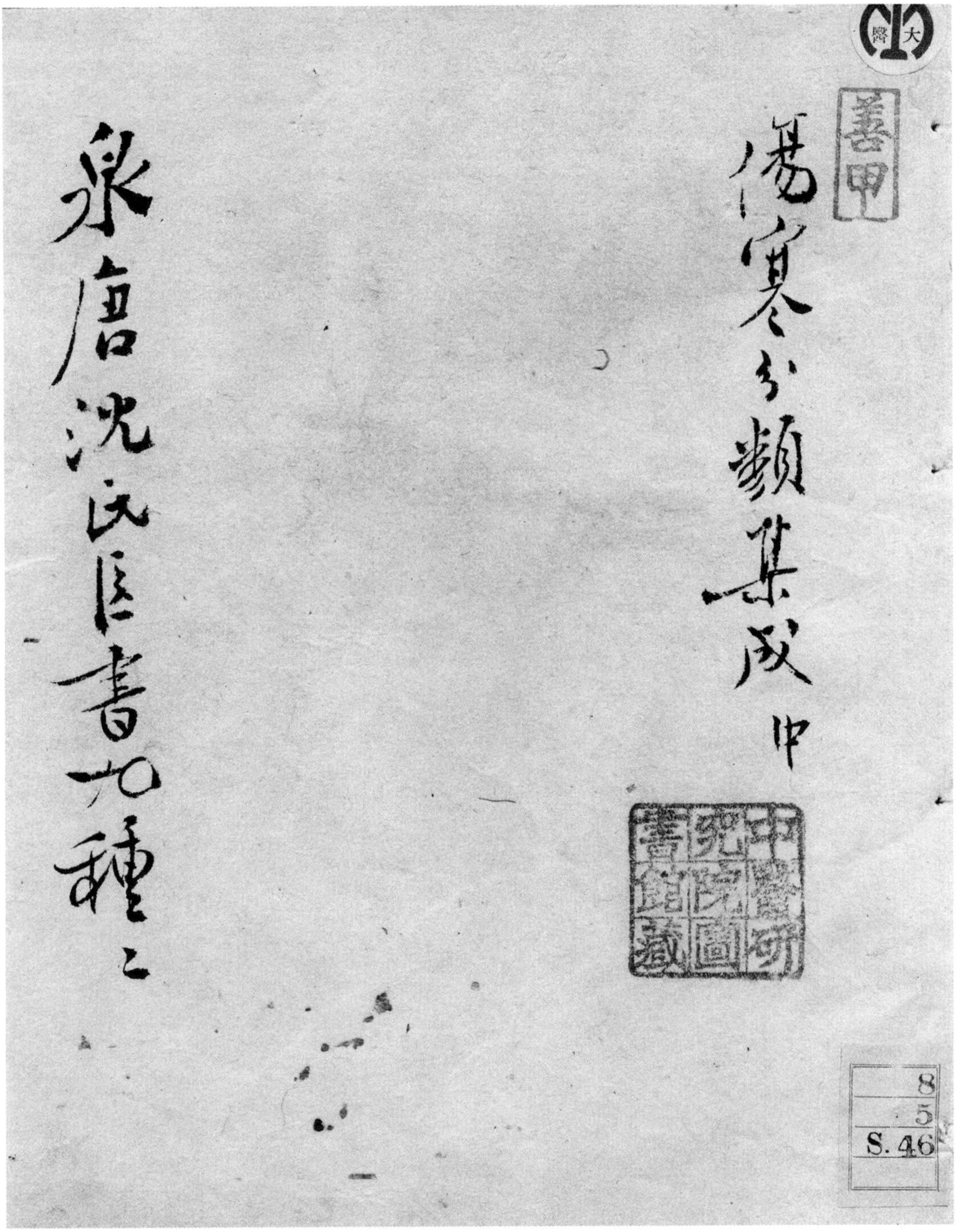

傷寒分類集成 中

泉唐沈氏醫書九種之

傷寒分類集成目録

第二卷目録

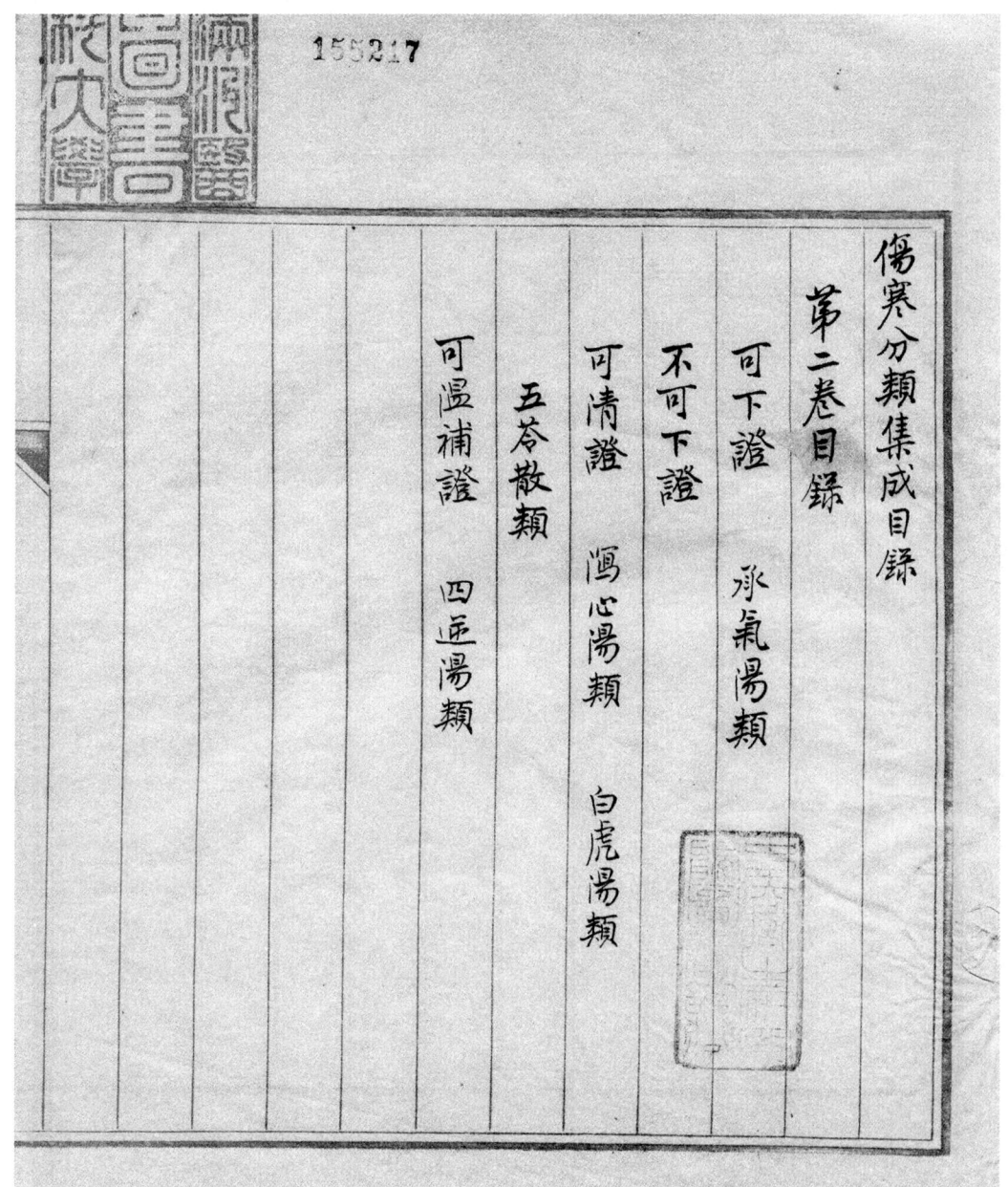

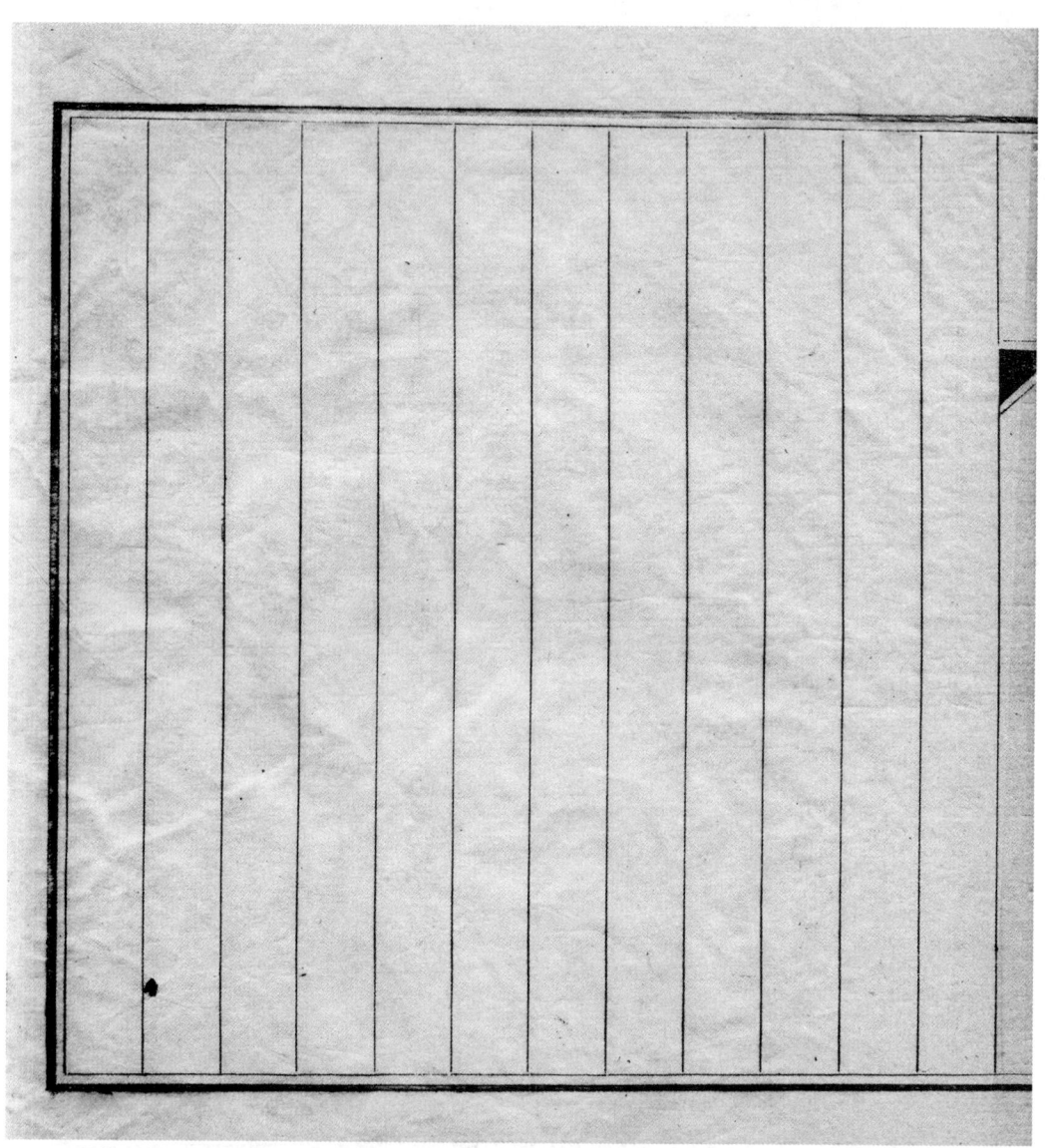

傷寒分類集成

泉唐沈靈庠編

可下證

承氣湯類

大承氣湯

大黃四兩 酒洗　厚朴半斤 炙　枳實五枚 炙　芒硝三合

右四味以水一斗先煑厚朴枳實取五升去滓納大黃煑取二升去滓納硝更上微火一兩沸分溫再服得下餘勿服

傷寒若吐若下後不解不大便五六日上至十餘日日晡時發潮熱不惡寒獨語如見鬼狀若劇者發則不識人循衣摸床惕而不安微喘直視脉弦者生澀者死

微者但發熱譫語者大承氣湯主之若一服利止後服
此係陽明之危症因誤吐下之後竭其中氣津液
已耗脈陽獨存胃中干燥或有燥屎故也其脈
弦者弦為陰氣尚存稍能尅制胃實猶有可生
之理故云脈弦者生濇則氣血已枯斷無不死之理
故云濇者死若輕者但發潮熱譫語無獨語如見鬼狀
等壞症故用大承氣湯下之而愈矣

陽明病譫語有潮熱反不能食者胃中必有燥屎五六
枚若能食者但硬爾宜大承氣湯下之
不能食者客熱不能消穀也能食者非真欲食不過
粥飲猶可入口耳故能食腸胃實極必有燥屎五六
枚不能食則腸胃雖實而未至於極屎但硬耳有

燥屎與屎但硬二者均可下故與大承氣湯

汗出讝語者以有燥屎在胃中此爲風也須下之過經乃可下之下之若早語言必乱以表虚裡實故也下之則愈宜大承氣湯

胃中有燥屎本當可下以讝語而兼汗出知其風邪在胸必俟過經下之始不增擾所以然者風性善行數變下之若早徒引之走空竅乱神明耳然胃有燥屎下之不爲大誤其小誤止在未辨証兼乎風必再大下之庶大腸空而風邪得以併出故自愈此通因通用之法亦將差就錯之法也

陽明病下之心中懊憹而煩胃中有燥屎者可攻腹微滿初頭硬後必溏不可攻也若有燥屎者宜大承氣湯

下後心中懊憹而煩乃下之未盡所致再以大承氣下

之則熱邪去而煩悶自解也一云胃中有燥屎一云

若有燥屎者俱指試其轉失氣及繞臍痛腹滿痛

小便不利煩躁時有微熱不能卧七証言也

病人煩熱汗出則解又如瘧狀日晡所發熱者屬陽明也

脉實者宜下之與大承氣湯

日晡發熱則爲陽明之潮熱而又加脉亦實則爲陽明之

可下証矣故與大承氣湯

大下後六七日不大便煩不解腹滿痛者此有燥屎也所以然

者本有宿食故也宜大承氣湯

本有宿食雖大下而燥屎終未盡故煩不解腹滿痛也

宜再與大承氣湯下之

病人不大便五六日繞臍痛煩躁發作有時者此有燥屎故令不大便也宜大承氣湯

繞臍痛煩躁為胃實有燥屎之徵

病人小便不利大便乍難乍易時有微熱喘冒不能卧者有燥屎也宜大承氣湯

喘冒不能卧有燥屎之現症也大便雖因小便不利而有乍易時然燥屎終不以易便而去也

得病二三日脈弱無太陽柴胡症煩躁心下硬至四五日雖能食以小承氣湯少少與微和之令小安至六日與大承氣湯一升若不大便六七日小便少者雖不能食但初頭硬後必溏未定成硬攻之必溏須小便利屎定硬乃可攻之宜大承氣湯

此以小便之利否定宜下不宜下也若小便少煩躁心下硬至四五日雖能食不可以爲胃强而輕下不大便六七日雖不能食亦不可以爲胃中有燥屎而輕下祇可少與小承氣湯微和胃氣必俟其小便利始可必定其屎已硬乃可攻之

傷寒六七日目中不了了睛不和無表裡證大便難身微熱者此爲實也急下之宜大承氣湯

此條辨證最微細大便難則非久祕裡症不急也身微熱則非大熱表證不急也故曰無表裡證只可因是而驗其熱邪在中耳熱邪在中亦不爲急但其人目中不了了睛不和則急矣以陽明之脈絡於目絡中之邪且盛則在經之盛更可知故惟有急下之而已

陽明病發熱汗多者急下之宜大承氣湯

胃中津液恐因汗多而盡滲於外致亡陽加以發熱則津液更隨熱勢而去但又無他法以止其汗惟有急下一法引熱邪從大腸而出庶津液不致盡越於外耳

發汗不解腹滿痛者急下之宜大承氣湯

陽明證雖發汗而仍不解且加以腹滿且痛則實邪有徵矣故用急下之法庶滿痛去而病自解也

腹滿不減減不足言當下之宜大承氣湯

陽明病腹滿不減有時雖畧減而仍腹滿如故此胃實之徵雖有外邪未解亦當下也

二陽併病太陽證罷但發潮熱手足漐漐汗出大便難而

讝語者下之則愈宜大承氣湯

併病者一徑未罷一徑又病也此併病太陽症將罷全入陽明之候故所現皆陽明胃實之症大承氣湯下之宜矣

陽明少陽合病必下利其脈不負者順也負者失也互相尅賊名為負也脈滑而數者有宿食也當下之宜大承氣湯

土木之邪交動則水穀不停而急奔故下利可必也陽明少陽脈弦而無相負乃為順候然而徑合病陽明氣衰則弦脈獨見少陽勝而陽明負矣下之固是通因通用之法而土受尅賊之邪勢必藉大力之藥急泛下奪乃為解圍之善着然亦必其脈滑而且數有宿食

者始爲當下無疑也設脉不滑數而遲軟方慮土敗
垂亡尚敢下之乎

寸口脉浮而大按之反濇尺中亦微而濇故知有宿食當
下之宜大承氣湯

脉微濇因内宿食停滯不化氣結而不能通也故宜
大承氣湯下之宿食庶可去而氣亦可流通耳

少陰病得之二三日口燥舌干者急下之宜大承氣湯

得少陰病二三日即口燥舌干則腎水欲涸可知故當
急去其邪以保津液也

少陰病自利清水色純青心下必痛口干燥者急下之
宜大承氣湯

熱邪傳入少陰逼迫津液注爲自利質清而無滓渣

相雜色青而無黃赤相間可見陽邪暴害至極反與陰邪無異但陽邪傳自上焦其人心下必痛口必干燥設使陰邪必心下滿而不痛口中和而不燥必無此枯槁之象故宜急下以救其陰也

少陰病六七日腹脹不大便者急下之宜大承氣湯

不便而脹爲日又有六七之久是以當急下以逐其熱邪而救胃陰

下利三部脉皆平按之心下硬者急下之宜大承氣湯

三部脉皆平無外症也心下硬有實邪也故宜急下之以去其邪

下利脉遲而滑者內實也利未欲止當下之宜大承氣湯

脉遲而兼滑其遲非寒可知所以然者滑主有宿食宿

食停滯不化其脈故現遲滯之象即大便雖自利不止而宿食終不能稍去宿食不去則內安有不實所以須大承氣湯攻而逐之耳

下利不欲食者以有宿食故也當須下之宜大承氣湯

此有宿食之証故用承氣湯下之以去其宿食

下利差後至其年月日復發者以病未盡故也當下之宜大承氣湯

下利愈後復下利而宿食不為自利以去故當以大承氣湯下其宿食則愈矣

下利脈反滑當有所去下之乃愈宜大承氣湯

下利脈滑有宿食之徵當用大承氣湯以去之

病腹中滿痛者此為實也當下之宜大承氣湯

腹中滿痛内實之徵也故當下之

脈双弦而遲者必心下硬脈大而緊者陽中有陰也可以下之宜大承氣湯

按以上七条見傷寒論可下条内似指雜症可下法不入六経治法中

問曰人病有宿食何以别之師曰寸口脈浮而大按之反濇尺中亦微而濇故知有宿食當下之宜大承氣湯

脈大而濇内實塞而不通之象故知其有宿食也此条亦係雜症之法

小承氣湯

大黄四两　厚朴二两　枳實三枚

陽明病脈遲雖汗出不悪寒者其身必重短氣腹滿而喘

有潮熱者此外欲解可攻裡也手足濈然汗出者此大便已硬也大承氣湯主之若汗多微發熱惡寒者外未解也其熱未潮未可與承氣湯若腹大滿不通者可與小承氣湯微和胃氣勿令大泄下

脉遲汗出不惡寒身重短氣腹滿喘潮熱八者乃陽明之外邪欲解可以攻裡小承氣及調胃承氣之法均可用必手足濈然汗出方可驗胃實便硬外邪盡解而當從大承氣急下之法也申酉戌間獨熱餘時不熱者爲潮熱若汗多微發熱惡寒是陽明証尚兼太陽縱腹大滿胃經不實只可微和胃氣以從權而已

陽明病潮熱大便微硬者可與大承氣湯不硬者不可與之若不大便六七日恐有燥屎欲知之法少與小承氣湯入腹

中轉失氣者此有燥屎也乃可攻之若不轉失氣者此但初頭硬後必溏不可攻之攻之必脹滿不能食也欲飲水者與水則噦其後發熱者必大便復硬而少也以小承氣湯和之不轉失氣者慎不可攻也

轉失氣者屁出也腹中之氣得攻藥不爲轉動則屬虛寒所以誤攻而症變脹滿不能食及噦也攻後重復發熱又是胃熱至此方識大便因可得硬但爲時未久必少耳仍以小承氣湯和之若腹中氣仍不轉則不但大承氣不可用即小承氣亦不可用矣

陽明病其人多汗以津液外出胃中燥大便必硬硬則讝語小承氣湯主之若一服讝語止更莫復服

讝語由便硬便硬由胃燥胃燥由汗多津液少層層相

因病情顯著

陽明病譫語發潮熱脈滑而疾者小承氣湯主之因與小承氣湯一升腹中轉失氣者更服一升若不轉失氣勿更與之明日不大便脈反微濇者裡虛也為難治不可更與承氣也

譫語而發潮熱陽明之下证也更兼其脈滑疾則內實更可知矣故主之以小承氣湯然尚未知其裡证若何必轉失氣方可再服若服後不轉失氣并不大便脈反微濇者此裡又虛也故不可以承氣而益其虛耳而又無法以通其邪故為難治耳

太陽病若吐若下若發汗微煩小便數大便因硬者小承氣湯和之愈

此大便硬由小便數所致蓋吐下汗已傷津液而又小便太多大便焉不硬故以小承氣和之則愈矣

下利譫語者有燥屎也宜小承氣湯

利而譫語邪火不因利而息火邪不息内必有燥屎蓋燥屎不因下利而去也故以小承氣湯和之

調胃承氣湯

大黄四两　甘草二两炙　芒硝半升

右三味以水三升先煮大黄甘草取一升去滓纳芒硝更上微煮令沸少少温服之按芒硝善解結熱之邪大承氣用之解已結之熱邪此方用之以解將結之熱邪其能調胃則全賴甘草也

傷寒脈浮自汗出小便數心煩微惡寒脚攣急反與桂枝湯攻其表此誤也得之便厥咽中干煩躁吐逆者作甘草

干薑湯與之以復其陽若厥愈足溫者更作芍藥甘艸湯與之其脚即伸若胃氣不和讝語者少與調胃承氣湯

脉浮自汗在表之風邪也而小便數心煩則邪又在裡加以微惡寒則在裡為寒邪更加脚攣急則寒邪頗重矣迺用桂枝獨治其表則陽愈虛陰愈無制故得之便厥用甘草干姜湯復其陽者即所以散其寒也厥愈足溫不但不必治寒且慮前之辛熱有傷其陰而足攣轉錮故隨用芍藥甘草以和陰而伸其脚設胃氣不和而讝語則胃中津液亦為熱所耗故少與調胃承氣湯以和胃而止其讝多與則為下而非為和故云少與也

發汗後惡寒者虛故也不惡寒但熱者實也當和胃氣與調胃承氣湯

汗後表氣未盡故不惡寒但熱者則津干胃實可知故用調胃承氣以泄實而和中也

太陽病未解脈陰陽俱停必先振慄汗出乃解但陽脈微者先汗出而解但陰脈微者下之而解若欲下之宜調胃承氣湯

病久而外邪不解不過是入陽入陰之二途既陰陽兩停初無偏勝可以解矣猶必先振慄始得汗出而解盡可知也其有不為振汗邪無出機者辨脈用法要與初病不同蓋初病皆邪氣勝其脈必實病後皆正氣奪其脈必虛所以最虛之處便是容邪之處故陽脈微者邪

乘其陽汗之而解陰脉微者邪乘其陰下之而解必須透此一關始得用藥與邪相當邪去則正自復不補盡而自補耳此云若欲下之宜調胃承氣湯意甚輕活其無取於大汗大下具在言外矣

傷寒十三日不解過經讝語者以有熱也當以湯下之若小便利者大便當硬而反下利脉調和者知醫以丸藥下之非其治也若自下利者脉當微厥今反和者知為內實也調胃承氣湯主之

過經讝語當以湯藥下之候也若小便利者則大便當硬而不利今大便反利雖其脉不與証相背而尚調和知下之法已誤於不以湯而以丸矣若下利不因誤下而得則為胃氣盡寒脉當微而手足亦當厥今其脉與

陽明胃府症不相背而尚相和此以丸藥僂畄中而不去所致故與調胃承氣湯去其留中之穢以和其胃氣耳

太陽病過經十餘日心下温〻欲吐而胸中痛大便反溏腹微滿鬱〻微煩先其時自極吐下者與調胃承氣湯若不尔者不可與但欲嘔胸中痛微溏者此非柴胡证以嘔故知極吐下也

太陽病過經十餘日心下温〻欲吐而不吐其人胸中痛大便反溏腹微滿鬱〻微煩者此有二辨若曾經大吐大下者邪從吐解且已入裡可用調胃承氣之法若未極吐下但欲嘔不嘔胸中痛微溏者是痛非吐所傷溏非下所致調胃之法不可用矣豈但調胃不可用即柴胡亦

不可用若其人能嘔則是為吐下所傷矣

陽明病不吐不下心煩者可與調胃承氣湯

未經吐下而心煩中氣實而熱熾也故與調胃承氣以安胃氣而全津液耳

太陽病三日發汗不解蒸蒸發熱者屬胃也此湯主之

蒸蒸者熱勢自內騰達於外如蒸炊然胃實之驗也熱既在胃故用承氣以調其胃胃調則病渙然除矣

傷寒吐後腹脹滿者與調胃承氣湯

吐後腹脹滿則邪不在胸而在胃非吐可除矣然腹但脹滿而不痛自不宜用急下之法故與調胃承氣湯和之耳

桃仁承氣湯

桃仁五十個去皮尖　大黄四兩　甘草二兩　桂枝二兩　芒硝二兩

右五味以水七升煮取二升半去滓納芒硝更上微火沸下火先令温服五合日三服當微利微利則僅通大便不必定下血也

太陽病不解熱結膀胱其人如狂血自下下者愈其外不解者尚未可攻當先解外宜桂枝湯外解已但小腹急結者乃可攻之宜桃仁承氣湯

邪熱搏血結於膀胱膀胱者太陽寒水之經也水得熱邪必沸騰而上侮心火故其人如狂血自下者邪從血而去故愈若少腹急結則膀胱之血蓄而不行先解外乃可攻其攻法亦自不同必用桃仁增入承氣以達血所仍加桂枝分解外邪正恐餘邪少有未解其血得以留戀不下耳

抵當湯

水蛭熬　虻虫去翅足熬各三十六個　大黃三兩酒浸　桃仁去皮尖二十個

太陽病六七日表証仍在脈反微而沉反不結胸其人發狂者以熱在下焦少腹當硬滿小便自利者下血乃愈以太陽隨經瘀血在裡故也抵當湯主之

此亦熱結膀胱之症較前條為重耳前條桃仁承氣治瘀血將結之時抵當乃治瘀血結後之方也脈微沉邪已向裡反不結胸邪已在下其人發狂較重於前條之如狂故至六七日雖表証仍在亦不能按先表後攻之義逕以此湯直入血結之所攻而去之庶邪去而人安矣

太陽病身黃脈沉結少腹硬小便不利者為無血也小便自利其人如狂者血症諦也抵當湯主之

此以小便利與不利辨有血無血之要訣也若小便不利即

可下証　承氣湯類

脈沉結少腹硬亦不得為有蓄血乃溼熱不行之故也必小便自利其人如狂乃為血證無疑矣

陽明病其人喜忘者必有蓄血所以然者本有久瘀血故令喜忘屎雖硬大便反易其色必黑宜抵當湯下之

心主血血凝則心氣結而失其官矣心既失其官故喜忘血性滑利故大便反易浮血必有隨便而去故其色黑本有蓄血之症又病值陽明主氣之期但陽明為多血之所若蓄之甚則其血更難動搖矣自宜以抵當湯峻攻之庶蓄血去而可無後患耳

病人無表裡證發熱七八日雖脈浮數者可下之假令已下脈數不解合熱則消穀善飢至六七日不大便者有瘀血也宜抵當湯若脈數不解而下不止必協熱而便膿血也

雖云無表裡症然發熱脈浮數表症尚在也其所以可者以七八日為時已久而發熱脈數則胃中熱熾津液盡亡勢不得不用下法如大柴胡湯之類是也若下後脈數不解可知果胃中熱熾其候當消穀善飢然穀食既多則大便必多乃至六七日竟不大便其症非氣結而為血結明矣所以亦宜於抵當湯也若脈數仍不解而下利不止則不宜抵當之峻但當消息以清其血分熱邪若血分之邪不除必協熱而便膿血矣

抵當丸

水蛭熬　蝱虫去翅足熬各二十個　大黃三兩酒洗　桃仁三十五個

右四味擣分為四丸以水一升煮一丸取七合服晬時當下血不下更服晬時一周時也

傷寒有熱少腹滿應小便不利今反利者爲有血也當
下之不可餘藥宜抵當丸

傷寒蓄血較中風蓄血更爲凝滯故變前之抵當湯
爲丸煮而連滓服之與結胸項强似柔痓用大陷胸丸
同意蓋湯者蕩也蕩邪入陰一蕩滌之即散丸者緩
也陰邪入陰恐蕩滌之而不盡故緩而攻之所以求功於
必勝也其曰不可餘藥者即本湯不變爲丸不可得矣

十棗湯

芫花熬　甘遂　大戟等分　大棗十枚

右三味各别擣爲散以水一升半先煮大棗肥者取八
合去滓納藥末强人服一錢匕羸人服半錢得快下利
後糜粥自養平旦温服若少病不除者明日更服

太陽中風下利嘔逆表解者乃可攻之其人漐漐汗出發出發作有時頭痛心下痞硬滿引脇下痛干嘔短氣汗出不惡寒者此表解裡未和也十棗湯主之

此症與結胸頗同但結胸症邪結於胸其位高此在心下及脇其位卑然必表解乃可攻之亦與攻結胸之戒不殊也其人漐漐汗出發作有時而非晝夜俱篤即此便是表解之徵雖有頭痛心下痞鞕滿引脇下痛干嘔短氣諸証乃邪結之本症不得以表症名之若待本症盡除後乃攻之不坐誤時日乎故復申其義見汗出不惡寒便是表解可攻之候慮何深耶蓋外邪挾飲兩相搏結設外邪不解何緣而得津津汗乎攻藥取十棗湯者正與結胸之陷胸湯相倣因傷寒門中種

裡下法多爲胃實而設胃實者邪熱爍干津液腸
胃俱結不得不用苦寒以蕩滌之今邪在胸脇而不
在胃則胃中津液未經熱耗而蕩滌腸胃之藥無
所取矣故取蠲飲逐水於胸脇之間以爲下法也

大陷胸湯

大黃六兩 芒硝一升 甘遂一錢

右三味以水六升先煮大黃取二升去滓納芒硝煮
一兩沸納甘遂末溫服一升得快利止後服

太陽病脈浮而動數浮則爲風數則爲熱動則爲痛數
則爲虛頭痛發熱微盜汗出而反惡寒者表未解也醫
反下之動數變遲膈內拒痛胃中空虛客氣動膈短氣煩
躁心中懊憹陽氣內陷心下因硬則爲結胸若不結胸但

頭汗出餘處無汗劑頸而還小便不利身必發黃也

中風証見浮動數之三脈主風主熱主痛更主虛虛故邪持日久頭痛發熱惡寒表終不解醫不知邪於太陽未傳他經反誤下之於是動數之脈變遲而在表之証變結胸矣動數變遲三十六字形容結胸之狀殆盡蓋動數為欲傳之脈而變遲則力絀勢緩而不能傳且有結而難開之象膈中之氣與外入之邪兩相格鬭故為拒痛胃中所生之精悍因誤下而致空虛則不能藉之以衛開外邪反為外邪衛動其膈於是正氣往返邪逼之界覺短氣不足以息更躁煩有加於是神明不安方寸之地覺剝近災無端而生懊憹凡此皆陽邪內陷所致陽本親上

可下証

承氣湯類

故據高位而心下鞕痛爲結胸也

傷寒六七日結胸熱實脈沉而緊心下痛按之石硬者大陷胸湯主之

此条熱實二字形容結胸之狀甚明見邪熱填實於胸間不散漫也脈沉緊者緊有浮沉之別浮緊主傷寒無汗沉緊主傷寒結胸與中風之陽邪結胸迥殊此所以不言浮也

傷寒十餘日熱結在裡復往来寒熱者與大柴胡湯但結胸無大熱者此爲水結在胸脇也但頭汗出者大陷胸湯主之

治結胸之证取用陷胸之法者以外邪挾内飲搏結胸間未全入於裡也若十餘日熱結在裡則是無形之邪

熱蘊結必不定在胸上加以往來寒熱仍兼半表當用大柴胡湯以兩解表裡之熱邪於陷胸之義無取矣無大熱與上文熱實互意內陷之邪但結胸間而表裡之熱反不熾盛是為水飲結在胸脇其人頭有微汗乃邪結在高而陽氣不能下達之明徵此則主用大陷胸湯允為的對也

太陽病重發汗而復下之不大便五六日舌上燥而渴日晡所小有潮熱從心上至少腹硬滿而不可近者大陷胸湯主之

不大便燥渴日晡潮熱少腹鞕滿證與陽明頗同但小有潮熱則不似陽明大熱從心上至小腹手不可近則陽明又不似此大痛因是辨其為太陽結胸兼陽明內實也

係誤汗復誤下重傷津液不大便而燥渴潮熱雖太陽陽明亦屬下證但太陽痰飲內結必用陷胸湯由胸脇以及腸胃蕩滌始無餘若但下腸胃結熱反遺胸上痰飲則非法矣

傷寒五六日嘔而發熱者柴胡湯證具而以他藥下之柴胡證仍在者復與柴胡湯此雖已下之不為逆必蒸蒸而振却發熱汗出而解若心下滿而硬痛者此湯主之

前論結胸有陽明之兼證矣此復論結胸及痞有少陽之兼證五六日嘔而發熱雖為少陽之本證但發熱非往來之寒熱則為太陽之熱可知醫不知用和解法而以他藥下之誤矣若不因誤下而變他證柴胡症仍在者可復與柴胡和解之若誤下後心下滿而硬痛者

則邪已因下而陷入胸中成為結胸矣邪既結於胸
中故非用陷胸湯下之不可

大陷胸丸

大黃半斤　葶藶子熬　芒硝　杏仁各半斤

右四味擣篩二味内杏仁芒硝合研如脂和散取
如彈丸一枚別擣甘遂末一錢匕白蜜二合水二升煮
取一升溫服之一宿乃下如不下更服取下為效

病發於陽而反下之熱入因作結胸病發於陰而反下之
熱入因作痞所以成結胸者以下之太早故也

此明所以致結胸與痞之故風為陽邪病發於中風陽
邪未從外解而反下之其熱勢乘虛陷入必鞕結於胸
上寒為陰邪病發於傷寒陰邪未從外解而反下之

其熱勢乘虛陷入必痞塞於心間所以發熱惡寒之証則熱於陽位而作結胸無熱惡寒之証則熱入於陰位而作痞治結胸用寒劑治痞用溫劑痞與結胸雖有陰陽之分然皆因下之太早熱入而成也

結胸者項亦強如柔痓狀下之則和宜大陷胸丸

結胸而至頸項亦強証篤矣蓋胸間邪結緊實項勢常昂有似柔痓之象然痓病身手俱張此但項強原非痓也不過藉此以驗胸邪十分緊逼耳胸邪緊逼以大陷胸湯下之恐過而不留即以大陷胸丸下之又恐滯而不行故煮成後連滓服之然後與邪相當而可施戰勝攻取之畧觀方中用大黃芒硝甘遂可謂峻矣乃更加葶藶杏仁以射肺邪而上行其急煮時又倍加

白蜜以留戀而潤導之而下行其倭必識此意始得用法之妙

小陷胸湯

黃連一兩　半夏半升　栝蔞實一枚

右三味以水六升先煮栝蔞取三升去渣內諸藥煮二升去渣分温三服一服未知再服微解下黃涎便安也按大承氣所下者燥屎大陷胸所下者蓄水此所下者為黃涎涎者輕於蓄水而未成水者也審病之精用藥之切有如此

小結胸病正在心下按之則痛脈浮滑者小陷胸湯主之

正在心下則不似大結胸之高在心上也按之則痛比手不可近則較輕也而脈浮又淺於沉滑又緩於緊可見其人外邪陷入原微但痰飲素盛挾熱邪而內結所以脈見浮滑也黃連半夏栝蔞實藥味雖平而泄熱

散結亦是突圍而入所以名為小陷胸湯也

白散

桔梗 貝母各三分，古法二錢五分為一分 巴豆一分，去皮心，熬黑研如脂

右三味為散，納巴豆更於臼中杵之，以白飲和服。強人服半錢匕，今拌約重三分，羸者減之。病在膈上必吐，在膈下必利，不利進熱粥一盃，利過不止進冷粥一盃。巴豆得熱則行，得冷則止 身熱皮粟不解，畏冷起寒粟 欲引衣自覆者，若以水潠之洗之，益令熱却不得出，當汗而不汗則煩。假令汗出已，腹中痛，與芍藥三兩，如上法。

寒實結胸無熱證者，與三物小陷胸湯，白散亦可用。

結胸皆係熱陷之證，此云寒實，乃水氣寒冷所結之痰飲也。按活人書云與三物白散，無小陷胸湯亦可用七字，蓋小

陷胸寒劑非無熱者所宜也

麻仁丸

麻仁二升　芍藥　枳實各半斤　大黃　厚朴

杏仁各一升

右六味為末煉蜜和丸如梧桐子大飲服十丸漸加以知為度

趺陽脉浮而濇浮則胃氣強濇則小便數浮濇相搏大便則難其脾為約麻仁丸主之

浮為胃氣強胃強則陽盛濇則小便數便數則陰不足陽盛而陰不足則腸胃枯槁大便難矣是症即論中所云太陽陽明者脾約是也

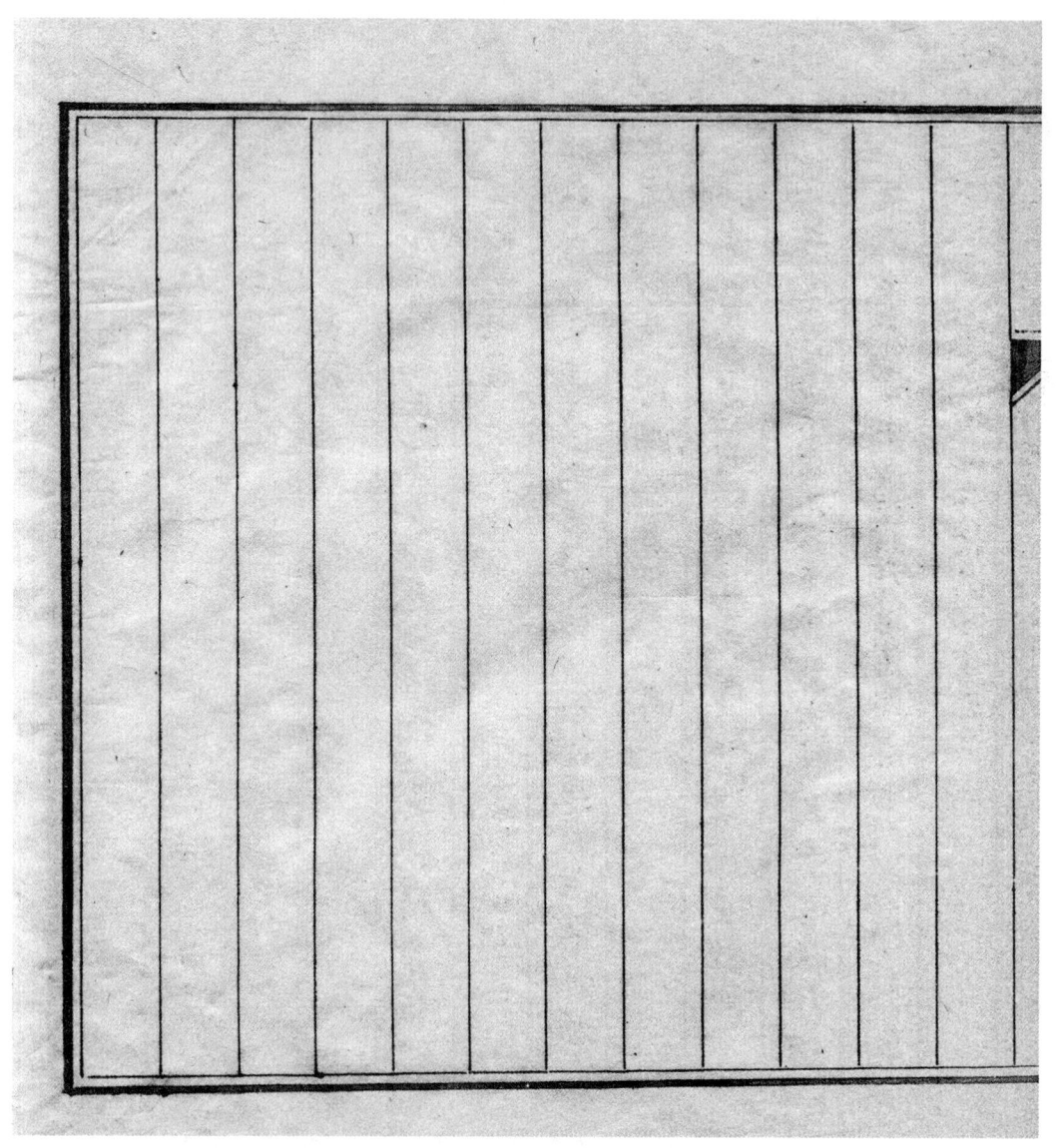

不可下證

太陽病外证未解者不可下也下之爲逆欲解外者宜桂枝湯主之

凡外证未解之病總宜先解外若誤下之必成結胸等证故爲逆也

太陽病不解熱結膀胱其人如狂血自下下者愈其外不解者尚未可攻當先解外外解已但少腹急結者乃可攻之宜桃仁承氣湯

此膀胱蓄血之证欲攻之亦須先解外

結胸证其脉浮大者不可下下之則死

胸既結本當下以開其結然脉浮大則表邪未盡下之是令其結而又結所以主死

不可下证

病脇下素有痞連在臍傍痛引少腹入陰筋者此名藏結死藏結無陽症不往来寒熱其人反静舌上胎滑者不可攻也

傷寒有藏結之症乃陰邪結於陰也若加痛引少腹入陰筋則悖亂極矣故主死也無陽症者無表症也不往来寒熱者無半表半裡症也其人反静者并無裡症也既無表裡之症而舌上仍有胎滑此為何故蓋以丹田有熱胸中有寒耳丹田陰也反有熱胸中陽也反有寒則是其病不在表裡而在上下上下之邪相悖而不相入所以不可攻也

傷寒發汗已身目為黄所以然者以寒濕在裡不解故也不可下須於寒濕中求之

傷寒發汗已熱邪已可解矣何由反蒸身目為黃所以然者寒濕搏聚適在驅殼之裡故爾發黃也裡者在內之通称非謂寒濕深入在裡蓋身目正屬軀殼與藏府無關故云不可下於寒濕中求之者即於茵陳湯類擇而用之

太陽病得之八九日如瘧狀發熱惡寒熱多寒少其人不嘔清便欲自可一日二三度發脈微緩者為欲愈也脈微而惡寒者此陰陽俱虛不可更發汗更下更吐也

此邪去正虛之証故云不可更下以重傷其正耳

若汗多微發熱惡寒者外未解也其熱不潮未可與承氣湯

承氣湯下法也外未解故云未可與

不可下証

陽明病心下鞕滿者不可攻之攻之利遂不止者死利止者愈

心下鞕滿邪聚陽明之膈正兼太陽也故不可攻〻之利不止則邪氣未盡真氣先脫故主死也利止則邪去而真氣猶存故云愈也

傷寒嘔多即有陽明証不可攻之

嘔屬太陽嘔多則太陽未除縱有陽明諸証亦不可攻下

陽明病面合赤色不可攻〻之必發熱色黄小便不利也

面合赤色陽氣怫鬱於表也若誤攻之胃氣徒虛津液大耗熱又得越而鬱於皮膚之內故發熱而色變黄膀胱之氣不化而小便不利也

不可下证

陽明病汗自出若發汗小便自利者此為津液內竭雖硬不可攻之當須自欲大便宜蜜煎道而通之若土瓜根及與大猪胆汁皆可為導

自汗出既傷津液矣若再汗之以重耗其津液又加以小便利復奪之宜津液內竭矣津液既内竭則大便硬自不待言何可再下以殺之為快耶是以用蜜煎導等法外取之庶無患耳

陽明病潮熱大便微硬者可與大承氣湯不硬者不可與之若不大便六七日恐有燥屎欲知之法少與小承氣湯湯入腹中轉失氣者此有燥屎乃可攻之若不轉失氣此但初頭硬後必溏不可攻之攻之必脹滿不能食也欲飲水者與水則噦其後發熱者必大便硬而少也以小承氣湯

和之不轉失氣者慎不可攻也

陽明胃實與小承氣湯服後必轉失氣若不失氣胃中必無燥屎故有慎不可攻之戒失氣即放屁也

陽明病腹微滿初頭硬後必溏不可攻之

腹微滿非大實痛也無大實痛胃中必無燥屎故云不可攻之

少陽中風兩耳無所聞目赤胸中滿而煩者不可吐下吐下則悸而驚

此熱邪上壅之證胸中滿而非腹中滿痛故不可下下之則正傷而邪得以逼亂神明悸而驚矣

太陽與陽明合病喘而胸滿者不可下

此亦邪在胸而不在胃故云不可下

二陽併病太陽初得病時發其汗〻先出不徹因轉屬陽明續自微汗出不惡寒若太病証不罷者不可下〻之為逆

此太陽〻明併太陽証未罷者雖有陽明証亦不可下

太陽少陽併病心下硬頸項強而眩者當刺大椎肺俞慎勿下之

此病不在胃故有慎勿下之〻戒

太陰之為病腹滿而吐食不下自利益甚時腹自痛若下之必胸下结鞕

腹滿自利太陰之本証也吐而食不下則邪迫於上利甚而腹痛則邪迫於下上下交乱胃中空虛此但可行溫散設不知而誤下之其在下之邪可去而在上之

不可下証

邪陷矣故胸中結硬與結胸之變頗同胃中津液
上結胸中陽氣不布卒難開也
少陰病脈微不可發汗亡陽故也陽已虛尺脈弱濇者復
不可下之
亡陽固不可發汗陽虛亦不可復下其理一也
少陰病飲食入口即吐心下温温欲吐復不能吐始得之手
足寒脈弦遲者此胸中實不可下也當吐之
此邪在胸而不在腹故有不可下之戒
諸四逆厥者不可下之虛者亦然
厥即四逆之極陰陽既不相順接下則必至於脱絶也
傷寒五六日不結胸腹濡脈虛復厥者不可下此爲亡血下
之死

傷寒五六日邪入厥陰其熱深矣乃陽邪不上結於胸陰邪不下結於腹其脈虛而復厥則又非熱深當下之比由其陰血素虧若誤下之以重亡其陰必主死也此厥陰所以無大下之法而血虛之人尤以下爲大戒也

太陽病過經十餘日心中溫溫欲吐而胸中痛大便反溏腹微滿鬱鬱微煩先此時自極吐下者與調胃承氣湯若不爾不可與

不先此時自極吐下者邪尚在太陽而不在陽明故有不可與之戒

厥陰之爲病消渴氣上撞心心中疼熱飢而不欲食食則吐蚘下之利不止

不可下證

消渴者欲飲水多而小便少也厥陰屬木厥陰邪甚

則腎水為之消腎消則飲水以自救故消而且渴其渴不為水止也氣上撞心心中疼熱者肝氣上逆也饑不能食者木邪横肆胃土受制也食則吐蚘者胃中饑蚘臭食則出也下之利不止者邪屬厥陰下則徒虛陽明陽明虛木益乘其所勝而利不止矣

脈濡而弱弱反在關濡反在巔微反在上濇反在下微則陽氣不足濇則無血陽氣反微中風汗出而反煩躁濇則無血厥而且寒陽微則不可下下之則心下痞鞕

氣血既不足及下之以益虛其正則邪陷於胸中而痞鞕作矣

咽中閉塞不可下下之則上輕下重水漿不下卧則欲踡身急痛下利日數十行

咽中閉塞血液干少也若下之血液更少而陽亦下陷欲洩故臥則踡身急痛下利日數十行也

無陽陰強大便鞕者下之必清穀腹滿

陽既無而反下之以亡其陽宜下利清穀而腹滿矣

諸外實者不可下下之則發微熱亡脈厥者當齊握熱

諸外實者即云凡表邪盛之人也表邪盛下之則邪陷而陰陽俱傷若陰陽俱傷而無脈肢厥者當臍握之而熱所以然者正傷而邪亦深陷於下部也

諸虛者不可下下之則大渴求水者易愈惡水者劇

凡陰血素虛之人不可再下以重竭其陰若誤下後渴而求水者陰雖傷而未竭猶欲引水以自救也故云易愈惡則之陰陽俱亡其病必劇

不可下证

脈濡而弱弱反在關濡反在巔弦反在上微反在下弦爲陽運微爲陰寒上實下虛意欲得温微弦爲虛虛者不可下也微則爲欬欬則吐涎下之則欬止而利因不休利不休則胸中如虫齧粥入則出小便不利兩脇拘急喘息爲難頸背相引臂則不仁極寒反汗出身冷若氷眼睛不慧語言不休而穀氣多入此爲除中口雖欲言舌不得前

此陰陽俱盡之候下之而重劫其陰陽故現此種種危証而無以再生矣

脈浮而緊浮則爲風緊則爲寒風則傷衛寒則傷榮榮衛俱病骨節煩疼當發其汗而不可下也

此大青龍湯証故云不可下

脈數者久數不止止則邪結正氣不能復正氣卻結於藏故邪氣浮之與皮毛相得脈數者不可下下之必煩利不止

脈數為陽邪在表下則邪陷而陽亦亡故煩利不止也

脈浮而大心下反鞕有熱屬藏者攻之不令發汗屬府者不令溲數溲數則大便鞕汗多則熱愈汗少則便難脈遲尚未可攻

此以邪深入於藏者攻之以急去其邪若邪未深入於藏而脈又遲不可攻下致反傷其正

傷寒五六日不結胸腹濡脈虛復厥者不可下此亡血下之死

脈虛而肢復厥陰陽俱亡之候也若誤下之安得不死

不可下證

脈濡而弱弱反在關濡反在巔浮反在上數反在下浮為陽虛數為無血浮為虛數生熱浮為虛自汗出而惡寒數為痛振而寒慄微弱在關胸下為急喘汗而不得呼吸呼吸之中痛在於脇振寒相搏形如瘧狀醫反下之故令脈數發熱狂走見鬼心下為痞小便淋瀝少腹甚硬小便則尿血也

此正虛邪盛之証若誤下之則邪下陷故有狂走見鬼等種種惡証也

脈浮而大浮為氣實大為血虛血虛為無陰孤陽獨下陰部者小便當赤而難胞中當虛今反小便利而大汗出法應衛家當微今反更實津液四射榮竭血盡干煩而不眠血薄肉消而成暴液醫復以毒藥攻其胃此為

重虛客陽去有期必下如汙泥而死

此陰竭微陽獨存之候復下之并微陽亦亡其下汙泥而亦宜矣

病欲吐者不可下

欲吐者邪在上焦也故云不可下

病發於陽而反下之熱入因作結胸病發於陰而反下之熱入因作痞

此中風之表邪未盡反下之邪陷而成結胸傷寒之表邪方盛反下之邪陷而成痞所以然者下之太早故也

病脈浮而緊而復下之緊反入裡則作痞

此即前條傷寒證太陽之表邪未去即下之邪陷而成痞也

傷寒發熱頭痛微汗出發汗則不識人熏之則喘不得
小便心腹滿下之則短氣小便難頭痛背強加溫針則
衄
病人津液既少若汗下之以重耗其陰則不復人小
便難等證疊見矣
傷寒脈陰陽俱緊惡寒發熱則脈欲厥厥者脈初來大漸
漸小更來漸大是其候也如此者惡寒甚者翕翕汗出喉
中痛若熱多者目赤脈多睛不慧醫復發之咽中則
傷若復下之則兩目閉寒多便清穀熱多便膿血若熏
之則身發黃若熨之則咽燥若小便利者可救之若小便難
者為危殆
此本熱邪爍津之候醫不知而復下之則陰更耗而陽

亦虛外邪因之下陷肆擾無度故有便清穀及膿血

之患也

傷寒發熱口中勃勃氣出頭痛目黃衄不可制貪水者

必嘔惡水者厥若下之咽中生瘡假令手足溫者必下

重便膿血頭痛目黃者若下之則目閉貪水者若下

之其脈必厥其聲嚶咽喉塞若發汗則戰慄陰陽

俱盡惡水者若下之則裡冷不嗜食大便完穀出

凡表邪未去之證若下之必邪陷而陰陽俱傷所以

此條下後陰竭陽亡之象俱見

下利脈大者虛也以強下之故也設脈浮革因爾腸鳴者屬

當歸四逆湯

強下之而下利脈大元氣盡也

不可下證

動氣在右不可下下之則津液內竭咽燥鼻干頭眩心
悸也
動氣在左不可下下之則腹內拘急食不下動氣更劇
雖有身熱卧則欲踡
動氣在上不可下下之則掌握熱煩身上浮冷熱汗自
泄欲得水自灌
動氣在下不可下下之則腹脹滿卒起頭眩食則下清
穀心下痞也

可清證

瀉心湯類

生薑瀉心湯

生薑四兩　甘草炙　人參　黄芩各三兩　半夏半升

黄連　干薑各一兩　大棗十二枚

傷寒汗出解之後胃中不和心下痞硬乾噫食臭脇下有水氣腹中雷鳴下利者生姜瀉心湯主之

汗後外邪雖解然必胃氣安和始得脱然無恙以胃生津液故也津液因邪入而内结因發汗而外亡兩傷胃虛其人心下必痞鞕以伏飲搏聚胃氣不足以開之也胃病故干噫食臭食入而噯饐酸也胃病故脇下有水氣水入旁滲脇肋也胃中水穀不行腹中必雷鳴而搏擊

有聲下利而清濁不分也

甘草瀉心湯

甘草炙四兩　黃芩　干姜各三兩　半夏半升　黃連一兩

大棗十二枚

傷寒中風醫反下其人下利日數十行穀不化腹中雷鳴心下痞硬而滿干嘔心煩不得安醫見心下痞謂病不盡復下之其痞益甚此非熱結但以胃中虛客氣上逆故使硬也甘草瀉心湯主之

下利完穀腹鳴嘔煩皆因誤下胃中空虛所致也設不知此義以為結熱而復下之其痞必益甚故重以胃中虛客氣上逆昭揭病因耳

半夏瀉心湯

半夏半升　黄芩　干姜　炙草　人参各三两

黄連一两　大棗十二枚

傷寒五六日嘔而發熱者柴胡湯証具而以他藥下之柴胡証仍在者復與柴胡湯此雖已下之不為逆必蒸蒸而振却發熱汗出而解若心下滿而不痛者此為痞柴胡不中與之宜半夏瀉心湯

柴胡証反誤下之柴胡証仍在者可復與之若誤下後復增心下滿而不痛之証則邪已陷故柴胡不中與而以半夏瀉心湯滌飲止嘔耳

大黄黄連瀉心湯

大黄二两　黄連一两

右二味以麻沸湯二升漬之須臾絞去渣分溫再服此又

可清証　瀉心湯類

法之最奇者不敢直而敢追救
其桂湯清淡以滌上焦之邪

脈浮而緊而復下之緊反入裡則作痞按之自濡但氣痞耳心下痞按之自濡其關上浮者大黃黃連瀉心湯主之

傷寒脈浮緊即不可下誤下而緊反入裡則寒邪轉入轉深矣故作痞外邪與內飲搏結故心下滿鞕若按之自濡而不滿鞕則證不挾飲僅陰氣上逆痞聚於心下耳陰氣上逆惟苦寒可瀉之故以大黃黃連瀉心湯主之

傷寒大下後復發汗心下痞惡寒者表未解也不可攻痞當先解表表解乃可攻痞解表宜桂枝湯攻痞宜大黃黃連瀉心湯

大下之後復發汗先裡後表顛倒差誤究竟已陷之邪

痞結心下証兼惡寒表邪不爲汗衰即不可更攻其痞當用桂枝解肌之法先解其外外解已後乃以大黄黄連瀉心湯攻去其心下之痞也

附子瀉心湯

大黄二两　黄連炒　黄芩炒各一两　附子一枚去皮別煮取汁

右四味切三味以麻沸湯二升漬之須臾絞去渣仍附子汁分温再服　此法更精附子用煎三味用泡扶陽欲其熱而性重開痞欲其生而性輕也

心下痞而復惡寒汗出者附子瀉心湯主之

此条不過二語而妙理無窮前条發汗之後惡寒則用桂枝此条汗出惡寒則用附子盖發汗之後汗已止而猶惡寒乃表邪未盡故先用桂枝以去表邪此惡寒而仍汗出則亡陽在即故加入附子以回陽氣又彼先後分

二方此併一方者何也蓋彼有表復有裡此則祇有裡病故有分有合也

黄連湯

黄連　炙草　干姜　桂枝去皮各三兩　人參二兩

半夏半升　大棗十二枚

傷寒胸中有熱胃中有邪氣腹中痛欲嘔吐者黄連湯主之

胸中有熱風邪在上也胃中有邪氣寒邪在中也腹中痛陽邪欲下而不得下也欲嘔吐陰邪欲上而不得上也此所以知其熱邪中上寒邪中下陰陽各不相入失其升降之恒故用黄連湯以分理陰陽而和解之也豈因此法而推及藏結之証舌上有胎者又為寒反在上熱反在下

陰陽悖逆既成危候仲景但戒以不可攻未言治法然非先之以和解將立視其死乎學者請於黄連湯着眼可也

黄芩湯

黄芩 三兩　炙草　芍藥 各二兩　半夏 半升　生姜 三兩

大棗 十二枚

黄芩加半夏生薑湯

黄芩 三兩　炙草　芍藥 各二兩　半夏 半升　生姜 三兩

大棗 十二枚

太陽與少陽合病自下利者與黄芩湯若嘔者黄芩加半夏生姜湯主之

下利即專於治利不雜以風寒表藥此亦急當救裡

之義若嘔亦即兼以止嘔之藥總之見証施治服藥

後而本証愈復見他証則仍見証施治可推而知也

乾薑黄連黄芩人參湯

干姜　黄連　黄芩　人參各三兩

傷寒本自寒下醫復吐下之寒格更逆吐下若食入口即

吐干姜黄連黄芩人參湯主之

此屬厥陰條寒格自用干姜吐下自用芩連因誤治而

虚其正氣則用人參分途而治無所不包又各不相碍

古方之所以入化也

以上用瀉心湯類清法九條

白虎湯類

白虎湯

知母六兩　石膏一斤　甘草二兩　粳米六合

右四味以水一斗煮米熟湯成去滓溫服一升日三服

傷寒脈浮滑此表有熱裡有寒白虎湯主之

傷寒之脈陰陽俱緊此云浮滑則兼風可知滑爲裡熱浮滑則表亦熱矣裡有寒者傷寒傳入於裡更增裡熱但因於寒故推本而曰裡有寒實則表裡俱熱也

傷寒脈滑而厥者裡有熱也白虎湯主之

脈滑而厥裡有熱而熱厥也故用白虎湯主之

三陽合病腹滿身重難以轉側口不仁而面垢讝語遺尿發汗則讝語下之則額上生汗手足逆冷若自汗者白

虎湯主之

按三陽經之受外邪太陽頭疼腰脊痛陽明目痛鼻干不眠少陽寒热往来口苦干嘔若有专司三陽合病者即兼見三陽之証也但仲聖僅以合之一字括其義而歸重實在下利與嘔喘胸滿之内証盖以邪既相合其人腹内必有相合之徵驗也是病腹滿身重則似風湿面垢譫語則似胃實不知此皆陽明熱証之在經者一或不審則生死立判所以必須詳察脉症庶可無誤耳但此病既有上之現状若發汗則重竭陽明之津液故譫語益甚將成陰脫之証下之則重傷陽明之真陽故手足逆冷而額上生汗將成亡陽之証也然既不可汗下惟有白虎一湯主解熱而不碍表

裏在所急用其云若自汗出者熱氣盛於經也熱氣既盛於經尤非石羔不治故是湯爲是証的對之方也

白虎加人參湯

白虎湯原方加人參三兩煎服同前法

服桂枝湯大汗出後大煩渴不解脈洪大者白虎加人參湯主之

煩渴不解因汗多而胃液干枯邪雖去而陽明之火獨熾故用此以生津止汗息火解煩

傷寒若吐若下後七八日不解熱結在裏表裏俱熱時時惡風大渴舌上干燥而煩欲飲水數升者白虎加人參湯主之

熱結在裏表裏俱熱爲白虎之對証也時時惡風表邪未盡也胃口津液枯竭内火如焚故大渴舌上干燥而

煩欲引水自救也蓋津液枯竭之证本不在經亦不在府更非若承氣症之有實邪可下惟有白虎加人參湯生津息火可解其煩渴耳前條汗後煩渴此條吐下後煩渴吐下與汗均耗津液故均主是湯

傷寒無大熱口燥渴心煩背微惡寒者白虎加人參湯主之

表裡熱極燥渴心煩全無惡寒頭疼身痛諸表证者固當行白虎湯矣若脈浮滑背微惡寒此為表熱少裡熱多之证仍可與之蓋以脈滑明係裡熱而背為至陰之地雖表退尚有餘寒不當牽泥也設脈但浮而不滑证並頭疼身痛則雖表裡俱熱而在表之邪未退白虎即不可用以白虎辛涼不能解表故也

傷寒脈浮發熱無汗其表不解者不可與白虎湯渴欲飲水無表證者白虎加人參湯主之

白虎但能解熱不能解表故發熱無汗表證未解者不可與必惡寒頭身疼痛之表證皆除但熱渴而求救於水者方可與之

竹葉石膏湯

竹葉二把　石羔一斤　半夏半升　人參三兩　麦门冬一升

甘草二兩　粳米半升

右七味以水一斗煮取六升去渣納粳米煮米熟成湯去米温服一升日三服

傷寒解後虛羸少氣氣逆欲吐者竹葉石羔湯主之

身中津液為熱邪所耗餘熱不清必致虛羸少氣

難於康復若更氣逆欲吐是餘邪在內淫擾故用竹葉石羔湯生津益氣散逆逐邪也

以上用白虎湯類清法共八條

五苓散類

五苓散

猪苓十八銖去皮 澤瀉一兩六銖 白朮十八銖 桂枝半兩

右五味為末以白飲和服方寸匕日三服多飲暖水汗出愈（服散取其停留胸中多飲暖水取其氣散榮衛也）

太陽病發汗後大汗出胃中干煩躁不得眠欲得飲水者少少與飲之令胃氣和則愈小便不利微熱消渴者與五苓散主之

胃中干而欲飲此無水也與水則愈小便不利而欲飲此

蓄水也利水則愈同一渴而治法不同蓋以渴之象及渴之餘證不同故也

發汗已脈浮數煩渴者五苓散主之

汗不盡則有留飲脈浮數則有表熱表有熱而內有留飲故煩渴是以用五苓散兩解之

中風發熱六七日不解而煩有表裡證渴欲飲水水入則吐者名曰水逆五苓散主之多飲煖水汗出愈

傷風證原有汗以其有汗延至日夕不行解肌之法汗出雖多徒傷津液表終不解轉增煩渴邪入於府飲水則吐者名曰水逆乃熱邪挾積飲上逆以故外水格而不入也服五苓散後頻溉熱湯得汗則表裡俱解蓋表者陽也裡之屬府者亦陽也所以一舉而兩得

也然亦以未經誤治邪不内陷故易爲力耳
本以下之故心下痞與瀉心湯痞不解其人渴而口燥煩小
便不利者五苓散主之
瀉心諸方開結蕩熱益虛可謂具備乃服之而痞不解
更加渴而口燥煩小便不利者則爲水停心下之故非痞
也故與五苓散通調水道則自愈矣
太陽病寸緩關浮尺弱其人發熱汗出復惡寒不嘔但
心下痞者此以醫下之也如其不下者病人不惡寒而渴者
此轉屬陽明也小便數者大便必硬不更衣十日無所苦
也渴欲飲水者少少與之但以法救之渴者與五苓散
寸緩關浮尺弱發熱汗出復惡寒純是太陽未罷之
症也設非誤下何得心下痞結耶如不誤下則心下亦不

痞而太陽证必漸傳經乃不惡寒而渴邪入陽明審矣然陽明津液既偏滲於小便則大腸失潤而大便難此腸中結熱自是不同所以旬日不更衣亦無苦也以法救之救其津液也其法即此水及用五苓散但五苓利水者也其能止渴而救津液者何也蓋胃中之邪熱既隨小便而滲下則利其小便而邪熱自消矣邪熱消則津回而渴止大便亦自行矣

霍乱頭痛發熱身疼痛熱多欲飲水者五苓散主之

此表熱而燥津液之证故用五苓散兩解之

猪苓湯

猪苓　茯苓　澤瀉　滑石　阿膠各一兩

右五味以水四升先煮四味取二升去滓納阿膠烊

消温服七合日三服

陽明病若脈浮發熱渴欲飲水小便不利者猪苓湯主之

此陽明之渴故與五苓相近而獨去桂枝恐助陽也論中又云陽明汗多而渴不可與猪苓湯以胃中燥不可更利其小便也

少陰病下利六七日咳而嘔渴心煩不得眠者猪苓湯主之

此熱邪傳少陰之証蓋少陰口燥口干有大承氣急下之法今止嘔渴則熱邪尚輕故用此方使熱邪從小便出其路尤近也

文蛤散

可清證　五苓散類

文蛤五兩

右一味為散以沸湯和一方寸匕服湯用五合

病在陽應以汗之反以冷水潠之若灌之其熱被刦不得去彌更益煩肉上粟起意欲飲水反不渴服文蛤散若不差者與五苓散

應汗之證而不發汗反以冷水潠之灌之其熱邪被刦留於皮膚肌腠之中故煩而肉上粟起欲飲水而不渴用文蛤之軟堅逐水則邪去而人安矣若以文蛤治之仍不差則用表裏同治之五苓散庶可兩解矣

茯苓甘草湯

茯苓二兩　桂枝二兩　甘草一兩炙　生薑三兩

傷寒汗出而渴者五苓散主之不渴者茯苓甘草湯主

之

汗出之後而渴不必與五苓散人所易知也乃汗出之後並無渴証又未指明別有何証忽無端而與茯苓甘草湯此意何居要知此處汗出二字乃發汗後汗出不止也汗出不止則亡陽在即當與以真武湯其稍輕者當與以茯苓桂枝白朮甘草湯更輕者則與以此湯何以知之以三方同用茯苓知之蓋汗大洩必引腎水上泛非茯苓不能鎮之故真武則佐以附子回陽此二方則以桂枝甘草斂汗而茯苓則皆以為主藥此方之義不了然乎觀下條心悸治法益明

傷寒厥而心下悸者宜先治水當服茯苓甘草湯却治其厥不爾水漬入胃必作利也

厥而心悸腎水上犯也故用茯苓甘草湯先制其腎水然後再治厥也

以上用五苓散類清法共十二条

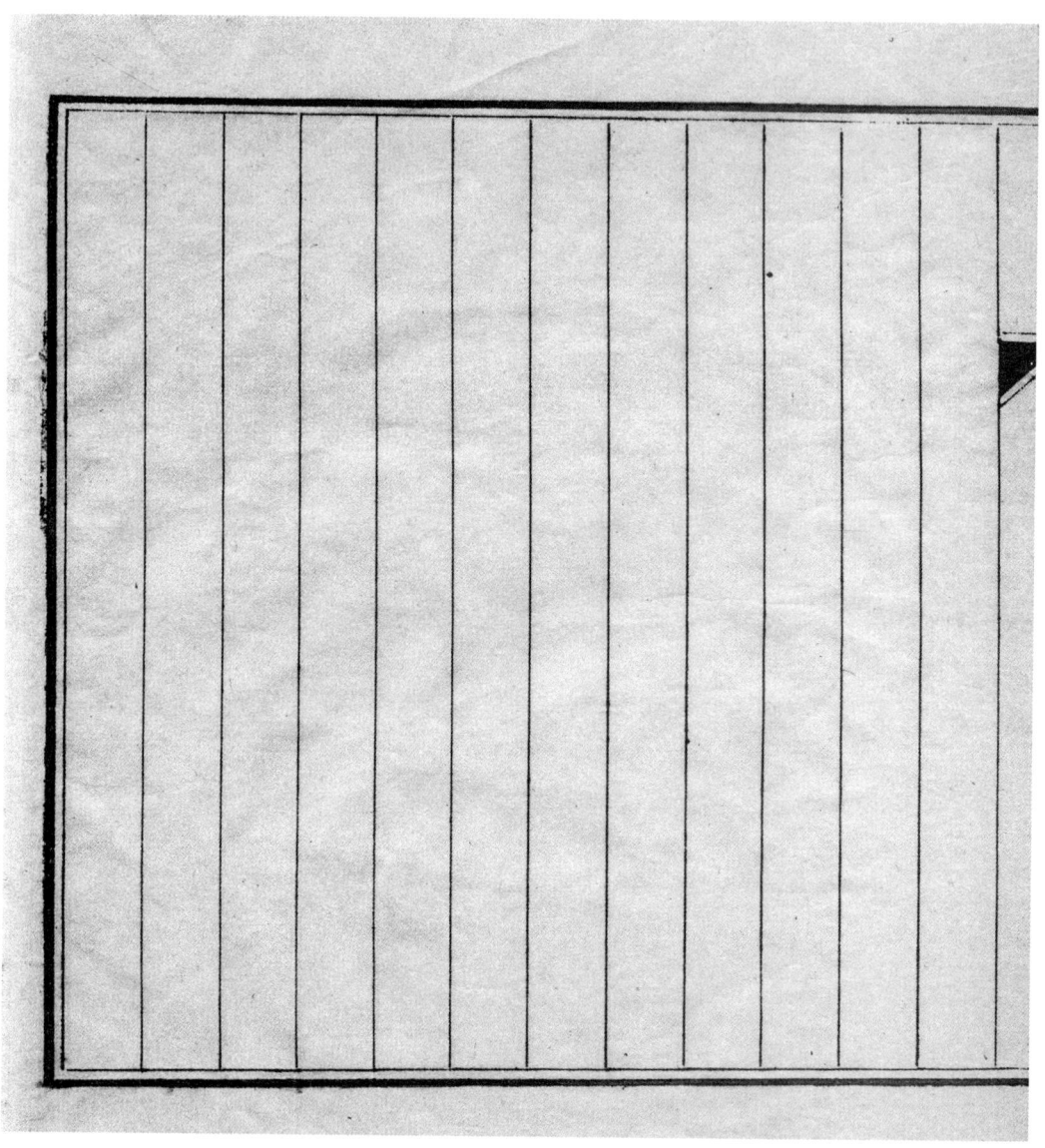

可溫補證

四逆湯類

四逆湯

炙草二两　干薑一两半　附子一枚生用

右三味以水三升煮取一升二合去滓分溫再服彊人可大附子一枚干姜三两

按方名四逆必以之治厥逆論云厥者陰陽氣不順接手足逆冷是也凡論中言脈沉微遲弱者則厥冷不待言而可知此方溫中散寒故附用生者但此方與理中湯皆溫熱之劑而四逆一類總不離干姜以通陽故治宜下焦理中一類總不離白朮以守中故治宜中焦餘藥皆相同而功用則迥別

傷寒脉浮自汗出小便數心煩微惡寒脚攣急反與桂枝湯攻其表此誤也得之便厥咽中干煩躁吐逆者作甘草干姜湯與之以復其陽若厥愈足温者更作芍藥甘草湯與之其脚即伸若胃氣不和譫語者少與調胃承氣湯若重發汗復加燒針者四逆湯主之

脉浮自汗出微惡寒桂枝証也小便數心煩則邪又在裡加以脚攣急而裡亦虛矣裡既虛而反與桂枝湯攻其表陽將從此越矣故有厥而咽干煩躁吐逆等証是以用甘草干姜湯復其陽陽復而厥愈足温再以芍藥甘草湯復其陰陰陽兩和而脚攣可伸矣倘尚有餘邪留於胃中致胃不和而譫語者與調胃承氣和之若重發汗復加燒針更竭其陽則陰陽兩虛

後而復厥之非四逆湯回其陽無以挽救矣故主之

傷寒醫下之續得下利清穀不止身疼痛者急當救裏
後身疼痛清便自調者急當救表救裏宜四逆湯救表
宜桂枝湯

此誤下而陽氣將下脫之証故現下利清穀身疼痛
等[痞]湯既將下脫救湯為急主以四逆湯宜矣

病發熱頭痛脈反沉若不差身體疼痛當救其裡宜四
逆湯

身体疼痛陰陽二証皆有之今脈沉而疼痛雖發熱
亦是裡寒外熱之証故用四逆

脈浮而遲表熱裡寒下利清穀者四逆湯主之

脈浮為表熱遲為裡寒故下利清穀以四逆湯溫裡

散寒則利自止矣

少陰病脉沉者急温之宜四逆湯

外邪入少陰宜與腎氣兩相搏擊乃脉見沉而不鼓即內經所謂腎脉獨沉之義其人陽氣衰微可知故當即温之以助其陽也

少陰病飲食入口則吐心中温温欲吐復不能吐始得之手足寒脉弦遲者此胸中實不可下也當吐之若膈上有寒飲干嘔者不可吐也當温之宜四逆湯

心中温温欲吐復不能吐而干嘔者膈上有寒飲也寒飲無實物温之則寒散而飲亦去故宜四逆湯

大汗出熱不去内拘急四肢疼又下利厥逆而惡寒者四逆湯主之

熱不去惡寒似表邪未去也不知大汗出熱不去係陽將越之候下利厥逆而惡寒係内部陰寒已甚又加内拘急四肢疼則亡陽在即故以四逆湯法寒扶陽也

大汗若大下利而厥冷者四逆湯主之

汗下後而厥冷則虚寒極矣故以四逆湯扶陽以法寒邪也

嘔而脈弱小便復利身有微熱見厥者難治四逆湯主之

嘔而脈弱小便復利裡已虚寒身有微熱又無表证其人見厥則陰陽互錯故爲難治與四逆湯者以四逆之干姜附子補中有發庶可藉寒扶陽而微熱亦可以自除耳

可温補证　四逆湯類

吐利汗出發熱惡寒四肢拘急手足厥冷者四逆湯主之

發熱惡寒表证也吐利四肢拘急手足厥冷裡已無陽而陰寒已甚裡既無陽則裡证已急自宜以四逆湯急救其裡

既吐且利小便復利而大汗出下利清穀内寒外熱脈微欲絶者四逆湯主之

内寒外熱之证且又脈微欲絶則陽將盡矣故主之以四逆湯

四逆加人參湯

四逆湯原方加人參一兩並服法同

惡寒脈微而復利利止亡血也四逆加人參湯主之

此陰陽兩竭之候故以四逆湯回陽加人參以生津液而益

陰

通脈四逆湯

甘草二兩炙　干姜三兩強人四兩　附子一枚生用

右三味以水三升煮取一升二合去滓分温服其脈即出者愈

附加減法

面色赤者加葱九莖腹中痛者去葱加芍藥二兩嘔者加生姜二兩咽痛者去芍藥加桔梗一兩利止脈不出者去桔梗加人參二兩

少陰病下利清穀裡寒外熱手足厥冷脈微欲絶身反不惡寒其人面色赤或腹痛或干嘔或咽痛或利止脈不出者通脈四逆湯主之其脈即出者愈

下利裡寒種種危殆其外反熱其面反赤其身反不惡寒而手足厥逆脈微欲絶明係陰盛隔陽於外不能内返也故倣白通之法加葱入四逆湯中以入陰迎陽而復其脈少陰病利不止厥逆無脈用白通加豬胆汁湯云脈暴出者死微續者生此湯云脈即出者愈其辨最細盖暴出脈已離根即出陽已返舍由其外反發熱反不惡寒真陽尚在軀殼然必通其脈而脈即出始爲休徵設脈出艱遲其陽已隨熱勢外散又主死矣

下利清穀裡寒外熱汗出而厥者通脈四逆湯主之

下利清穀寒邪内盛也汗出而厥陽必立亡也故以通脈四逆湯急救其陽

通脈四逆加猪胆汁湯

通脈四逆原方加猪胆汁半合煎如前法煎成納猪
胆汁溫服其脈即吐猪胆汁苦滑之極引藥直達下焦
吐已下斷汗出而厥四肢拘急不解脈微欲絶者通脈四逆
加猪胆汁湯主之
此亦立見亡陽之証故以通脈四逆湯中加猪胆汁引
藥直達下焦以復其陽而通其脈

干薑附子湯
干姜一兩　附子一枚生用
下之後復發汗晝日煩躁不得眠夜而安靜不嘔不渴無
表証脈沈微身無大熱者干姜附子湯主之
下之先竭其陰復汗之繼竭其陽之盡而陰亦虛是以
盡陽擾亂晝日煩躁不得眠夜而安靜也不嘔不渴

脈沉微身無大熱表邪已退也既無表証惟獨陽盡

故以干姜附子回其陽也

白通湯

干姜附子湯原方加葱白四莖莖服法同

少陰病下利白通湯主之

下利無陽証者純陰之象恐陰盛而隔絶其陽故用白

通湯以通其陽而消其陰也

白通加猪胆汁湯

白通湯原方加人尿五合猪胆汁一合

右三味以水三升煮取一升去渣納胆汁人尿和令相

相得分温再服無胆汁亦可

少陰病下利脈微者與白通湯利不止厥逆無脈干嘔煩

者白通加猪胆汁湯主服湯脉暴出者死微續者生

下利脉微與白通湯反至厥逆無脉干嘔而煩此非藥之不勝病也以無嚮導之力宜其不入耳故復加人尿猪胆汁之陰以引陽藥下達而通其相隔之陰陽陰陽相通則脉出而厥愈然其脉必須服藥後少頃徐徐微續正气自復者可生若服湯後忽暴出此爲藥力所迫藥力盡則氣仍絶故曰死

茯苓四逆湯

茯苓四两　人参一两　生附子一枚　甘草二两炙　干姜一两半

發汗若下之病仍不解煩躁者茯苓四逆湯主之

煩躁本大青龍湯証然脉弱汗出恶風者誤服之則厥逆筋惕肉瞤前已諄諄致戒矣此條復申其辨見

可温補証　四逆湯類

汗下病仍不解轉增煩躁則真陽又有欲亡之機而風寒之邪在所不計當用茯苓人參干姜附子温補並行以安和其欲越之陽俾虛熱自退煩躁自止乃爲合法若因煩躁更加散邪則立斃矣夫不汗出之煩躁與發汗後之煩躁毫厘千里不汗出之煩躁不辨脈而誤投大青龍尚有亡陽之變則發汗後之煩躁而又在誤下之後其陽盡不言可決矣雖然梔子湯亦治汗下後之煩躁必須參察他証方不誤認也

當歸四逆湯

當歸 桂枝 芍藥 細辛各三两 甘草 通草各二两

大棗二十五枚

當歸四逆加吴茱萸生姜湯

當歸　甘草　通草各二兩　芍藥　桂枝　細辛各三兩

大棗二十五枚　吳茱萸二升　生姜半斤

手足厥寒脉細欲絕者當歸四逆湯主之若其人內有久寒者宜當歸四逆加吳萸生姜湯主之

厥而脉細欲絕本是陽氣虛微但陰血亦為不足故方中用歸芍以濟其陰不用姜桂以劫其陰且此四逆證太陽傳經之邪表證未罷而陽氣已虛故用桂枝湯加當歸和血細辛溫散以和表裡之陽若其人平素有寒者加吳茱萸生姜溫中散寒

下利脉大者虛也以其強下之故也設脉浮革因而腸鳴者屬當歸四逆湯主之

下利脉大因強下而虛其元氣也元氣既虛則其人虛寒

相搏而脈現浮革致腸鳴矣所以用當歸四逆湯溫中散寒通陽和陰也

四逆散

炙草　枳實　柴胡　芍藥

右四味各十分檮篩白飲和服方寸匕日三服

附加減法

欬者加五味子干姜各五分并主下利悸者加桂枝五分小便不利者加茯苓五分腹中痛者加附子一枚炮令拆泄利下重者先以水五升煮薤白取三升去渣以散方寸匕內湯中煮取一升半分溫再服

少陰病四逆其人或欬或悸或小便不利或腹中痛或泄利下重者四逆散主之

此乃少陰傳經之熱邪並無脈微惡寒等陰证即下利一端並非清穀而反下重其為裡熱無疑矣但其熱未深故雖四逆而不至於厥故以四逆散和解而不用溫熱之品是方疏邪通氣雖同名四逆與前諸法則迥殊矣

以上用四逆湯類溫補法共二十二条

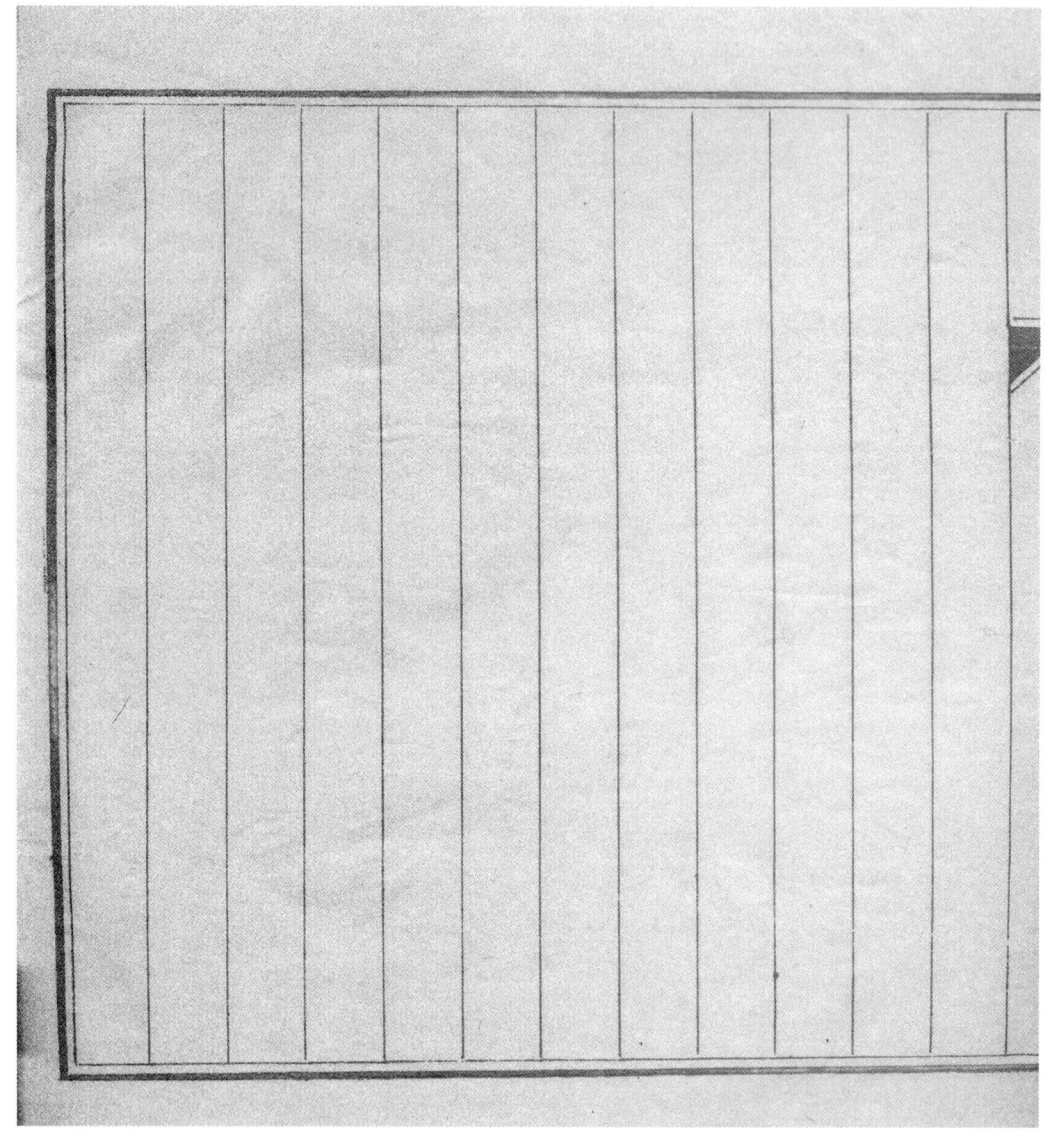

傷寒分類集成 下

泉唐沈氏醫書九種 三

傷寒分類集成

第三卷目錄

傷寒分類集成

泉唐沈靈犀編

可温補證

理中湯類

理中丸

人參　炙草　白朮　干薑（各三兩）

右四味擣篩爲末蜜和爲丸如雞子黄大以沸湯數合和一丸研碎温服之日三四服夜二服腹中未熱益至三四丸然不及湯方法以四物依兩數切用水八升煮取三升去滓温服一升日三服（急則用湯）

附加減法

若臍上築者腎氣動也去朮加桂四兩（以制腎氣）吐多者

去朮加生姜二兩有干姜而復加生姜知干姜不治嘔也下多者還用朮朮能止利

悸者加茯苓二兩以利水渴欲飲水者加朮足前成四

兩半消飲生津腹中痛者加人足前成四兩半此痛因氣不足之故

氣足則痛止寒者加干姜足前成四兩半腹滿者去朮加

附子一枚此腹滿乃陽氣不充之故服湯後如食頃飲熱粥一升許

微自溫勿揭衣被桂枝之飲熱粥欲其助藥力以外散此飲熱粥欲其助藥力以内溫

霍亂頭痛發熱身疼痛熱多欲飲水者五苓散主之寒

多不用水者理中湯主之

論中又云嘔吐而利名曰霍亂又云頭痛則身疼惡寒

吐利名曰霍亂合觀之則霍亂之證始備蓋亦傷寒之

類後人以暑月之吐利當之而亦用理中更造為大順

散者皆無稽之論也熱多欲飲水者熱勝寒之霍亂也

寒多不用水者寒勝熱之霍乱也故寒勝熱之霍乱理中湯主之熱勝寒之霍乱五苓散主之按霍乱之症皆由寒熱之氣不和陰陽拒格上下不通水火不濟之所致五苓所以分其清濁理中所以壯其陽氣皆中焦之治法也

大病差後喜唾久不了了胃上有寒當以丸藥理之宜理中丸

此大病後胃液不藏並有寒飲之证故以理中丸緩治之則寒散而飲自化矣

真武湯

茯苓　芍藥　生薑各三兩　白朮二兩　附子一枚炮

附加減法

若嗽者加五味子半升細辛干姜各一兩若小便利者去茯苓若下利者去芍藥加干姜二兩此即下利清穀之類故去芍藥加干姜若熱利則芍藥又為要藥也須審之若嘔者去附子加生姜足前成半斤

太陽病發汗汗出不解其人仍發熱心下悸頭眩身瞤動振振欲擗地者真武湯主之

太陽病桂枝证也其發汗當取微似汗則衛氣泄而不傷營若發汗太過動其營血大汗雖出而衛邪反内伏所以病不解其人仍發熱也病雖不解而津液與陽氣均隨汗而洩津液既洩内部干涸則腎水上救而心悸矣陽氣既洩則内部陽虛無所依着而頭眩身瞤動振振欲擗地矣故以真武湯鎮腎水而回陽氣病可解耳

少陰病二三日不已至四五日腹痛小便不利四肢沉重疼痛自下利者此為有水氣其人或咳或小便不利或下利或嘔者真武湯主之

陰寒内持濕勝而水不行因而内滲外薄甚至水穀不分或欬或利泛溢無所不至非賴真武坐鎮北方之水窟有底止哉前條厥逆筋惕肉瞤而亡陽用真武之法已表明之矣亦少陰之水濕上逆仍用真武一法以鎮攝之可見太陽膀胱與少陰腎一藏一府同居北方寒水之位府邪為陽邪藉用麻桂為青龍藏邪為邪藉用附子為真武得此二湯以滌痰導水消陰攝陽其神功妙濟真有不可思議者矣

附子湯

附子二枚炮 茯苓三两 人参二两 白术四两 芍藥三两

少陰病得之一二日口中和其背惡寒者當灸之附子湯主之

口中和不渴不燥全無裡熱背惡寒陽微陰盛之機已露一班故灸之以大助陽而消陰主之以附子湯溫經而散寒也按白虎加人參湯亦有背微惡寒之証乃彼用寒涼此用溫熱何也蓋惡寒有微甚之不同而更有口中和與口燥渴之分别此條口中和背惡寒而用附子湯宜矣所以欲知裡証之寒熱全在渴不渴辨之此傷寒之要訣也

少陰病身體疼手足寒骨節痛脈沉者附子湯主之

身体痛手足寒骨節痛脈沉皆寒邪入少陰之本

证自宜以温經散寒為急故主之以附子湯

甘草附子湯

炙草二兩　白术二兩　桂枝四兩　附子二枚炮

右四味以水六升煮取三升去渣温服一升日三服初服得微汗則解即服桂枝湯論中所云風湿發汗汗大出者但風氣去湿氣在是故不愈也治風湿者發其汗但微微似汗者風湿俱去也能食汗出復煩者尚有餘邪鬱而未盡服五合一升多者服六七合為始此言初服之始

風湿相搏骨節疼煩掣痛不得屈伸近之則痛劇汗出短氣小便不利悪風不欲去衣或身微腫者此湯主之

此風湿相搏之证故附子甘草湯之温化祛風得微似汗而解耳

桂枝附子湯

桂枝四兩　附子三枚炮　炙草二兩　生姜三兩　大棗十二枚

按此方即桂枝去芍藥加附子湯但彼桂枝用三兩附子用一枚以治下後脈促胸滿之証此桂枝加一兩附子加二枚以治風濕身疼脈浮濇之証一方而治病迥殊方亦各異彼偏入桂枝湯類此偏入理中湯類各有至理蓋分兩之不可忽有如此義亦精矣

桂枝附子去桂加白朮湯

白朮四兩　炙草二兩　附子三枚炮　生姜三兩　大棗十二枚

右五味以水六升煮取二升去滓分溫三服初服其人身如痹半日許復服之三服盡其人如冒狀勿怪此以朮附併走皮內逐水氣朮附併力則逐水之功愈大未得除

故使之耳法當加桂四兩（此即前桂枝附子湯）此本一方二法以大便硬小便自利去桂也以大便不硬小便不利當加桂（觀此亦知桂枝能通小便故五苓散用之）附子三枚恐多也虛弱家及産婦宜減服之

傷寒八九日風濕相搏身体疼煩不能自轉側不嘔不渴脈虛浮而濇者桂枝附子湯主之若其人大便硬小便自利者去桂加白朮湯主之

風濕相搏之證脈虛浮而濇者內外之陽俱虛也故用桂枝附子湯壯內外之陽若大便硬小便自利胃中津液已少不宜用桂助陽故去之加白朮以生腸胃之津液也

茯苓桂枝白朮甘草湯

可溫補證　理中湯類

茯苓四两 桂枝三两 白术 炙草各二两

傷寒若吐若下後心下逆滿氣上衝胸起則頭眩脈沉緊發汗則動經身為振振摇者茯苓桂枝白术甘草湯主之

此亦陽虛而動腎水之証即真武之輕者故其法亦仿真武之意

芍藥甘草附子湯

芍藥 炙草各三两 附子一枚炮

發汗病不解反惡寒者虛故也芍藥甘草附子湯主之

甘草附子加芍藥即有和陰之意亦邪之甚輕者

桂枝人參湯

桂枝四兩　炙草四兩　白朮　人參　干姜各三兩

右五味以水九升先煮四味取五升納桂更煮取三升桂獨後煮欲其於治裡痞藥中越出於表以散其邪也去渣溫服一升日再夜一服

太陽病外証未除而數下之遂協熱而利利不下止心下痞硬表裡不解桂枝人參湯主之

太陽病外証未除理應解外而反一再誤下之邪遂下陷而利不止心下痞硬故以桂枝人參湯解外而補盡

雜法類

旋覆代赭湯

旋覆花三两　人参二两　生姜五两　炙草三两　半夏半升

代赭石一两　大棗十二枚

傷寒發汗若吐若下解後心下痞硬噫氣不除旋覆代赭湯主之

此亦伏飲為逆但因胃氣虧損故用法以養正而兼散餘邪大意重在噫氣不除上既心下痞硬更加噫氣不除則胃氣上逆全不下行有升無降所謂弦絶者其聲嘶土敗者其聲噦也故用代赭領人参下行以鎮安其逆氣微加散邪滌飲而痞自開耳

厚朴生薑甘草半夏人參湯

厚朴（半斤 炙） 生姜 半夏（各半斤） 炙草（二兩） 人參（一兩）

發汗後腹脹滿者此湯主之

發汗後則邪氣已去而猶腹脹滿乃虛邪入腹故以厚朴除脹滿餘則補虛助胃也

赤石脂禹餘糧湯

赤石脂 禹餘糧（各一斤）

傷寒服湯藥下利不止心下痞硬服瀉心湯已復以他藥下之利不止醫以理中與之利益甚理中者理中焦也此利在下焦赤石脂禹餘糧湯主之復利不止當利其小便

誤下而致心下痞硬服瀉心湯可也不應復以他藥再

下之以盡其正而陷其邪致下焦之大腸亦受傷矣
是以利不止與理中而益甚惟赤石脂禹餘糧能
固腸治脫故主之若利仍不能止則當利其小便
分其清濁而便自堅矣

炙甘草湯

炙草四兩　生薑三兩　人參二兩　生地一斤　桂枝三兩
麥冬半斤　阿膠二兩　麻仁半斤　大棗三十枚

右九味以清酒七升水八升先煮八味取三升去
渣納膠烊消盡溫服一升日三服

傷寒脈結代心動悸炙甘草湯主之

此傷寒邪盡之後氣血兩虛之証氣血虛則心不寧
而悸動心悸動則脈澁之而結代代者脈來動而中

止不能接續自還忽又復動也幾動一息亦曰代結者脈來緩而時一止復來也陰盛則結盡極則代結代相搏盡寒可知故以炙甘草湯扶陽補陰精神自可復元矣

甘草干薑湯

炙草四两　干姜二两炮

芍藥甘草湯

芍藥四两　甘草四两

傷寒脈浮自汗出小便數心煩微惡寒脚攣急反與桂枝湯欲攻其表此誤也得之便厥咽中干煩躁吐逆者作甘草干姜湯與之以復其陽若厥愈足溫者更作芍藥甘草湯與之其脚即伸

脚攣急裡虛之象非桂枝証也反與桂枝湯病宜增劇矣厥逆咽中干煩躁吐逆者陽越之象也陽將越故以干姜回其陽〻回而厥愈足温脛仍攣急此陰亦虛也故以芍藥養其陰〻陽兩和而脚亦伸矣

茵蔯蒿湯

茵蔯蒿六两　梔子十四枚　大黄二两

右三味以水一斗先煮茵蔯減六升納二味煮取三升去滓分温三服小便當利尿如皂角汁狀色正赤一宿腹減病從小便去也（先煮茵蔯則大黄從小便出此秘法也）

陽明病發熱汗出者此為熱越不能發黄也但頭汗出者身無汗劑頸而還小便不利渴欲飲水者此為瘀

熱在裡身必發黄茵蔯湯主之

陽明濕停熱鬱汗出而濕熱隨汗而去故不能發黄若僅頭汗出餘處無汗而小便又不利則濕熱從何而去是以鬱結於皮膚腠理之間而發黄也

傷寒七八日身黄如橘子色小便不利腹微滿者茵蔯湯主之

此亦濕熱鬱結之证故以茵蔯湯利之

麻黄連翹赤小豆湯

麻黄二兩 連軺二兩 赤小豆一升 生梓白皮一升

杏仁四十枚 炙草二兩 生姜二兩 大棗十二枚

右八味以潦一斗（無根之水曰潦）先煮麻黄再沸去上沫納諸藥煮取三升去滓分溫三服半日服盡（連軺即連翹根氣味）

相近今人不採即
連翹代之可也

傷寒瘀熱在裡身必發黃麻黃連軺赤小豆湯主之
此亦濕熱内鬱之證故用麻黃發之使濕熱從汗而
解也然則此證與前条因前条同一濕熱内鬱之證何
以一從下解一從汗解耶蓋從汗解者必有表證
也從下解者因無表證也論中雖不明言有無表證觀其
用藥已可知矣

麻黃升麻湯

麻黃二兩半　升麻一兩一分　當歸一兩一分　知母　黃芩　萎蕤各十八銖
白术　石膏　干姜　芍藥　天冬　桂枝
茯苓　炙草各六銖

右十四味以水一斗先煮麻黃一兩沸去上沫內諸

雜法類

藥煮取三升去滓分温三服相去如炊三斗米頃令盡汗出愈

傷寒六七日大下後寸脉沉而遲手足厥逆下部脉不至咽喉不利唾膿血泄利不止者為難治麻黄升麻湯主之

此表裡錯雜之邪最為難治然非死証也大下後脉沉而遲手足厥逆則陽氣陷入陰中下部脉不至則陰氣亦復衰竭咽喉不利唾膿血又因大下傷其津液而成肺痿金匱曰肺痿得之被藥下利重亡津液者是也泄利不止未是下焦虚脱但因下氣陽陷所致故必升舉藥中並調肝肺乃克有濟此麻黄升麻所以名湯而謂汗出愈也

吴茱萸湯

吴茱萸洗一升　人参三兩　生姜六兩　大棗十二枚

食穀欲嘔者屬陽明也吴茱萸湯主之得湯反劇者屬上焦也

食穀而嘔受病在納穀之處與干嘔迥别故與湯反劇也

少陰病吐利手足逆冷煩躁欲死者吴茱萸湯主之

吐利厥冷而至於煩躁欲死胸中之陰氣上逆將成危候故用吴茱萸以下其逆氣而用人参姜棗以厚土則陰氣不復上干此方温經兼補中矣

干嘔吐涎沫頭痛者吴茱萸湯主之

此胃中有寒飲之证吐涎沫寒飲也干嘔者不必食穀

而亦嘔也頭痛者陽明之脈上於頭故也故以吳茱萸湯溫胃散飲

黃連阿膠湯

黃連四兩　黃芩一兩　芍藥二兩　阿膠三兩　雞子黃二枚

右五味以水六升煮三物取二升去渣納膠烊盡小冷納雞子黃攪令相得溫服七合日三服

少陰得之二三日以上心中煩不得臥此湯主之

此少陰傳經之熱邪擾動少陰之氣故以降火養陰爲治而以雞子黃引藥下達

桃花湯

赤石脂一斤一半全用一半篩末　干姜一兩　粳米一升

右三味以水七升煮米令熟去滓納赤石脂末方寸

匕溫服七合日三服若一服愈餘勿服並末服取其留滯以濇

少陰病下利便膿血桃花湯主之

寒熱不調則大腸為腐故成膿血所以用赤石脂固其脫也

少病二三日至四五日腹痛小便不利下利不止便膿血者桃花湯主之

腹痛小便不利少陰熱也而下利不止便膿血則下焦滑脫矣滑脫即不可用寒藥故取干姜石脂之辛澀以散邪固脫而加糯米之甘溫以益中虛而留戀藥性於腸胃也

半夏散及湯

半夏洗　桂枝　炙草

雜法類

右三味等分各別擣篩已合治之白飲和服方寸匕日三服若不能散服者以水一升煎七沸内散兩方寸匕更煎三沸下火令小冷少少嚥之

少陰病咽中痛半夏散及湯主之

熱邪挾痰攻咽故以半夏桂枝治咽痛喉痹

猪膚湯

猪膚 一斤

右一味以水一斗煮取五升去渣加白蜜一升白粉五合 當是米粉 熬香和令相得温分六服

少陰病下利咽痛胸滿心煩者猪膚湯主之

下利咽痛胸滿心煩少陰熱邪充斥上下中間無所不到寒下之藥不可用矣又立猪膚湯一法以潤少

陰之燥，并用黑驢皮之意頗同，若以爲燖豬皮外毛根薄膚，則醟劣無力，且并熬香之說不符。但用外皮，去其内膚之肥白爲是。此藥大不可忽，陽微者用附子温經，陰竭者用豬膚潤燥，温經潤燥中同具散邪之義，比而觀之，思過半矣。

甘草湯

甘草二兩

桔梗湯

桔梗一兩　甘草二兩

少陰病二三日咽痛者，可與甘草湯；不差，與桔梗湯。

邪熱客於少陰，故咽痛。用甘草湯者，和緩其勢也。用桔梗湯者，開提其邪也。此在二三日，他證未具，故可用

之若五六日則少陰之下利嘔逆諸証蠭起此法又未可用矣

苦酒湯

半夏十四枚 雞子一枚去黄

右二味納半夏著苦酒中以雞子殼置刀環中安火上令三沸此等煮法必有深意疑即古時云禁方也去渣少少含嚥之不差更作三劑

少陰病咽中傷生瘡不能言語聲不出者苦酒湯主之

此陰火上佶之証故用半夏雞子以滌飲潤咽更藉苦酒之消腫斂瘡以勝陰熱也

烏梅丸

烏梅二百枚 細辛六两 干姜十两 當歸四两 黄連一斤

附子炮六兩　蜀椒四兩　桂枝六兩　人參六兩　黃柏六兩

右十味異搗篩合治之以苦酒浸烏梅一宿去核蒸之五升米下飯熟搗成泥和藥令相得納臼中與蜜杵二千下丸如梧桐子大先食飲服十丸日三服稍加至二十丸禁生冷滑物臭食等

傷寒脈微而厥至七八日膚冷其人躁無暫安時者此為藏厥非蚘厥也蚘厥者其人當吐蚘令病者靜而復時煩此為藏寒蚘上入其膈故煩須臾復止得食而嘔又煩者蚘聞食臭出其人當自吐蚘蚘厥者烏梅丸主之又主久利

藏厥者腎陽絕也蚘厥者胃陽衰也然僅以脈浮而厥不能定其為藏厥蚘厥也惟膚冷而躁無暫安乃

雜法類

為藏厥藏臟厥用四逆及灸法其厥不回者主死若蚘厥則時煩時止未為死候但因此而馴至胃中無陽則死也烏梅圓中酸苦辛温互用以安蚘温胃益虛久利而便膿血亦主此者能解陰陽錯雜之邪故也

白頭翁湯

白頭翁二兩　黃連　黃柏　秦皮各三兩

熱利下重者白頭翁湯主之

下利欲飲水者以有熱故也白頭翁湯主之

此皆熱邪内襲之証故以白頭翁湯清其熱也

牡蠣澤瀉散

牡蠣　澤瀉　蜀漆洗去腥　栝蔞根　葶藶子

商陸根熬　海藻

右七味異擣下篩爲散更入臼中杵之白飲和服
方寸匕小便利止後服

大病差後從腰以下有水氣者牡蠣澤瀉散主之

腰以下有水氣者水漬爲腫也金匱曰腰以下腫當
利小便此定法也乃大病後脾土告困不能攝水以
致水氣泛溢用牡蠣澤泄散峻攻何反不顧其虛耶
蓋因水勢未犯身半以上急驅其水所全甚大設用
輕劑則陰水必襲入陽界驅之無及矣

蜜煎導方

蜜七合

右一味於銅器内微火煎凝如飴狀攪之勿令焦
均俟可丸併手捻作錠令頭銳大如指長二寸許

當熱時急作冷則硬以納穀道中以手急抱

欲大便時乃去之

猪胆汁方

猪胆一枚

右胆一枚瀉汁和醋少許以灌穀道中如一食

頃當大便出宿食惡物甚效

陽明病自汗出若發汗小便自利者此乃津液內

竭雖硬不可攻之當須自欲大便宜蜜煎導而通

之若土瓜根及大猪胆汁皆可為導

津液既已內竭故不可再下而重竭其津液必待

其自欲大便之時用此法以通之庶不傷正耳

燒裩散

右取婦人中裩近陰處剪燒灰以水和服方寸匕日三服小便即利陰頭微腫則愈婦人病取男子裩當燒灰

傷寒陰陽易之爲病其人身體重少氣少腹裡急或引陰中拘攣熱上衝胸頭重不欲舉眼中生花膝脛拘急者燒裩散主之

陰陽易之病註家不明言乃致後人指爲女勞復大謬若然則婦人病新差與男子交爲男勞復乎蓋病傷寒之人熱毒藏於氣血中者漸從表裡解散惟熱毒藏於精髓之中者無從發泄故差後與不病之人交接男病傳不病之女女病傳不病之男所以名爲陰陽易即交易之義也其証

眼中生花身重拘急少腹引陰筋暴受陰毒又
非薑桂附子辛熱所能趨故燒褌襠為散以其
人平昔所出之敗濁同氣相求服之小便得利陰
頭微腫陰毒便從陰竅出耳

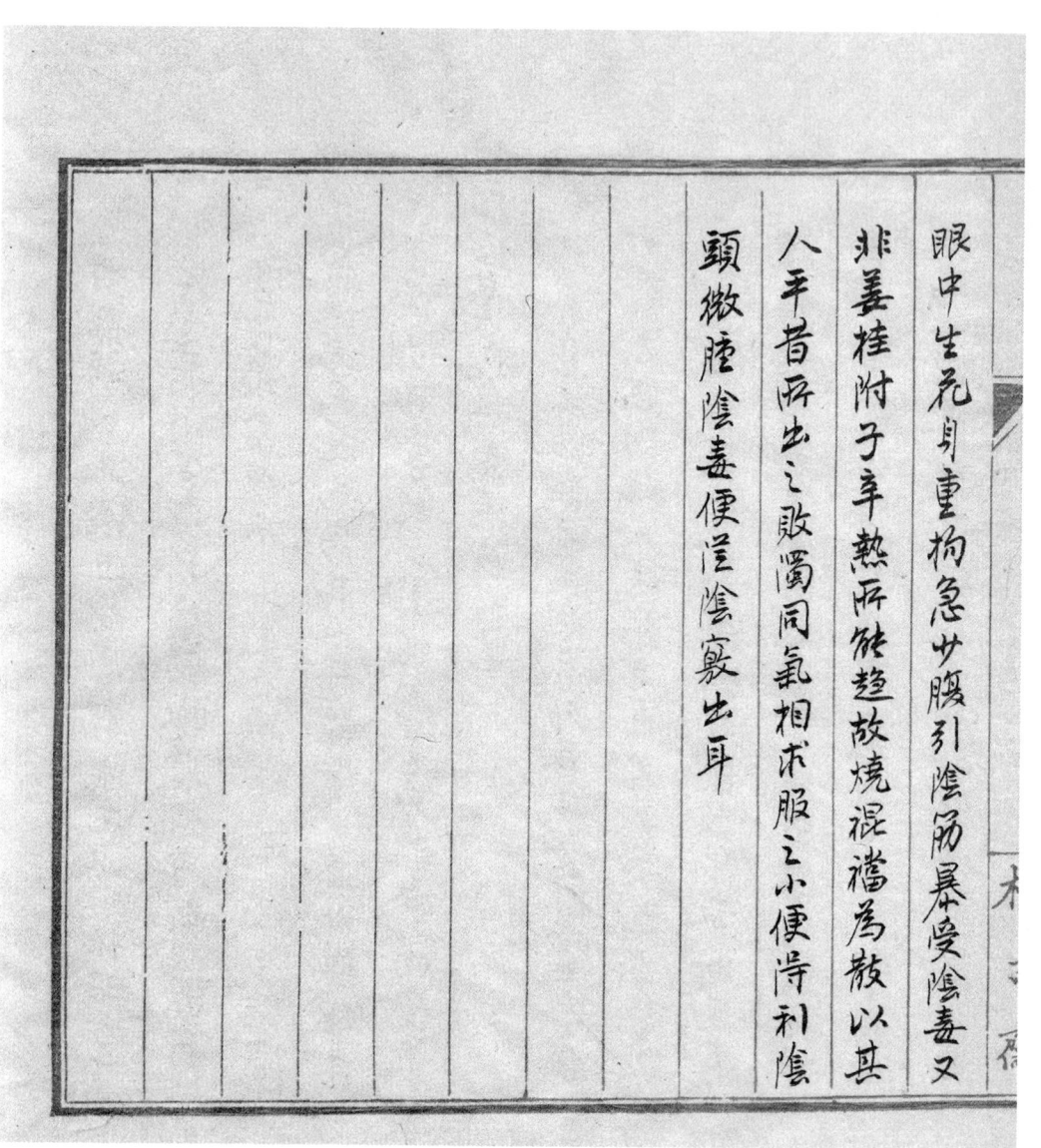

别證變證類

傷寒本証之外有别証有變証别証者其病與傷寒相似而實非傷寒是也變証者傷寒本不當有此遷延時日或因雜藥誤投其病變態百出是也其証不備則必驚疑猶豫而無所措手故備錄之庶不致臨証徬徨耳

藏結

藏結如結胸狀飲食如故時時下利寸脈浮關脈小細沉緊名曰藏結舌上白胎滑者難治

藏結一証最難辨識故借結胸以詳其脈証而明外邪熾盛者為難治結胸者陽邪結於陽也藏結者陰邪結於陰也然胸位高藏位卑其脈之寸浮關沉兩俱無異乃藏結之關脈更加小細緊者以關脈居

上下二焦之界外邪由此下侵積氣由此上干竅往来之要衝所以病在下而脈反困於中也此証全以外受之邪定輕重若舌上有白胎滑者則感邪深重甚至侵之勢方熾單表單裡及兩解表裡之法俱不可用所以為難治然溫中散邪俾陰氣漸下而内消客邪漸上而外散兩相開解則良工之為不甚難乎

藏結無陽証不往来寒熱其人反静舌上胎滑者不可攻也

無陽証者無表証也不往来寒熱者無半表半裡之証也其人反静者并無裡証也無表裡之証而舌上仍有胎滑此為何故則以丹田有熱胸中有寒耳夫丹田陰也反有熱胸中陽也反有寒則其病不在表裡而在上下上下之邪相悖而不相入所以不可攻也夫所謂不可攻者

乃垂戒之辭正欲人詳審其攻之之次第也試思藏已結矣亟攻而結胡由開耶蓋欲攻之必先調其陰陽使之相入而不格拒陰陽既不悖逆而胎滑退然後攻之則熱邪外散寒氣内消其藏結庶可愈矣

病脇下素有痞連在臍傍痛引少腹入陰筋者此名藏結死

按病人素有動氣在當臍上下左右則不可復汗素有痞氣在脇下連臍傍則不可攻下素痞既不可攻下況痛引少腹入陰筋之陰陽俱竭上下俱病者乎其以必死無疑

冷結

病者手足厥冷言我不結胸小腹滿按之痛者此冷結

在膀胱関元也

陽邪必結於陽陰邪必結於陰故手足逆冷腹滿按之痛者邪不上結於胸其非陽邪而為陰邪可知既為陰邪其法非用溫用灸不可関元在臍下三寸為極陰之位也

除中

傷寒脈遲六七日而反與黃芩湯徹其熱脈遲為寒今與黃芩湯復除其熱腹中應冷當不能食今反能食此名除中必死

脈遲為寒寒則胃中之陽氣已衰不可更用寒藥矣腹中即胃中胃煖乃能納食今胃冷而反能食則胃氣發露無餘其陽亦必漸去而不能久存故為必死

傷寒始發熱六日厥反九日而利凡厥利者當不能食今反能食者恐為除中

凡厥利當不能食者以胃中陽氣衰也陽氣衰則胃寒胃寒則不能食今反能食則胃氣發露無遺有此病象故云恐為除中

微則為欬欬則吐逆下之則欬止而利因不休則胸中如虫齧粥食則出小便不利兩脇拘急喘息為難頸背相引臂則不仁極寒反汗出身冷若冰眼睛不慧語言不休而穀氣多入此為除中口雖欲言舌不得前

此陰陽俱絕之證所云病狀不必全具須察其大略相同即是除中

藏厥

傷寒脈微而厥至七八日膚冷其人躁無暫安時者此為

藏厥

脈微而厥則為陽氣衰微甚至膚冷躁無暫安時者則為陽竭陰躁無疑急宜用四逆湯及灸元関穴或可挽救也

伏氣（即腎傷寒）

伏氣之病以意候之今月之内欲有伏氣假令舊有伏氣當須脈之若脈微弱當喉痛似傷寒非喉痺也病人云實咽中痛雖尔今復下利

活人書云伏氣之病謂非時有暴寒中人伏於少陰經始不覺病旬月乃發脈便微弱法先咽痛似傷寒非咽痺之病次必下利始用半夏桂枝甘草湯主

之次四逆散主之此病只二日便差

附半夏桂枝甘草湯

甘草　半夏　桂枝

右三味各等分每服四錢匕入生姜四片煎放冷少少

合嚥之

晚發

脉陰陽俱緊至於吐利其脉獨不解緊去人安此為欲

解若脉遲至六七日不欲食此為晚發水停故也為未解

食自可者為欲解

活人書云傷寒病三月至夏為晚發

痓

太陽病發熱無汗反惡寒者名曰剛痓

太陽病發熱汗出而不惡寒者名曰柔痓

此言太陽病有剛柔二痓推原痓之所自始為辨痓之法非痓家之本証也剛痓脈宜緊弦柔痓脈宜浮弦仲聖雖未明言然亦可以自悟治剛痓用葛根湯大承氣湯治柔痓用栝蔞桂枝湯詳於後

太陽病發熱脈沈而細者名曰痓為難治

發熱表証也其脈必浮今反沈細是証見太陽脈見少陰且背項強直等証並見為痓病中最重之症也故為難治

太陽病發汗太多因致痓

汗為津液汗多則津液竭津液竭則筋失所養因致痓也

夫風病下之則痓復發汗必拘急

風病應以桂枝湯解肌反下之而傷陰之竭痓成復汗之以重竭其津液筋更失其所養則拘急矣

瘡家雖身疼痛不可發汗之出則痓

瘡家膿血出多陰已傷矣雖有身疼痛之表証亦不可發汗以重傷其津液若誤汗而重虛之則成痓可必矣婦人產後亡血過多因而成痓者亦然

病者身熱足寒頸項強急惡寒時頭熱面赤目赤獨頭動搖卒口噤背反張者痓病也若發其汗者寒濕相得其表益虛即惡寒甚發其汗已其脈如蛇

此言痓病之本証而誤發其汗陵內益虛而惡寒甚即其脈亦變為屈曲如蛇形也

暴腹脹大者為欲解脉如故反加伏弦者痓

此節承上文而言脉如蛇形而腹暴脹大者為欲解若腹脹大而脉仍如蛇形反加伏弦者此為變而又變之痓也須厚朴生姜甘草人參半夏湯主之俟其脹消再以法治之

夫痓脉按之緊如弦直上下行

此言痓之本脉也

痓病有灸瘡難治

痓為太陽中風之病誤灸之則真立亡故云有灸瘡者難治其治法或用引風湯減去桂枝干姜一半研末煮服亦有效

太陽病其証備身体强几几然脉反沉遲此為痓栝蔞

桂枝湯主之

身体几几然為風邪入経輸也内経云邪入於輸腰脊乃強蓋経輸之病脈應浮数今反沈遲是為津液不足津液不足則痓病成矣但此為柔痓之証當栝蔞桂枝湯

栝蔞桂枝湯

栝蔞根三兩　桂枝三兩　芍藥三兩　甘草二兩　生姜二兩　大棗十二枚

右六味以水九升煮取三升分温三服微汗汗不出食頃啜熱粥發

太陽病無汗而小便反少氣上衝胸口噤不得語欲作剛痓葛根湯主之

太陽病即頭項強痛發熱惡寒無汗之傷寒證也既無汗而洩其邪小便又少而更無以出其邪邪氣内盛致上逆衝胸口噤不得語等痙痓作矣故主以葛根湯以祛太陽陽明之邪

葛根湯

葛根四兩　麻黄三兩　桂枝二兩　炙草二兩　芍藥二兩

生姜三兩　大棗十二枚

右七味以水一斗先煮麻黄葛根減二升去沫納諸藥煮取三升去滓溫服一升覆取微似汗不須啜粥

痙之為病胸滿口噤卧不着席脚攣急必齘齒可與大承氣湯

此熱邪入裡邪勢最甚之候故有卧不着席等現證

其用大承氣湯者在瀉陽明之燥氣而救其津液清少陰之熱氣而復其元陰大有起死回生之妙或問凡曰可與則猶有相酌之意豈因大承氣之過峻而云然乎而不知此證舍大承氣並無他法猶恐服大承氣之後重症猶未盡除還當審其緩急而商其再服與否此際全憑醫家之淺定力也或一下之後病勢已減審係陽明以白虎加人參湯滌陽明之燥審係少陰以黃連阿膠湯救少陰之陰二湯可以頻頻服之後又以竹葉石羔湯收功抑或以三陽用於大承氣之前全要心靈手敏此仲師可與二字言外之意也

大承氣湯

大黃四兩酒洗　厚朴半斤　枳實五枚炙　芒硝三合

右四味以水一斗先煮枳實厚朴取五升去渣纳大黄煮二升去滓内芒硝更上微火一兩沸分溫再服得下餘勿服

濕

太陽病関節疼痛而煩脈沉而細者此名中濕亦名濕痺濕痺之候小便不利大便反快但當利其小便

此為濕流関節之証関者機関之室真氣之所過也節者骨節之交神氣之所遊行出入者也今病濕則神真之氣為濕邪所傷故関節疼痛而煩濕為陰邪故脈沉而細但濕為六氣之一一氣中猶有分別霧露之氣為濕中之清傷人皆中於上雨水之濕為濕中之濁傷人皆中於下其稱太陽者病由榮衛而入榮衛皆屬太

陽故也不過風寒之太陽病病在肌表濕之太陽病病在関節之分耳此條論地氣之濕乃濕之濁者故曰但當利其小便若霧露之邪則當以微似汗解之矣

濕家之為病一身盡疼發熱身色如熏黃也

濕盛於外者陽必鬱於內濕盛於外則一身盡疼陽鬱於內則發熱濕熱鬱於肌肉之間則身色如熏黃也

濕家其人但頭汗出背強欲得被覆向火若下之太早則噦或胸滿小便不利舌上如胎者以丹田有熱胸上有寒渴欲得飲而不能飲則口燥煩也

霧露之濕邪中於太陽則陽氣聚而不行故其人但頭汗出濕邪滯礙而經輸不利故背強濕為陰邪

陰氣盛於表故欲得被覆而喜向火然邪既在表以微似汗之法解之可也若誤下之則寒濕之邪陷於胃而為噦胃病則上下二焦亦病上焦之氣不降則氣道壅塞而胸滿下焦之氣不升則氣化不行而小便不利寒濕之邪陷於胸膈命門之陽鬱於下焦則舌上濕滑而白如胎命門之陽鬱於下焦故為丹田有熱寒濕之邪陷於胸中故為胸中有寒丹田有熱故渴欲得飲胸中有寒故欲飲而又難飲是以口燥而煩也

濕家下之額上汗出微喘小便利者死若下利不止者亦死

此因誤下陽明之氣脫絕而真液上泄故額上汗出太陽之氣絕而真氣上脫故微喘少陽之氣絕而陰津下注故小便利三陽氣絕上下離脫故主死若因中土

敗而氣陷下利不止者亦主死也
風濕相搏一身盡疼痛法當汗出而解值天陰雨不止
醫云此可發汗汗之病不愈者何也蓋發其汗汗大出者
但風氣去濕氣仍在是故不愈也若治風濕者但微微似欲
汗出者風濕俱去也
此風濕之证也風爲陽濕爲陰内有濕而外感於風則
爲風濕風濕相搏則一身盡疼痛法當微似出而解
若遇天陰雨時而痛仍不止醫復發其汗汗出而仍
不愈以發汗太過之故也發汗太過則大汗出風雖去而
濕仍不能去必微似汗出者庶風濕盡去耳
濕家病身疼發熱面黄而喘頭痛鼻塞而煩其脉大自
能飲食腹中和無病病在頭中寒濕故鼻塞内藥鼻中

則愈

此即霧露之邪中於上之証故惟上部獨病而腹中和而無病但病在頭故用辛香之藥納於鼻中宣洩頭中之寒濕而自愈矣

濕家身煩疼可與麻黃加朮湯發其汗為宜慎不可以火攻之

此指濕之屬表無汗者而言也濕在表當微汗之慎不可與火攻之者恐火與濕合則濕熱相搏而黃矣其用麻黃加朮湯者因麻得朮而不至多汗朮得麻黃行裏濕而并可行表濕故也

麻黃加朮湯

麻黃三兩 桂枝二兩 炙草一兩 白朮四兩 杏仁七十个

右五味以水九升先煮麻黄減二升去上沫内諸藥煮取二升半去滓溫服八合覆取微汗

病者一身盡痛發熱日晡所劇者此名風濕此病傷於汗出當風或久傷取冷所致也可與麻黄杏仁薏苡甘草湯

此為風濕無汗之證也故用是方以發之

麻黄杏仁薏苡甘草湯

麻黄半兩　杏仁十个　薏苡半兩　炙草一兩

右剉麻豆大每服四錢匕水一盞半煎八分去滓溫服有微汗避風

風濕浮脈身重汗出惡風者防己黄耆湯主之

此為風濕自汗之證也脈浮為風身重為濕汗出惡風

者爲虛邪故以防己黄耆湯主之

防己黄耆湯

防己一兩　炙草半兩　白术七錢半　黄耆一兩一分

右剉麻豆大每抄五錢匕生姜四片大棗一枚水盞半煎八分去滓温服　喘者加麻黄半兩　胃中不和者加芍藥三分　氣上衝者加桂枝三分　下有陳寒者加細辛三分服後當如虫行皮中從腰下如氷後坐被上又以一被繞腰下令微汗差

傷寒八九日風濕相搏身体疼煩不能自轉側不嘔不渴脉浮虛而濇者桂枝附子湯主之若大便堅小便利者去桂枝加白术湯主之

此傷寒合風濕之病也傷寒至八九日值少陽主氣之期

宜從少陽之樞而外出矣乃不解而復感風濕合而相搏寒邪來表故身痛風邪動火故心煩濕邪沉着故不能轉側邪未入裡故不嘔不渴脈浮爲風濇爲濕此風多於濕之證也故用桂枝附子湯主之若脾受傷不能爲胃行其津液則大便堅大便堅則小便自利故即於前方去桂加白朮主之

桂枝附子湯

桂枝四兩　附子三枚炮　生姜三兩　炙草二兩　大棗十二枚

去桂加朮湯

白朮四兩　附子三枚炮　炙草二兩　生姜三兩　大棗十二枚

右五味以水三升煮取一升去滓分溫三服一服覺身疲半日許再服三服都盡其人如冒狀勿怪即是朮附

並走皮中逐水氣未得除故耳凡方中有如虫行狀如醉狀如冒狀者皆藥勢將行使然也

風濕相搏骨節疼煩掣痛不得伸屈近之則痛劇汗出短氣小便不利惡風不欲去衣或身微腫者甘草附子湯主之

此節承上文傷寒合風濕其病發劇者而言也風濕相搏業已深入其骨節故骨節疼煩掣痛不得伸屈近之則痛劇也榮衛三焦之氣俱病故汗出短氣小便不利惡風不欲去衣身微腫等俱現必須陽回氣煖而經脈柔和陰陽得煦而水泉流動矣故以甘草附子湯主之

甘草附子湯

甘草二兩炙 附子二枚炮 白朮二兩 桂枝四兩

右四味以水六升煮取三升去滓温服一升三服初服得微汗則解能食汗出復煩者服五合恐一升多者宜服六七合為妙

暍

太陽中暍發熱惡寒身重而疼痛其脉弦細芤遲小便已洒洒然毛聳手足逆冷小有勞身即熱口開前板齒燥若發其汗則惡寒甚加温鍼則發熱甚數下之則淋甚

暍者暑也暑亦六淫之一故先傷太陽而有發熱惡寒身重而疼痛之证熱傷氣故其脉弦細芤遲氣不足故小便已洒洒然毛聳手足逆冷小有勞身即熱也因勞而動陽熱陰液不能上榮故口開前板齒燥但此表裡經脉俱虛之证不可汗下及温針若誤汗則

表益虚而恶寒更甚誤加温針則經脈更盡而益勞
也誤下之則裡更虚則淋甚此言中暑之证從經脈
表裡俱病處寫出盡证模樣也
太陽中熱者暍是也汗出恶寒身熱而渴白虎加人參湯
主之
此中暑而不兼湿之证暑干肌表而氣盡微所以汗出
太陽以寒為本所以恶寒暑熱之邪内合太陰之脾熱
所以身熱而渴
太陽中暍身熱疼重而脈微弱此以夏月傷冷水水行皮
中所致也一物瓜蒂湯主之
此暑合湿邪之证故以瓜蒂湯主之後人用五苓散大順
散小半夏加茯苓湯十味香薷飲白虎加蒼术湯皆

推廣其法而並治暍也

白虎加人參湯

知母六兩　石膏一斤　甘草二兩　粳米六合　人參三兩

右五味以水一斗煮米熟湯成去滓溫服一升三服

瓜蒂湯

瓜蒂二十七个

按暑者夏令炎熱之氣也有伏病有正病有變病何謂伏病經云凡病傷寒而成熱者先夏至為病溫後夏至為病暑是病伏於冬時愈鬱而愈熱與溫病同例也何謂正病經云熱氣大來火之勝也又云大熱受邪心病生焉言夏時酷暑炎熱人感之而為暑病病在心也白虎加人參湯是其正治法何謂變病元

人謂靜而得之爲中暑處於高廈凉室畏熱貪凉而成病其惡寒與傷寒同而發熱重以別之心煩以別之脈虛以分之此病在人事不在天時故謂之變也然而更有深義焉暑必挾濕是暑陽而濕陰也夏月伏陰在內是暑熱而陰寒也讀者當得其言外之意

百合

論曰百合病者百脈一宗悉致其病也意欲食復不能食常默然欲卧不能卧欲行不能行飲食或有美時或有不欲聞食臭時如寒無寒如熱無熱口苦小便赤諸藥不能治得藥則劇吐利如有神靈者身形如和其脈微數每溺時而頭每痛者六十日乃愈若溺時頭不痛淅淅然者四十日愈若溺時快然但頭眩者二十日愈其證或未病而預見

或病四五日而出或二十日或一月後見者各隨證治之
此言百合病之證脈也其證多見於傷寒大病後或為
汗吐下失法而變或平素多思不斷情志不遂或偶觸
驚疑猝臨異遇以致行止坐卧飲食等皆若不能自
主之勢此病最多而醫者不識耳程雲來云頭者諸
陽之首溺則陽氣下施頭必為搖動故不以老人小兒
觀之小兒元氣未足腦髓不滿溺將出頭為之搖此陽
氣不充故耳老人血氣衰肌肉澀腦髓清故溺出時
不能射遠將完必湿衣而頭亦為之動者此陽氣已
衰不能施射故耳由此觀之溺出頭之痛與不痛可
以觀邪之淺與深矣故百合病溺出頭痛者言邪舍
深而陽氣衰也内衰則入於臟府上則牽連腦髓是

以六十日愈若溺出頭不痛淅〻然者淅〻如水洒淅
皮毛外舍於皮膚肌肉尚未入藏府之内但陽氣微
耳是以四十日愈若溺出快然但頭眩者言邪猶淺快
則陰陽和暢榮衛通利藏府不受邪外不淅〻然
則陽氣尚是完固但頭眩者是邪在陽分陽實則不
爲邪所牽故頭不疼而眩是以二十日愈也其法亦通

百合病發汗後者百合知母湯主之

此言誤汗後傷其津液而致病者

百合知母湯

百合七枚　知母三兩

右先以水洗百合漬一宿當白沫出去其水別以泉水
二升煎取一升去滓別以泉水二升煎知母取一升後

合煎取一升五合分温再服

百合病下之後者百合滑石代赭石湯主之

此言誤下後热邪下陷而致病者

百合滑石代赭湯

百合七枚　滑石三兩　代赭石如彈丸大一枚

右先煎百合如前法別以泉水二升煎滑石代赭取一升去滓後合和重煎取一升五合分温再服

百合病吐之後者百合雞子湯主之

此言誤後內傷陰藏而致病者

百合雞子湯

百合七枚　雞子黃一枚

右先煎百合如前法了納雞子黃攪勻煎五分温服

百合病不經吐下發汗病形如初者百合地黄湯主之

此言未病傷寒之前熱氣先動而病者並亦有太陽病久之不愈始傳至太陽經者亦用此湯

百合地黄湯

百合七枚　生地黄汁一升

右先煎百合如前法了納地黄汁煎取一升五合温服再服中病勿更服大便當如漆

百合病一月不解變成渴者百合洗方主之

熱壅於皮毛故成渴

百合洗方

百合一升以水一斗漬之一宿以洗身洗已食煮餅勿以鹹豉也

百合病渴不差者括蔞牡蠣散主之

百合病洗後渴不差者内熱甚而津液傷也

括蔞牡蠣散

括蔞根　牡蠣 等分

右爲細末飲服方寸匕日三服

百合病復發熱者百合滑石散主之

百合病如寒無寒如熱無熱原病無熱而復發熱者甚爲内熱可知也

百合滑石散

百合 一兩 炙　滑石 三兩

右爲散飲服方寸匕日三服當微利者止服熱則除

百合病見於陰者以陽法救之見於陽者以陰法救之

見病攻陰復發其汗此為逆見陰攻陽乃復下之此亦為逆

見於陰者以陽法救之卽內經用陽和陰之道也見於陽者以陰法救之亦卽內經用陰和陽之義也見陽病而攻其陰則并傷其陰復發其汗則重傷其陽見陰病而攻其陽則并傷其陽乃復下之則重竭其陰故均為逆也

狐惑

狐惑之為病狀如傷寒默默欲眠目不得閉卧起不安蝕於喉為惑蝕於陰為狐不欲飲食惡聞食臭其面目乍赤乍黑乍白蝕於上部則聲嗄甘草瀉心湯主之蝕於下部則咽干苦參湯主之蝕於肛者雄黃薰之

狐惑病虫病也内部虫擾故見種〻形狀傷寒論烏梅丸亦可消息用之

甘草瀉心湯

炙草四两　黄芩　干姜　人參各三两　半夏半升

黄連一两　大棗十二枚

苦參湯

苦參一升以水一斗煎取七升去滓薰洗三日

雄黄薰法

雄黄一味為末筒瓦二枚合之燒向肛薰之

温熱蘊毒

病者脈数無熱微煩默〻但欲卧汗出初得之三四日目赤如鸠眼七八日目四眥黑若能食者膿已成也赤豆當

歸散主之

尤在涇云：脈數微煩，默默但欲卧，熱盛於裡也。無熱汗出，病不在表也。三四日目赤如鳩眼者，肝藏血中之熱隨經上注於目也。經熱如此，藏熱可知，其爲畜熱不去，將成癰腫無疑。至七八日目四眥皆黑，赤色極而變黑，則癰尤甚矣。夫肝與胃互爲勝負者也，肝方有熱，勢必以其熱侵及於胃，而肝既成癰，胃即以其熱併之於肝，故曰若能食者，知膿已成也。且膿成則毒化，毒化則不特胃和，而肝亦和矣。赤豆當歸乃排膿血、除濕熱之良劑也。又曰：此一条注家有目爲狐惑病者，有目爲陰陽毒者，要之亦是濕熱蘊毒之病，其不腐而爲虫者，則積而爲癰；不發於身面者，則發於腸藏

亡病机自然之勢也仲師意謂其狐惑陽陰毒同源而異流者故論例於此歟

赤小豆當歸散

赤小豆 三升浸令芽出曝干　當歸 十分

右二味杵爲散漿水服方寸匕日三服

陽毒陰毒

陽毒之爲病面赤斑斑如錦紋咽喉痛吐膿血五日可治七日不可治升麻鱉甲湯主之

陰毒之爲病面目青身痛如被杖咽喉痛五日可治七日不可治升麻鱉甲湯去雄黃蜀椒主之

陰陽二毒是感非常災癘之氣非人身內之陰極陽極之謂也蓋天地災癘之氣便爲毒氣人之氣血晝

行於陽夜行於陰癘氣之毒值人身行陽之度而中人則爲陽毒面者諸陽之會陽毒上干陽位故面赤斑斑如錦紋陽毒上逆胸膈故吐膿血值人身行陰之度而中人則爲陰毒邪入於陰則血凝血不上榮於面而面目青血不環周於一身而身痛如被杖夫陰陽二毒皆從口鼻而下入咽喉咽喉者陰陽之要會也感非時之癘氣而傷之故俱有咽喉痛之症要之異氣中人毒流最猛五日經氣未遍尚可速治若至七日陰陽經氣已周而作再經則不可治矣方用升麻鱉甲湯君以升麻者以能排氣分解百毒能吐能升俾邪從口鼻入者仍從口鼻而出鱉甲氣味酸平無毒佐當歸而入肝之藏血之爲邪氣所凝鱉甲等

堅剛性與當歸具辛香之氣直入厥陰而逐氣血使邪毒之侵於榮衛者得此二味而並解甘草氣味甘平解百毒甘能入脾使中土健旺逐邪以外出妙在佐以蜀椒辛溫雄黃苦寒黃本純陽之色領諸藥以解陽毒其陰毒去雄黃蜀椒者以邪毒不在陽分不若當歸鱉甲直入陰分之爲得也

溫病

溫病一証皆由冬時受寒藏於肌膚至春而發爲春溫至夏而發爲熱病又本溫証而重感於寒其病即並冬氣而爲溫瘧本溫証而重感於熱其病即並夏氣而爲溫毒本溫証而重感於時行不正之氣其病即並不正之氣而爲溫疫本溫証而重感於溫其病與溫氣相合

而為温温以上列舉諸温其病狀均與傷寒相似茲特以春温一証先詳論之夫温病一端古今缺典雖有方書莫悰一是且仲聖書詳於治傷寒而畧於治温是以業醫者更無所適從矣不知仲聖書雖詳於治傷寒畧於治温而治温之法度早以俱錯出於治傷寒中耳後人未解義例故吾無成法可師今特以内經之旨而發仲聖不宣之奥其旨維何内經云冬傷於寒春必病温冬不藏精春必病温既冬傷於寒又冬不藏精至春月同時病發此三例也冬傷於寒邪藏肌膚即邪中三陽之謂也冬不藏精邪入陰藏即邪中三陰之謂也既冬傷於寒又冬不藏精即邪中三陽又中陰經陰陽兩感之謂也但陽分之邪淺而易療

陰分之邪深而難愈所以病温之人有發表三五次而外證不除者攻裏三五次而内證未減者源遠流長少減復劇以爲在表也又似在裏以爲在裏也又似在表用温則陰立亡用寒涼則陽隨絶凡傷寒之種々危候温證皆得有之設或不識病之所在則遺患實無窮矣故有是偏

太陽病發熱而渴不惡寒者爲温病

温者春令之氣也人感之故發熱不惡寒而渴非若冬令之傷寒中風必有惡風寒之證矣然亦有新中風寒而惡者表氣虛不禁風寒而惡者但惡寒均不若冬月傷寒之甚耳切不可因惡寒遂指爲傷寒而非温病也

形作傷寒其脈不弦緊而弱弱者必渴被火者必讝語弱者發熱脈浮解之當汗出愈

病形似傷寒脈反不弦緊而弱則非傷寒矣弱者發熱即內經諸弱發熱之義也脈浮為表邪故云須解肌微汗出而愈

脈浮熱甚反灸之此為實實以虛治因火而動必咽燥吐血

脈浮熱甚邪氣勝也邪氣勝則實反灸之是實以虛治也血隨火炎而妄逆在所必至矣咽燥者火勢上攻枯涸之應耳

病如桂枝證頭不痛項不強寸脈微浮胸中痞硬氣上衝咽喉不得息者胸中有寒也當吐之宜瓜蒂散病人有寒復發汗者胃中冷必吐蚘

不曰病似中風証而曰病如桂枝証者恐後人誤以治温一例混入太陽中風之例而淆擾故更換其名也吐法多用梔子湯此用瓜蒂散者取其吐頑痰而快腸滌風涎而逐水也有痰而誤發汗徒亡津液胃中空虛蚘失所養故悖逆而上出也

病人手足厥冷脈乍緊者邪結在胸中心中滿而煩饑不能食者病在胸中當須吐之宜瓜蒂散

此痰邪結於胸中之証吐之胸中之痰涎盡去矣

病在陽應以汗解之反以冷水潠之其熱被劫不得去彌更益煩肉上粟起意欲飲水反不渴者服文蛤散若不差者與五苓散

病在陽則不兼陰可知故與文蛤散及五苓散

病人藏無他病時發熱自汗出而不愈者此胃氣不和也先其時發汗則愈宜桂枝湯主之

按藏無他病但衛氣不和亦陽病而陰不病之例也

病常自汗出此為營氣和營氣和者外不諧以衛氣不共營氣和諧故尔以營行脈中衛行脈外復發其汗營衛和則愈宜桂枝湯

按春温之証由肌肉而外達於皮膚則太陽膀胱經之邪傳自陽明胃經與冬月外受之風寒始先便中太陽而傷其營衛者迥乎不同故此但言衛氣不與營和其無太過可知也既衛不與營和當用麻黃乃但用桂枝者可見温証中發汗之法皆用解肌肌解則邪自散若大汗而重傷津液反變起矣此先聖用法之大関也

病人脉數數為熱當消穀引食而反吐者此以發汗令陽氣微膈氣虛脉乃數也數為客熱不能消穀以胃中虛冷故吐也

發汗而令陽微誤之甚也陽微則胃中虛冷而脉反數者不過客熱因之內襲耳須温其胃而客熱自去斯脉不鼓矣但此言胃中之陽微非不藏精之真陽微弱者自不同

病人煩熱汗出則解又如瘧狀日晡所發熱者屬陽明也脉實宜下之脉虛者宜發汗下之宜承氣湯發汗宜桂枝湯

日晡發熱脉實者陽明之本候也故當下若脉浮虛邪尚在表故宜汗解

微數之脉慎不可灸因火為邪則為煩逆追虛逐實血散

脉中火氣雖微内攻有力焦骨傷筋血難復也

此条垂戒雖在温証項下然不專為温証而設所以不言証而但言脈也脈見微數則是陰虚而陽熾重以火力追逐其血則筋骨難免焦傷矣

病人耳聾無聞者以重發汗虚故也

此耳聾係發汗太過正虚所致與傷寒少陽邪之耳聾自不同此所以温証不宜大汗也

病人不大便五六日繞臍痛煩躁發作有時者此有燥屎故使大便硬也

病人小便不利大便乍難乍易時有微熱喘冒不能卧者有燥屎也宜大承氣湯

大下後六七日不大便煩不解腹滿痛者此有燥屎也宜大

承氣湯

按仲聖治温证凡用表法皆用桂枝湯以示微發於不發之意也凡用下法皆用大承氣湯以示急下無所疑之意也不知者鮮不爲輕於表而重於裡不知表與裡並無輕重所以然者祇憲熱邪久據陽明胃中津液先傷故當汗而惟恐過於汗反重傷津液是以用桂枝之微汗法當下而惟恐不急於下以亟存其津液是以用大承氣之猛下法上三条之用大承氣湯即此意也

本發汗而復下之此爲逆也若先發汗治不爲逆本先下之而反汗之此爲逆也若先下之治不爲逆

觀此則温证比傷寒太陽經之變证爲差減而汗下之

次第亦為不同矣

凡病若發汗若吐若下若亡津液陰陽和者必自愈

觀此則病溫之人素無內傷及不藏精之類者爲易愈也

以上冬傷於寒春必病溫例共十七條

少陰病始得之反發熱脈沉者麻黄附子細辛湯主之

脈沉病在裡也反發熱邪又在表也不知邪雖在表而其根源實在裡故發熱而脈沉也夫在裡之邪欲其盡透於表則非專經之藥不可故取附子細辛以匡麻黄為溫經散邪千古不易之正法奈何後人全不知用耶

少陰病得之二三日麻黄附子甘草湯微發汗以二三日無裡證故微發汗也

按麻黄主散邪附子主温經二者皆大力之藥也前證發熱脈沉則表裡俱急惟恐二物不勝其任更加細辛之辛温取其爲少陰引經之藥而又有辛散之能以協贊二物共建奇功也此云無裡證非是并脈沉嗜卧等證俱無也但無吐利躁煩嘔渴之證耳似此則表裡俱不見其急而麻黄附子二物尚恐其力之太過故不用細辛以助之而反用甘草以和之也凡治冬不藏精之温證始發二三日間請決擇於此二方庶不誤耳

病發熱頭疼脈反沉若不差身體疼痛當救其裡宜四逆湯

按此節文義可得仲聖治冬不藏精之奧旨病發熱頭疼證見於表矣而脈反沉則病又在裡矣但既發熱

頭疼勢必先治其表治其表而仍不差則用前二方少陰經對証之表藥而悞用三陽經表藥之故矣蓋凡治表者皆治其陽也陰病治陽非惟無益將見陰中之真陽因之外越而身體反加疼痛也此所以當用四逆湯而急回其在經之陽耳

少陰病脈沈细而數病爲在裡不可發汗

脈沈细而數爲裡有熱若治其表則汗出而表虛津液亦爲其所耗津液既耗則内熱愈甚更無可制矣故有不可發汗之戒

少陰病脈微不可發汗亡陽故也陽已虛尺脈弱濇者復不可下之

脈微不可發汗者以微屬虛虛而發汗則陽易亡故也

陽既虛而尺脈亦弱澀則陰并虛矣故復有不可下之戒所以貴在發病之初即用麻黃附子二方庶不致馴至汗下二法均不可用也

少陰病欬而下利讝語者被火氣刦故也小便必難以強責少陰汗也

少陰血少強責其汗是刦奪其血也小便難者源先竭也

少陰病脈緊至七八日自下利脈暴微手足反溫脈緊反去者為欲解也雖煩下利必自愈

邪在陰者多自利自利則邪氣勇而正氣脫者多矣其候必脈緊數而四肢逆冷令脈緊去而但微則陰邪已散手足溫則真陽未傷雖有心煩下利之危急

而可直決爲必愈蓋陰陽不相乖乱則别無死法也
然非腎氣素旺受邪輕者不可

少陰病八九日一身手足盡熱者以熱在膀胱必便血也
膀胱爲腎之府腎邪傳膀胱則裡熱達表故一身手足盡熱也太陽多血爲熱所乱則血出於二便然比之少陰少血誤動其血而從口鼻耳目出者則有天淵之别矣但便血雖較口鼻耳目出血稍輕然既開血一竇必漫無止期不如於一身手足方熱之頃用桂枝大黄入四苓散中亟奪膀胱之熱爲愈也

少陰病欬吐不吐心煩但欲寐五六日自利而渴者虚故引水自救口燥舌干証具小便色反白者下焦虚有寒也切認爲熱以致誤

按冬不藏精之證此一條最肯

病人脈陰陽俱緊反汗出者亡陽也此屬少陰法當咽痛而復吐利

冬不藏精之證此一條更肯少陰爲水藏吐利者陰盛而水無制也

以上冬不藏精春必病溫例共十條

表熱裡寒者脈雖沉而遲手足微厥下利清穀此裡寒也所以陰證亦有發熱者此表解也表寒裡熱者脈必滑身厥舌干所以少陰惡寒而蜷此表寒也時時自煩不欲厚衣此裡熱也

此段文義論溫證全以少腎與太陽膀胱分表裡其云所以陰證亦有發熱者此表解也言當先從表解即

麻黄附子细辛湯之例也脈滑表寒也身厥舌干裡
熱也惡寒而踡宜行温散時時自煩不欲厚衣又宜
涼解用藥如此繁雜正恐兩感証中治有先後發
表攻裡本自不同之義互見正欲學者以三陽反也
又云少陰病惡寒而踡時自煩欲去衣被者可治又
云手足温者可治雖不出方大段見陰陽不甚乖離尚
可調其偏以協於和之意設惡寒而踡更加下利手
足逆冷則無陽而偏於陰矣更加脈不至不煩而躁則
陽去而陰亦不存矣所以用藥全在臨時較量果其
陰盛陽微即以温為主果其陽盛陰微即以下為主
果其陰陽錯雜温下兩有所碍參伍以調其偏勝為
主也當從表解之義前已申明然亦必邪勢正熾陰

陽尚未全虧方可溫經散邪若夫沵漫難圖任行背水之陣必無僥倖矣此等處皆是危疑關頭雖仲景之聖不敢輕出一方以膠治法之圓机所貴明理之彥師其意而自爲深造耳

少陰中風脈陽微陰浮者爲欲愈

觀此一条而認脈辨證之機亦甚昭著矣陽微陰浮爲欲愈則病發之時陽盛陰緊可知也陽盛則治先府陰緊則治先藏又可知也既盛且緊則參之外証以分緩急又可知也倘陽已微而陰不浮者更當治其陰亦可知也倘陰已浮而陽不微者更當治其陽亦可知也

又按仲聖用桂枝以和營衛而解肌此定例也不但爲太陽經中風之本藥即少陰經之宜汗者亦取用之其最

妙處在用芍藥以益陰而和陽太陽經之營衛得芍藥之酸收則不爲甘溫之發散所逼而安其位也至若少陰則更爲陰臟而少血所以強逼少陰汗者重則血從耳目口鼻出而竭厥可虞輕亦小便不利而枯涸可待用藥自當比芍藥之例而倍加陰以益陽所以用桂枝必加生地以佐芍藥之不逮庶乎功效可建仲聖於冬月太陽中風之証而用桂枝爲例不爲春月之病溫者設也春月病溫用桂枝勢必佐之以辛涼而不藏精之溫屬在少陰不得不用桂枝之溫解之以少陰本陰標寒邪入其界非溫不散也豈惟桂枝甚則麻黃附子在所必用所貴倍加陰藥以輔之如芍藥地黃猪胆汁之類是也今人未達此理但知惡藥性之溫概以柴葛羌活

為表則治太陽而遺少陰屢表而病不除究竟莫可
奈何而病者無幸矣

痰

中脘停痰憎寒發熱自汗胸滿但頭不痛項不強與
傷寒異耳

食積

胃中停食發熱頭痛但身不痛氣口緊盛與傷寒異
耳

虛煩

氣血俱虛煩躁發熱但身不痛頭不痛不惡寒脈不
浮緊與傷寒異耳

腳氣

足受寒温頭痛身熱肢節痛便閉嘔逆但脚痛或腫滿或枯細與傷寒異耳

内癰

脈浮數當發熱而惡寒若有痛處飲食如常畜積有膿也胸中痛而咳脈數咽干不渴濁唾腥臭肺癰也小腹重按之痛便數如淋汗出惡寒身皮甲錯腹皮腫急脈滑而數腸癰也胃脘痛手不可近胃脈細人迎盛者胃脘癰也以人迎盛而誤認傷寒禁其飲食必死

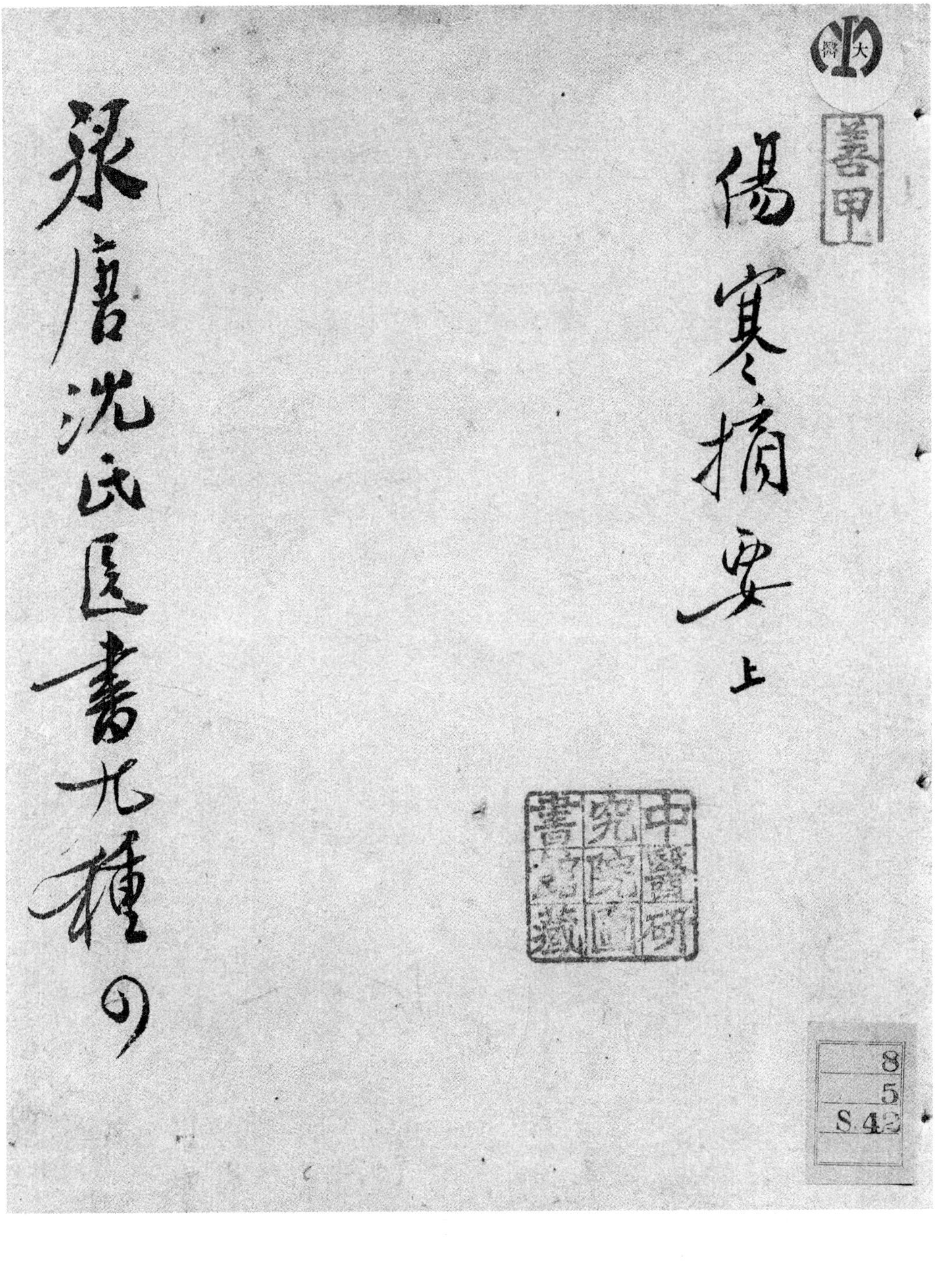

傷寒摘要 上

泉唐沈氏醫書九種 四

傷寒摘要

陰毒	陽毒	陰证
陽证	陰证似陽	陽证似陰
陰盛陽隔	陰盛陽虚	陽盛陰虚
藏厥	尸厥	蚘厥
水逆	火逆	消渴
藏结	霍乱	虚煩
直中	夹陰	兩感
合病	併病	表证
裡证	表裡证	無表裡证
動氣	亡陽	陽虚
亡陰	戴陽	汗下二法

傷寒摘要

傷寒大要論

泉唐沈靈犀編

冬曰傷寒春曰温病夏曰熱病通而言之為傷寒也傷寒傳六經一日足太陽膀胱之經二日足陽明胃之經三日足少陽胆之經四日足太陰脾之經五日足少陰腎之經六日足厥陰肝之經内經云七日巨陽病衰頭痛少愈八日陽明病衰身熱少愈九日少陽病衰耳聾微聞十日太陰病衰腹滿如故十一日少陰病衰渴止舌干已而嚏十二日厥陰病衰囊縱少腹微下大氣乃去病再傳六經有自安者倘一藥之誤悔將噬臍仲聖云桂枝下咽陽盛則斃承氣入胃陰盛則亡是謂實實虛虛損不足而益有餘醫殺之耳假如

陽証反用桂枝是為實〻陰証反用大黄是謂虚〻陽證用熱藥是為益有餘陰証用涼藥是為損不足為醫所殺夫復何疑仲聖云有汗不得用麻黄無汗不得用桂枝又曰發表攻裡本自不同黄帝云未滿三日可汗滿三日可泄但病人有虚實邪氣有遲速豈可拘以日數日雖多尚有表証而脉浮數猶當發汗日數雖少已有裡証而脉沉細即當下惟隨脉証之虚實而汗下之不可拘以日數也又況四時發汗輕重不同春不可大發汗以陽氣尚微冬不可大發汗以陽氣伏藏夏月天氣熱玄府開脉洪大可正發汗但不可用麻黄桂枝藥性太熱之品若用之亦宜加減且桂枝自西北二方居人四時服之無不應驗江淮間惟冬及春可行之自春及夏至以前桂枝加黄芩半兩謂之陽旦

湯夏至後有桂枝症可加知母一两石膏二两或加升麻半两若人虛寒止用原方不必加減

熱病與中暑相似二症皆發熱惡寒頭痛惟熱病脉洪緊中暑脉細數不同耳甲乙經云脉盛身寒得之傷寒脉虛身熱得之傷暑熱病藥性須凉不可太溫若用桂枝麻黄等原方而不加減必有發黄斑出之虞

更有中濕風濕濕溫三症皆爲類傷寒其中濕之由風雨襲虛山澤蒸氣皆能致之三者雖皆屬太陽其脉症治法則自不同中濕者濕流關節一身盡痛風濕者其人先中濕又傷風風氣與濕氣相搏支體痛重不可轉側額上微汗不欲去衣被身或微腫汗出身輕則風濕俱去不可大發汗大汗則風氣去而濕氣猶在當微利小便也濕溫

則脛逆冷胸滿頭痛必自多汗若再發汗名曰重暍仲聖謂如此死者醫殺之耳大抵濕家不可大發其汗汗出多則發痙矣

痙有陰陽二証無汗惡寒爲剛痙有汗不惡寒爲柔痙合面而卧者爲陰痙仰目者爲陽痙其致痙之由蓋因中風又感寒濕也故外証發熱惡寒與傷寒相似但脉沉遲弦細背反張强硬口噤如發癎之狀此爲異耳

傷寒有陰証似陽陽証似陰二証不可不知仲聖云陰發躁熱發厥物極則反也大凡以脉爲主華陀云諸數爲熱諸遲爲寒病人身體熱面赤脉反沉而遲身微熱者裡寒也面戴陽者下虚也若不察其脉而以虚陽上膈熱躁之証誤以爲實熱反下之則立有亡陽之患外臺祕要云陰

或發躁名曰陰躁欲坐井中宜以熱藥治之是即陰證似陽也假令手足逆冷大便秘小便赤大便或黑脉按至骨沈而滑者是陽证似陰也仲聖云厥應下者此也

但熱厥固應下冷厥則宜溫熱厥者初得病身必熱頭痛至數日後方厥卻微厥後發熱其脉雖沈伏必滑其人或欲飲水或揚手擲足而卧煩躁不得眠大小便必秘精神多昏冒是也若冷厥則不發熱四肢逆冷脉沈細大小便滑泄指爪青色卧多蜷足惡寒引衣自覆外证惺惺是也

病有讝語鄭聲世多不辨均爲之狂言亂道仲聖云實則讝語虛則鄭聲鄭者重也雖疾相似但大小便利手足冷脉微細此鄭聲也若大小便秘小便赤手足溫脉盛實者讝語也讝語可下鄭聲不可攻近世多不明陰陽虛實動

手即攻不知不可攻者其証甚夥即陰結一証外狀似實若攻之必成不起之証陰結之脈狀脈沈而遲身重如石大便艱難是也更有病人脇下硬滿不大便而嘔舌上白胎者亦不可攻宜與小柴胡湯以通津液有大便硬小便數不可用承氣湯乃為脾約宜與麻仁丸千金云脾約者宜枳實丸大便硬小便少者未可攻津液入胃俟其小便自如乃可攻也金匱云六七日無所苦不可攻若下之早熱氣乘虛入胃重者必死蓋古人用轉藥審慎如此固矣即利小便一端亦有多方之義理也

傷寒發汗汗出多亡津液胃中干燥故小便不利醫反利之誤矣仲聖云下之後復發汗小便不利者亡津液勿治之得小便利必自愈也若下焦有熱引飲不已脈浮方可

與五苓散猪苓湯偏踈導非法別生大病若陰毒下利小便不利囊縮小腹痛欲死者急與返陰丹暖藥服之若用寒凉藥陰氣蓄伏小腹有至死者或有見小便不利炒鹽熨臍下陰氣不散被熱物熨之冷氣衝心亦有死者若發黃卻當利小便茵蔯湯之類皆可用況發黃瘀血無異但小便利爲瘀血小便不利爲發黃小便難者重寒也小便數者重熱也豈可不審慎用藥一槪而利之哉

傷寒渴證仲聖云太陽證無汗而渴者不可用白虎湯陽明證汗多而渴者不可與五苓散然則白虎五苓二方以何者可與耶蓋太陽病汗後脈洪大者方可與白虎湯明病小便不利汗少脈浮而渴者方可與五苓若不渴小便不利者與茯苓甘草湯且傷寒傳足少陰腎之經發汗吐下之後

藏府靈津液枯竭陽明証有汗而渴少陰証自利而渴
亦各有治法凡病非大渴不可與水小渴咽干者小小呷滋
潤之令胃中和若大渴煩躁能飲一斗者與五升若不與
則干燥無由發汗發渴喘死常人因見渴飲水得汗小
渴遂令劇飲致水停心下水滿發喘致死如有此証急當
以五苓散利小便
更有煩躁一証仲聖分爲兩說煩自煩躁自躁傷寒煩者
由陰氣少陽氣勝故熱而煩太陽証脉浮者可汗陽明
証脉實者可下惟躁有陽証陰証當細辨之太陽證煩
躁宜汗陽明証煩躁宜下若陰証發躁宜溫之以乏陽調
硫磺末數錢與之汗出而愈或用附子一枚可兩半者劈
作四片生姜一大塊作三片糯米一撮並服厚覆其体令

汗出如發渴再服前方甚效雖然躁有陰陽而煩亦有虛實仲聖云虛煩似傷寒但不惡寒身不疼痛故知非傷寒也不可發汗頭不疼脈不緊數故知非裡實也不可下如此者内外皆不可攻攻之必遂損竭而死但當與竹葉湯治之

傷寒兩感者乃表裡俱病也仲聖不言治法但云兩感俱作治有先後宜先救裡若内氣正即可醫内纔正急當救表雖莫急於内則表亦不可緩也假如足太陽膀胱與足少陰腎爲表裡兩經俱受病謂之陰陽雙傳故難治也餘經自可類推請再論發汗之理凡表病宜汗固矣不知有服藥再三汗不出者此乃榮衛俱病也有冬月及正月天氣寒冷發熱惡寒身疼服藥七八劑汗不出者

無陽也必死有汗後寒熱交作脈若尚浮鼓洪大者猶可微汗不可以為已經汗後而不敢再汗不再汗則邪氣無由發泄矣有發汗後已惡寒者虛也發汗後已發熱者實也惡寒用溫藥發熱用涼藥無不愈者有發汗後脈躁疾不為汗衰狂言不能食者謂之陰陽交交者交合陰陽之氣不可分別死證也有熱病已得汗而脈躁盛者此陰脈之極也必死不治有下後熱不退者因汗下失宜熱不退而無休時也仲聖云八日已上大發熱者此為難治經云陽微惡寒陰微發熱寒多易治熱多難愈

病有陰毒陽毒之證陽氣盛陰氣暴絕為陽毒內外皆陰陽氣不守為陰毒仲聖云陰毒用熱藥陽毒用涼藥所以順陰陽也大凡陰毒之證為禍甚速六脈沉細虛汗

不必四肢逆冷診其脉附骨取之則有按之則無可於臍内用葱熨法并於氣海元關灸三二百壯

傷寒有結胸一證仲聖云病發於陽下之太早熱入則成結胸又曰結胸大率當下若脉浮大不可下宜發汗又云病發於陰下之太早則成痞痞與結胸相似但按之而痛者為結胸按之不痛者為痞西晉崔行功云治結胸如大陷胸湯不差者當用理中丸加枳實結胸有嘔吐不必胸膈痞塞諸藥無效者用巴豆十餘粒黃連約一錢重巴豆去殼研極細入黃連末相和搗成餅子納臍中艾炷如小指大灸之輕者一炷重者不過再灸候腹中作聲取下惡物立效

傷寒有嗜卧與不得眠之證風濕為病多眠睡太陽陽明嗜卧皆可用小柴胡湯若少陰病脉微細但欲眠者宜四逆

陽同其陽氣熱病得汗後脉沉細身冷初覺安靜漸
次昏沉喜卧不省亦急與四逆湯令四肢溫不尔有熟睡而
死者又有虫疰而嗜卧者不可不辨其初四肢沉重怱怱喜
眠急看上下唇上唇有瘡虫蝕五藏下唇有瘡虫蝕其
肛宜作狐惑證治之若不得眠之證有胃中不和心煩飲
水不得眠者有發汗後劇則反覆顛倒心中懊憹不得眠
者有傷寒差後不得眠者但傷寒既差之後尤切戒勞
動過食若犯之即成勞復食復
復者其病如初也治勞復宜枳實梔子豉湯治食復宜前
湯加大黄但病差後不僅有勞復食復之患更有陰陽易
者男子病新差而婦人與之交而得病者名陽易婦人病
新差而男子與之交而得病者名陰易陰陽感動其毒著

人如交易然也仲聖有燒焜散猳鼠糞湯可救其失以此觀之則傷寒一証千變萬化一或不慎爲患莫甚人之業於斯者可不精益求精哉於是有各種証候之偏輯以備詳究而熟誦之以免臨診時茫然無所措手足也

手足十二經

小腸爲手太陽經大腸爲手陽明經三焦爲手少陽經肺爲手太陰經心爲手少陰經膻中(即心包絡)爲手厥陰經是爲手三陰三陽經

膀胱爲足太陽經胃爲足陽明經胆爲足少陽經脾爲足太陰經腎爲足少陰經肝爲足厥陰經是爲足三陰三陽經但風寒之邪中於人身祇傳足陰陽之六經而手陰陽之六經雖畧而不言似亦包括在内蓋特以名經之覌証

分別言之以證手六經之證亦在其内也

傷寒初受病時頭項痛腰脊強惡寒足太陽證也發熱面赤惡風手太陽證也目疼鼻干不得卧足陽明證也蒸熱而渴手陽明證也胸脇滿痛口苦足少陽證也耳聾及痛寒熱往來手少陽證也腹滿自利而吐足太陰證也口干津不到咽手太陰證也脉沈細口燥渴足少陰證也舌干不得卧手少陰證也耳聾囊縮不知人足厥陰證也煩滿厥逆手厥陰證也觀此則手六經之證亦包括在内益明矣

六經藏府表理

陰經為藏陽經為府陽為表病陰為裡病

六經本性

太陽本寒陽明本燥少陽本火太陰本溼少陰本熱厥陰

本風

足六經脈絡證治

足太陽脈起於目內眥涇頭下後項連風府行身之後絡於足其外證頭痛項強腰脊痛骨節痛惡心發熱惡寒標病宜發汗但太多則亡陽筋惕肉瞤小便不利者當利自利者不可利利之引熱入膀胱其人如狂不可下下之爲結胸

足陽明脈起於鼻頞絡於目循面下人迎入缺盆下膈屬胃行身之前絡於足之厲兌穴故其證目痛鼻干不得眠頭額痛身熱微惡寒無汗者屬標病宜解肌身熱發渴汗出屬本病宜清熱解肌若惡熱自汗發渴發斑發狂發黃大便秘腹滿此正陽明胃腑病也宜下之

足六經脈絡證治

足少陽脉起於目鋭眥上抵頭循角絡耳中循胸脇行身之側終於足故頭角痛目眩耳聾脇痛心下痞寒熱往來嘔而口苦胆熱也此經無標本只有小柴胡一湯和解隨症加減有三禁汗之犯太陽下之犯陽明利之犯少陰脉弦數者

足本經症

足太陰為三陰之首其脉始於足大指上行至腹絡於咽連舌本行身之前故腹滿自利咽干嘔吐蓋腹滿邪入脾也嘔吐脾氣不和也自利挾熱下利也咽干脾脉連咽也頭不疼陰脉至頸而還也身微熱手足溫表邪解而傳入裡也身目俱黄標病宜平熱腹滿硬痛渴而咽干小便赤大便難本病雖宜下然當分寒熱施治

足少陰脉始於足心上行貫脊循咽絡於舌本下注心胸行

身之後也其病手足乍冷乍溫身不熱者標病二便不通舌干口燥者本病此經本熱而標寒也宜急下以存腎水雖自利此自飲湯水所致不可疑為寒也初病大熱至此變為厥冷者是熱深厥亦深也急下之若至陰又難拘定法大要口燥舌干渴而譫語大便實者係經熱証也足冷嘔吐瀉利不渴或惡寒腹痛者直中真寒証也

足厥陰脉始於足大指上循陰器抵小腹循脇上口唇與督脈會於巔頂行身之側也其証煩懣囊拳消渴舌捲譫語大便不通而頭疼手足乍冷乍溫者此為陽經傳來熱邪本病宜急下若發熱惡寒狀如瘧疾此是熱邪在經標病宜和解若不嘔便清當有大汗至而自愈頭疼者以督脈會於巔頂故也大抵熱深厥亦深則舌捲囊縮陰

寒冷抱心捲縮須以口渴不渴足冷不冷脈沈實沈細別之

六經傳變

按靈樞十二經特注如環豈有六經傳變足傳足經不傳手經之理如太陽傳陽明謂循經傳太陽傳少陽謂越經傳太陽傳太陰謂誤下傳太陽傳少陰謂表裡傳太陽傳厥陰謂首尾傳因此經本虛邪即傳之本無定例也故傷寒有六經之傳變無臟府之傳次也所以在太陽經有犯本者有即入陽明之府者有傳至陽明之經而自經入府者有傳至少陽之經而入陽明之府者雖以仲聖有太陽陽明正陽陽明少陽陽明之別也入府則邪有定着不復傳次也非但入府不傳即太陽之犯本少陽之入府

俱不復傳矣是知三陽有傳變有合併三陰有傳經直入而無併合也即有三陰經轉出三陽或傳入府者是邪氣向衰正氣得復之候並無厥陰復傳太陽之理此昔人所未明言也

標本治例

標本治例全要活法所謂一病之標本者如太陽中風桂枝証先惡寒為本後發熱為標其陽明熱病白虎証口燥心煩為本背惡寒為標此治本不治標也

又兩病之標本如伏氣發溫復感客邪証伏氣為本客邪為標治以涼膈必加蔥豉其內傷發熱兼冒虛風証內傷為本虛風為標治宜補中益氣加羌防此治本兼治標也

又傷寒之標本本太陽病初得病時發其汗汗先出不徹因轉屬陽明此太陽爲本陽明爲標治以葛根仍用麻黄

此治標必從本也

又一傷寒之標本如太陽病頭痛發熱自汗桂枝證爲本病後六七日不解而煩渴水邪入膀胱之本五苓證爲標病

此通證治本治標也

又一身之標本如病人身大熱反欲得近衣以其人陽氣素虚寒邪外鬱於表熱在皮膚爲標寒在骨髓爲本

宜小建中加黄耆病人身大寒反不欲近衣以其人蓄熱素盛寒鬱熱邪於内寒在皮膚爲標熱在骨髓爲本

宜桂枝湯加黄芩此寒熱互見標本合治不必如活人書先後治例也

又寒熱之標本者如病人脈微而渴夏月感暑欲着複衣冬月感寒欲裸其身感熱欲着複衣者陽微惡寒也宜附子理中加黃連感寒欲裸其身者陰弱則發熱也宜竹葉石羔加附子此不從標本從乎中治也

又先後之標本者傷寒醫下之續得下利清穀不止身疼痛急當救裡後身疼痛清便自調急當救表先受寒身疼痛為本病後誤下之續得下利清穀為標病先回逆救裡治標後以桂枝救表治本也標本之法略舉數條餘可類推

六經分中風傷寒

凡六經中俱有中風傷寒之辨如太陽脈浮有汗為中風浮緊無汗為傷寒陽明善飢為中風不能食為傷寒

少陽耳聾脇滿爲中風口苦咽干爲傷寒若三陰風寒無變異形証但以四肢煩疼爲中風手足寒厥爲傷寒耳

審証

凡治病必須先審証証既審清庶不致誤治否則藥不對証貽患實無窮矣茲特條舉以辨之以爲有志於斯者之一助焉

發熱不可即認爲外感其脈浮緊無汗而發熱者爲傷寒脈浮緩有汗而發熱者爲中風皆風寒外襲表熱而發熱也其脈實而蒸蒸發熱六七日不大便者爲裡實係邪氣內傳而發熱也

惡寒不可即認爲表証初起不發熱但惡寒而體倦息微

脈沉遲無力此寒中三陰之裡惡寒也若初起發熱而惡寒體重氣促脈陰陽俱緊此寒中陽經之表惡寒也

冬温不可誤認為傷寒初起多不惡寒便心煩大發熱而渴必咽痛或下利脈來左手弦軟者為冬温傷寒病必先惡寒而後發熱始先不渴至三四日後熱耗津液方渴脈必人迎緊盛也

伏氣發温不可認為感冒伏氣乃冬時伏藏之邪自内達表必不惡寒而發熱一熱即口燥咽干而渴氣口脈洪大倍於人迎感冒雖暴感非時寒氣始病雖發熱一二日内必不作煩渴人迎脈弦盛倍於氣口

勞力感寒不可認為傷寒辛苦勞役之人頭疼惡寒身倦怠而痛微渴自汗此內傷血氣並外感風寒人迎

審証

脈必弦緊氣口脈必盡弱兩尺必弦數所謂作傷寒其脈不弦緊而弱甚也

夾陰不可誤認爲陰証夾陰則有頭痛發熱但足不熱或陽縮入腹陰証則無頭痛發熱以此爲異耳

感冒非時暴寒不可即認爲正傷寒冬月寒水主令故正傷寒中風必先太陽若感非時風寒春多並足少陽而寒熱秋多並手太陰而欬嗽若暴寒勢甚亦有傷足太陽者惟正傷寒傳經感冒不傳經之不同耳

動陰血不可誤認爲鼻息少陰無汗而強發之血隨藥動或從口鼻而出名上竭下厥言陽隨血而上竭陰在下而發厥也若衄則太陽表邪失汗之故或汗後邪鬱經中而致也

審証

直中陰經証不可認為傳經証直中陰經証先不發熱至四五日或六七日後反發熱者陰極生熱也傳經陰証則先發熱五六日後而發四逆厥冷熱極反兼寒化也亦有始本陽証汗下太過而變虛寒反發熱煩躁者陰陽俱虛竭也

獨語不可認為鄭聲傷寒邪熱未解睡中自語名獨語精神昏憒故也若汗下太過聲出咽中無力接續名鄭聲正氣虛弱故也

少陰發熱不可認為太陽發熱少陰發熱則脈沉無頭痛太陽發熱則脈浮緊而頭痛也

太陽無脈不可便認為死証傷寒六七日或十餘日脈伏而不起者此欲作戰汗而解也如大下後厥冷下利無脈且驟

虚脈隨氣脫也與三陰厥冷無脈灸之不温及服薑附
脈不出者皆死証也
血証發黃不可認作濕熱發黃血証則小便自利傷血而不
傷氣也濕熱則小便不利氣病而血不病也
痞滿不可認為結胸痞為虚邪必居胸脇不在中也雖
滿而不痛結胸為實邪正在胸中痛不可近者為大結胸
若按之方痛者為小結胸
心下鞕痛下利清水不可認為漏底傷寒其下利清水因
熱邪傳裡燥屎內結小腹鞕痛讝語惡熱渴飲水漿而
利乃下傍流純清臭水為熱結利若下利清穀痛喜按者
為內寒又夾食傷寒因本虚不化不結而自利或因誤用
消導及攻下遂利不止者即俗名漏底是也

如狂不可認作發狂傷寒初起無熱狂言煩躁不安精采不與人相當此因熱結膀胱也又有當汗不汗五六日後小便利大便黑此畜血如狂也若陽明内實發狂必妄言譫語登高而歌棄衣而走此爲燥結失下而致也

譫語不可認爲狂言譫語有虚有實熱入胃府水涸燥結者陽邪内實也可下之若以大逼汗譫語者神明擾亂也宜清之多汗亡陽譫語者陽神躁擾也宜和之下利純清水而譫語者陽邪暴虐有似陰寒也急下之若狂言不能食者是失志失志爲腎絶必死勿治

女勞復不可認爲陰陽易差後御女而復致病者爲女勞復此虚邪爲患復犯虚虚之戒必死若不病人與病新差者交而得病爲陰陽易此熱毒雖乘虚入犯少陰猛

審证

可用涼熱藥治之

合病不可認為併病合病則一時病便見兩經之證併病則先見一經之證一兩日又加一經之證前證不罷兩經俱病也若先見一經證更變他經證者又為傳經矣

暑證不可認為感寒暑證則熱傷心包微涼外鬱表之陽虛必背微惡寒而脈虛或弦細芤遲此暑傷氣而不傷形也若暑證而脈反弦緊惡寒者此更感非時寒氣也若陽明中暍則煩躁口干多汗前板齒燥而脈洪大當晝熱盛則脈大證劇至夜稍涼則脈與證俱減此熱傷陽而不傷陰也若壯熱煩渴引飲脈來洪盛氣口倍於人迎晝夜診之無異者此冬時伏藏之邪至夏發為熱病也

噦證不可認為干嘔噦為胃虛誤攻其熱或飲冷水所致其

聲濁惡而長干嘔則似吐而無物胃中熱與穀氣相併及水逆痰氣所致非惡候也

短氣不可認發喘呼吸短促而反盛者爲短氣此失於汗下所致宜分表裡汗下之若氣息虛微不續爲少氣此汗下太過所致宜生津益和榮衛若裡氣逆上張口擡肩者爲發喘此因水飲傷肺所致宜疏表邪散水飲爲首務若夫真陽不歸而衝氣逆上者又當從事桂附然多不能救也

蚊跡不可認爲發斑發斑多見於胸腹先紅後赤蚊跡多見於手足先紅後黃也

正陽陽明府症不可認爲陽明經病府病是胃府受病則六七日不大便讝語發渴而脈實經病是經絡受病則身熱目疼鼻干不得卧而脈長溫熱發於陽明則自府達經煩

渴自汗壮热目脈赤而脈洪大

温瘧不可認為風瘧温瘧則温病热邪未盡重感於寒而成發於春夏之交其证多热少寒風瘧則多發於夏秋也

疫痢不可認作漏底蓋疫痢每冬時伏氣因夏多雨火邪復為濕伏延至秋時真陽内入其邪内不能容外不得泄變為下痢其证大發热而煩渴下利其脈必氣口洪盛古人以敗毒散加陳倉米治之誤與攻積利水必死若漏底則因腎氣素虧或夾冷食而見外热裡寒之证其脈必尺中微弱當従夾陰例治亦有热邪傳裡而下利穢積者又當従傳經热证治之

中濕不可認作風濕中濕則一身盡痛而重脈来沉緩或面黄頭痛鼻塞風濕則一身盡痛而腫関節不利不能轉側

惡風不欲去衣其脈浮虛而濇

燥証不可認為濕証燥証則肌膚枯槁血少不能榮養百脈而痿弱無力濕痺則肢体浮腫經隧中為濕所襲而痺著不舉也

陽厥不可認為陰厥陽厥必先發熱至五六日傳進陰經血分而厥是也若陰厥始先不發熱即惡寒踡卧而厥也但諸病皆有惡寒惡熱要以邪實壯熱為本病本虛惡熱為標熱也

更有雜証類傷寒者亦不可不辨大凡雜証發熱皆發於裡夜甚於晝惟傷寒為表邪鬱發於外而晝夜俱熱也以上諸証必須詳審明確方可用藥不誤更如未病時素有脾約纔病忽便利未病時先有固疾已病重添新病之類若

不審諦寧無誤治之失耶

死證

凡不治之証必須胸次了然庶於臨診時始有決斷兹特条舉之於左

傷寒病熱不退脈反沉细者死

欬逆上氣脈散者死

三部緊盛汗出不解者死

脈陰陽尺寸俱盛熱不止者死

身熱喘粗脈躁疾者死

汗後餘熱不解未可言死脈如轉索者其日死

讝語微熱脈浮大手足温者生厥逆脈沉细者死

陽病見陰脈者死

强發少陰汗血從口鼻耳目出者厥竭而死

發左右動氣汗者死

大發風濕汗者死

陰陽毒過六七日死

誤汗言亂目眩者死

濕家額上汗出微喘小便利而下利不止者死

關格不得尿頭汗出者死

不尿腹滿加噦者死

大發濕家汗成痓者死

發少陽汗讝語者死

亡陽讝語脈短者死

直視讝語喘滿者死下利者亦死

死証

吐下不解循衣摸床微喘直視脈濇者死

内傷瘀積蓄血如狂下利如污泥者死

少陽証誤下身黄胸脇石鞕者死

陽明病心下鞕滿攻之利遂不止者死

濕温遏汗為重暍者死

兩感傷寒者死

汗出熱不解而脈躁疾為陰陽交者死

陰陽易熱極躁亂脈急疾無倫者死

女勞復者死

夾陰傷寒身熱足冷下盡邪盛不可温者死

温熱時行大發熱手足下体寒陽循脈沈小盡散者死

温病遍身紫赤者死

結胸証悉具煩躁者死

結胸脉浮大者下之則死

狂言不能食者死

發厥肌冷而躁無時得安者死

如結胸狀舌上胎滑為臟結者死

脇下素有痞連在臍傍痛引少腹入陰筋者死

黑斑如果實靨者死

舌捲囊縮者死

少陰病下利脉弦長名曰負者死

目乱無神氣者死

少陰病吐利煩躁四逆者死

惡寒身踡而利手足厥冷者死

脈不至不煩而躁者死

下利止而頭眩時〻自冒者死

下利厥逆無脈服藥脈暴出者死脈不出者亦死

發熱下利厥逆躁不得卧厥不止者死汗出不止者亦死

下利厥冷煩躁無脈灸之不温反微喘厥而不還者死

下利脈反實者死

厥利本不能食今反能食為除中者死

傷寒七八日大發熱汗出如貫珠為氣衰者死

爪甲青為陽衰者死

循衣摸床為神乱者死

四肢振動唇吻反青為肝絶者死

体如煙薰直視摇頭為心絶者死

環口黧黑冷汗發黃為脾絕者死

汗出如油髮如鼻鼾為肺絕者死

卵縮遺尿狂言目瞑為腎絕者死

喘而不休為邪勝者死

水漿不下為胃絕者死

形体不仁為榮衛不行者死

乍靜乍亂為命絕者死

以上死症不可輕投湯劑若邪热甚者靜候氣衰或有可生之理正氣衰者惟與漿飲庶幾元神可復經曰漿粥入胃泄注止則虛者活身汗得利後則實者活此其候也

脉法

世言傷寒脉類莫不宗節庵浮中沉三法而長沙一脉寖

置久矣夫浮中沈之說固爲捷決並不能偏廢經論之剛
領也傷寒脈法首言浮大數動滑爲陽沈濇弱弦微爲
陰六經例又言尺寸俱弦者少陽受病也夫弦脈既曰屬陰
而又爲少陽者何也仲聖意以弦脈爲陰者因並衆脈
而言也沈濇者陰也並以弱弦微之類安得不爲陰乎六
經例以尺寸俱弦者指單見一脈而言豈得不爲陽乎以
弦脈分陰陽二用之理其義微矣按脈決以弦脈爲陽動
脈爲陰仲聖乃以動爲陽脈蓋浮大者陽也並之以動數
滑之類安得不爲陽乎又曰陽動則汗出陰動則發熱
言浮而動者爲陽沈而動者爲陰故仲聖之脈不可襍
泥同語也且夫沈者陰也而又有屬陽者若沈而濇沈而遲
沈而細小之類皆爲陰也如沈而滑沈而數沈而實大之類

皆為陽也浮者陽也而又有虛寒者若浮而滑浮而數浮而緊盛之類皆為陽也若浮而遲浮而虛浮而微弱之類皆虛寒陰證也夫浮而陽者宜發汗浮而虛者宜溫補沉而實者宜攻下沉而陰者宜溫經惟弦脈則隨浮沉以定陰陽以少主半表半裡故宜和解是以節庵主浮中沉三法即是此意茲姑以浮中沉三法論之

如尺寸俱浮為太陽浮緊而濇為寒邪在表浮緊不濇為表邪方盛浮緊而數為熱欲傳裡若浮而長為傳併陽明或合病浮而弦為傳併少陽要以脈中有力為有神可用汗解浮而緩者為中風宜解肌浮而無力為陽虛便當溫補不可發汗若浮而尺中弱濇遲細足脛逆冷皆內虛夫陰豈可汗乎若三陰經證始先脈沉後發微浮者為

陰盡陽復欲愈之兆若春夏病發熱頭痛而見浮緊浮緩之脈不大作渴者謂之寒疫若脈雖浮緊而始病便見大渴腹中脹滿不和者此即伏氣內發而加客邪外襲也亦有時氣不正邪偶氣分脈浮者此即時行之類也

中脈者陽明少陽二經脈也尺寸俱長為陽明長而有力為實熱當解肌長而浮者尚兼太陽宜發汗長而鼓者為熱甚雖係表証不可用辛溫發汗止宜辛涼輕劑以解肌若長而實大有力大便秘結為胃實可下之溫病熱病及時行疫癘始發多有此脈切不可發汗乃黃芩白虎之証也尺寸俱弦者少陽也弦鼓為熱邪傳裡之候弦而有力為實邪如大便秘結不行宜大柴胡湯微利之弦而浮兼太陽証尚宜發汗若弦而遲弦而小弦而微弱皆內虛

有寒宜溫之溫病熱病及時行脈弦脇痛俱宜小柴胡去參半加枳橘弦盛有力加石羔知母弦小無力仍用人參有嘔方可用半夏卽生姜亦當慎用也然弦脈近乎緊脈冬時之爲傷寒夏時之爲傷風以夏月風閉汗孔當汗出而反無汗是以脈弦有似乎緊也又傷寒寸口緊盛而尺脈弦細浮數此爲腎氣素虛慎不可用麻黃發汗宜小建中和之大抵脈雖居表裡之半然表多於裡只宜和解不可攻下利小便也

凡沉脈俱屬三陰而有陰陽寒熱之别尺寸俱沉細者爲太陰俱沉爲少陰俱沉弦爲厥陰若沉而滑沉而疾沉而實皆以有力爲實熱爲傳經熱邪爲陽證分緩急攻下之若沉而微沉而細沉而弱但以無力爲虛寒爲直中陰經

或爲壞証分微甚溫理之或始本太陽病發熱頭痛而脈反沉者此雖曰太陽而實見少陰之脈故用四逆湯溫之若夫春夏溫病熱病而見脈沉小微弱短濇者此伏熱之毒滯於少陰不能發出陽分所以身大熱而足不熱者皆不救也惟脈沉實而見陽明府實証者急用承氣下之不可拘以陽病陰脈例也若時行疫癘而見沉脈爲毒邪內伏設無下証必無生理大抵脈沉最爲關要以決陰陽寒熱用藥生死在於纖毫可不詳細審察乎

夫脈沉細微僂初起無頭痛不發熱便四肢厥冷腹痛嘔吐泄瀉踡臥沉默不渴人皆識爲陰証矣至於脈浮而大但按之無力發熱面戴陽渴欲漱水而不能嚥煩躁時欲坐臥泥水中此爲陰盛格陽虛陽上隔之候人皆不識認作陽

证誤投寒藥即死殊不知陰证不分發熱不發熱脈之沉
浮大小但指下無力重按全無者便是伏陰急與姜附溫經
回陽之藥雖有發熱頭痛表证雜出只宜五積散一服通
解表裏之寒切忌發汗誤與發汗則脈必緊數而發熱誤
用涼藥則脈轉緊盛而躁渴愈急也又內外有熱其脈沉
伏不鼓不洪但指下沉濇而小急此為伏熱不可誤認虛寒以
溫熱治之是益其熱也大法遲濇微弱可溫浮盛洪緊可
汗沉細滑實可下虛細勿吐遲弱勿下滑實勿汗沉實勿
溫貴在辨脈施治庶可無患耳
至於結促代伏皆為傷寒生死關頭并為詳識之夫脈來
緩時一止復來謂之結此陰盛脈必有寒伏於中故傷寒
脈結足冷腹中痛宜大建中湯又脈來數時一止復來謂

之候此陽盛脈必有热結在裡傷寒温热發斑發喘皆有是
脈大抵皆宜内奪清理之後其候漸退則生轉加則死又脈
來無力動而中止不能自還曰代雜病見之必死傷寒有寒
邪水飲停蓄而正氣内虚邪伏不解故有脈結代心動悸
者主以炙甘草湯至於伏脈則有汗下温解之殊但初起
頭痛發热或一手無脈或兩手俱伏者庸工便謂陽证見
陰脈之死候殊不知此因寒邪不得發越急用麻黄湯主
之若初起發热頭痛方除之後厥逆無脈者陽厥也小承
氣湯主之若初起不發热無頭痛便厥冷吐利無脈者直
中陰寒也四逆湯温之若初起陽证至六七日或十餘日但
服表藥而未曾攻下別無刑尅证候昏冒不知人事六脈
俱伏此欲作戰汗而解也當與热姜湯助其作汗慎勿

用藥若誤其陽劑反致變害也

察色

望而知之謂之神見其色而知其病也故傷寒家尤以察色為首務察其色澤問其因苦辨其聲音更合之以脈無遁情矣夫肝青象木脾土色黃赤屬心火肺白腎黑皆見於面青主肝藏風寒青而黑者多寒痛青而白者多虛風陰寒甚者面與唇口青黑甚則舌卷陽縮更有夾陰傷寒少腹痛而面青俱宜急溫者也若厥陰熱厥亦有唇面爪甲青紫而脈伏者然細察之其脈必附骨有力也面赤多熱而有表裏虛實之殊然亦有陰極似陽者太陽證頭痛發熱喘而面赤者為表證若面色緣緣正赤為陽氣怫鬱在表汗出不徹故也又熱病煩渴面赤脈洪大表裏

俱热也陽明府實滯热汗多面赤不大便者裡証也少陰
病下利清穀裡寒外热為陰盛格陽夹陰傷寒發頭
痛面赤足冷脈沉细或浮故無力按之欲散為虛陽上
泛壞病汗下過多元氣耗散微陽失守皆面赤戴陽並
宜溫補下元不可誤用寒藥若午後面赤為陰火不可作
傷寒治兩顴赤色如妝為陰火亢極雖愈必死也面黃主
濕黃而明者為濕热黃而暗者為寒濕黃而帶赤白者
為欲愈黃白不榮而多蟹爪紋者為虫積黃而赤者為
内傷畜血黃黑而槁者為食積黃而青黑者脾胃衰
極為木勝土而水無制也白主氣虛白而無神者傷寒大
病後發汗過多或脱血所致黑主腎衰傷寒顏帶黑青
為陰寒之色若久病焦黑者又為腎热也凡耳目口鼻黑

氣枯槁者難愈神庭黑氣如指者陰晦之色見於陽之正位卒死兆也面慘不光傷寒也面光不慘傷風也面如錦纹陽毒也面垢如油喘促多汗足陽明中暍也面垢生塵洒然毛聳手少陰中暑也大率面帶黃者為脾土正色病雖劇而可治若青黑赤白異常而無黃色相參者皆非吉兆也

凡察病者以（目）目開或欲向明者為陽閉目不欲向明者為陰目疼屬陽明表证目赤為經絡熱盛目瞑漱水鼻燥為陽邪上盛欲解必衄目黃而頭汗將欲發黃目不了了為明府實若睛不和者少陰熱也目眦為痰因火運眼胞微腫為有水目下灰色為寒飲目白睛黃欲發瘅也目直視不能眴或白睛黃此誤發汗將欲衄也目無精光者為腎氣素

壷目正圓者痙病也凡目睛目瞪目陷目反直視戴眼反折皆不治下後目閉為陰血受傷目反上瞪為陰氣上逆

凡察病者鼻若色青腹中冷痛者死蓋厥陰肝木之青色挾腎水之寒盛上徵於鼻下徵於腹是為暴病頃之亡陽而卒死也若色微黑者為有水氣黑雖為腎陰之色但微黑且無腹痛之証是以主有水氣而非暴病也若黃黑光亮少腹脇痛或善忘如狂為畜血也若鼻色黃者胸上有寒穀氣不化而有痰積也若鼻色白者為亡血設微赤非時者死白者肺之色肺主上焦以行榮衛榮不充則鼻色白故知亡血也微赤為火色若非火令之時加於白色之上是火來尅金故主死黑為勞又為房勞以火發於腎水之中故不赤而反黑其黑必枯燥不似水氣之黑而光澤瘀血之黑黃光

亮也赤為風者由熱生風〻為陽邪故也黃者便難以中焦熱燥腸胃不潤是以便難然必枯而不澤若黃而鮮明者有為有留飲又鼻孔干燥而脈浮鼓者為欬衄鼻鼾語言難出者為風溫鼻鳴干嘔者為傷風鼻痛為肺脾二經有風火鼻柱散潤為肺氣虛而有濕鼻塵枯黑為脾勞火旺無津鼻上汗出如珠為心脾痛極鼻孔搧張為肺風鼻如烟煤為陽毒

凡察病者唇以焦赤為脾燥熱赤腫為胃濕熱青黑為陰寒唇寒面青頭痛發熱為少陽〻明之邪熱傳太陰厥陰唇口上下有瘡為狐惑唇上燥裂為熱在肌肉鮮紅為陰虛火旺淡白為氣虛淡而四邊起白暈為驟亡血唇齒焦黑為燥屎衝腸雖急下〻多不可救若唇吻反

青環口黧黑張口如魚出氣不復唇口動顫不止及人
中反者皆死証也
凡察病者口以口苦為少陽胆熱木從火化也口甘為脾土
濕熱而津液上乘稼穡作甘也口淡為胃中虛熱胃
為一身之主淡為五味之本也口酸為肝熱乘脾曲直
作酸也口鹹為腎衰虛熱上乘口中常覺血腥為肺
氣傷口不和者不知味為內傷津液口不仁者不和澀為
外感客邪口燥咽干為熱侵少陰煩渴欲飲水小便不利
為太陽犯本水入即吐為水逆渴欲飲水壯熱自汗為陽
明府熱漱水不欲嚥目瞑鼻燥為畜血漱水不欲嚥目
赤厥寒為陰躁口傷爛赤為陽厥口難言為血少口噤
咬牙瘛瘲為發痙也

凡察病者耳以耳聾胸脇痛寒热口苦為足少陽证耳鳴及痛手少陽厥陰火也若耳輪干枯而黑者為腎敗也若耳中策〻痛而耳輪黃者為耳黃類傷寒也又重發汗叉手冒心而耳聾者陽虛也與少陽經之耳聾則迥乎不同矣

凡察病者舌舌本強硬者為痰舌短囊不縮者為宿食舌脹大滿口為龍火燔灼此最為急候舌深赤帶紫者為裡热舌色淡白為裡寒舌枯萎者為心氣耗絕也餘詳辨舌法中

凡察病者身以輕易轉側而热者為陽若肢体骨節疼痛為表证以沉重難移動而寒者為陰若腹痛自利厥逆宜溫經並中溫亦主身重痛溫痹則身痛關節不利

風濕則身痛而腫骨節煩疼掣痛不得伸屈汗出惡風而不欲去衣若少腹硬痛小便不利為溺濇小便利者為畜血腹痛自下衝上者火也從上衝下趨少腹者寒也氣從少腹上衝者陰火也從左脇上衝者肝火也大抵足寒而厥者陽虛也厥而發熱者熱厥也臂多青脈者脫血也背熱手背熱者外感也腹熱手心熱者內傷也背微惡寒者陽微不能勝陰也渾身惡寒傷寒也自汗身重鼻鼾多睡風溫也肉瞤筋惕陽虛也手足瘛瘲虛而有風也額上及手足冷汗陰毒也身目俱黃痺病也身如虫行表虛也若頭傾視深循衣撮空冷汗發黃形体不仁作靜作亂皆不治之症也

凡察病者足以初起手足俱冷者為陰寒宜四逆湯溫之

初起但足冷手不冷身体發熱頭或痛或不痛便是夾陰五積再造均可選用不可用汗下之法亦不可用小柴胡以中有黄芩苦寒故也若是内傷陽氣虚人須用東垣補中益氣去升麻柴胡加炮姜半夏桂枝温中為務又夏暑病濕温人必足冷手温多汗妄言宜蒼术白虎合五苓散不可誤認為夾陰而用五積四逆反助熱益病也亦有兩手逆冷而兩足熱厥如火者此陰氣衰於下陽氣竭於上陰陽否隔之故也若初起脚膝軟弱或足脛赤熱腫痛當從脚氣治之

凡察病者聲以清朗如平日者吉聲重鼻塞傷風也聲如瓮中者中濕也言遲者風也言驟者火也聲瘖不出而欬者水寒傷肺也聲啞如破而欬者客寒裡熱也驟然聲瘖

察色

而咽痛如刺不腫不赤不發熱二便清利者陰寒也驟然聲瘖而赤腫脹閉或發熱便祕者龍火也喘逆煩亂譫語者邪氣實也鄭聲者精氣奪也少氣不足以息者氣虛也語言遲緩而懶怯者內傷也病人語聲寂然喜驚呼者骨節間病也病在厥陰陰主靜故也語言喑喑然不徹者心膈間病也病在太陰肺主氣故也其聲啾啾然細而長者頭中病也病在巨陽巨陽與陰爲表裏腎在聲爲呻其聲超自下焦故也

以上諸証雖非盡屬外感然傷寒家悉宜辨晰庶無謬治之失宜識之

辨舌

舌胎之名始於長沙以其邪氣結裡若有所懷故謂之胎

辨舌

傷寒之邪在表則胎不生邪熱傳裡則胎漸生自白而黃黃而黑黑甚則燥裂矣要以滑潤而白者為表邪灰黑溫潤無胎為陰寒灰黑薄滑為夾冷食皆不可用寒涼攻下之劑然中暑夾血多有中心黑潤者又不可拘於上說也若黃黑灰色而干燥紋裂者為熱極萬無虛寒夾血之理惟屢經汗下舌雖干而有微薄胎却無燥裂者刺此為津液耗亡不可誤認實熱而攻之攻之必致不救也金鏡三十六治法舉世宗之又觀舌心法一百三十七圖条分縷析辨証最詳其間論紅為瘟熱紫為酒毒黴醬色為夾食藍為肝臟迥出前人所未備所嫌舍本逐末未免繁雜使人無提綱挈領處茲特括其要分條辨論於左

如白胎者邪傷氣分肺主氣而色白又主皮毛故凡白胎猶帶
表证仲景以為胸中有寒止宜和解禁用攻下攻下以致痞
结變证不測若溫病熱病一發便壯熱昏憒譫語舌正赤而
有白滑胎即當用白虎湯汗之時疫初起舌上白胎如積粉
者達原飲解之若傷寒邪入胃府則白胎中黄邪傳少
陰則白中變黑若純色為一經证也其中间兩色俱傳經
证若從根至尖直分兩路者是合病其夾陰舌也合病則白
中黄兩路黄夾陰則白中黄兩路黑润及灰色也從根至尖
横分兩三截胎色者是併病舌也故尖白根黄尖白根黑及
半边胎滑者雖证類不同皆屬半表半裡白胎多而滑黄
黑胎少者表证多也尚宜和解黄黑胎多而白胎少或生芒
刺黑點干燥者裡证多也必下無疑雖中心黄黑而滑润

辨舌

也白者此爲表证未盡傷寒則大柴胡兩解之温熱時疫則膈散或白厚合承氣攻下之又傷寒壞病雖白厚而甚燥裂者此爲邪耗津液宜小柴胡稍加芒硝微利之純白滑胎爲胃虛寒飲結聚膈上之候每於十三四日過經致變不可泛視也一種白厚胎如煮熟色到底不變者必裡挾寒物留滯不散致脈伏不出乃心脾氣絶肺氣受傷也慎不可下宜枳實理中湯熱甚合小陷胸主之至於能食自利而白胎滑者爲臓結難治也黄連湯連理湯備急丸選用間有得生者

黄胎者陽明府實也黄濕而滑者爲熱未盛結尚未定不可便攻攻之必初硬後溏也冬時宜確守此例俟結定乃攻不得已大柴胡微利之若在夏月一見黄胎便宜攻下以夏月伏陰在内多有下证最急而胎不燥者不可泥也若黄而燥者爲熱已

嚴峻下無疑黄而生芒刺黑點者爲熱已極黄而瓣裂者爲胃液干下证尤急也諸黄胎皆屬胃熱分緩急輕重下之有裡根黄而硬尖白而中不甚干亦不滑短縮不能伸出譫妄煩亂者此痰挾宿食占據中宫也大承氣加生姜半夏主之有舌色青紫而胎却黄厚甚則皴裂但覺口燥舌仍不干者此陰证夾食也脈或沉細而伏或虛大而濇按其心下或臍旁硬痛而時失氣者急宜大承氣易芒生附子佐大黄下之若脈虛大者黄龍湯下之熱極煩躁者更加生地麦冬夏月尤宜若冬時陰证夾食而舌上胎黄不燥者宜用附子理中合小承氣下之大抵舌有積胎雖見陰象亦是虛中有實急當攻下無疑但下法與尋常不同耳又中宫有痰飲水血者舌多不燥而延緩時日致誤也凡溫病熱病稍見黄白胎無論燥

潤即宜涼膈雙解時行疫癘稍見白胎即宜白虎達原若見
黑黃無論干濕大承調胃急奪無疑
黑胎者少陰腎色也若五六日後熱傳少陰水乘火位亢極之
火不為水衰反兼水化如大過炭黑是也始因表症失汗致邪
入裡而傳少陰下之則愈並有癥下熱不減胎不退者此必宿食
留滯於中宮也宜黃龍湯加炮姜以達有誤用汗下太過津液
枯竭而胎燥黑者此為壞病須量人虛實為治虛者其胎必
潤生脈散合附子理中實者其必厚而干生脈散合黃連解毒
一則陰盡陽亢一則陽盡陰亢不可不審熱勢盛劇則黑胎上
生芒刺及燥裂紛偶辨者須用青布蘸薄荷湯拭潤更以
姜片刮去芒刺撅起偶辨看刺下辨底色紅者可治急下之
若俱黑者不治又黑胎腐爛者為心腎俱絕舌黑而卷縮者

肝絶皆不可治舌黑及厭或黄而發瘡生虫腐爛雖為濕熱亦
屬肝傷俱為危候又中間一路潤黑燥胎兩邊或黄或白者
兩感舌也邊黄則調胃承氣邊白則大柴胡下之若中間一路
黑滑薄胎兩邊白滑此表裏俱虚胃中雖有留結急宜附
子湯溫之凡黑胎多凶黑而干燥或芒刺瓣裂皆為實熱
急宜下摩黑薄濕潤或黄白滑者皆為陰寒急當溫經一種
中黑而枯或略有微刺色雖黑而無積胎舌形枯瘦而不
甚赤其證煩渴耳聾身熱不止大便五六日或十餘日不行腹
不鞕痛按之亦不痛神識不昏晝夜不得睡稍睡或呢喃一二
句或帶笑或歎息此為津枯血燥之候急宜炙甘草湯或生
料六味丸換生地合生脈散加桂枝其化源庶可或生誤與
承氣必死誤與四逆亦死凡舌胎或半黄半黑或半黄半白

或中燥邊滑或尖乾根潤皆為傳併之邪寒熱不和之候大柢尖黑稍輕根黑至重黃黑宜大承氣黃白者宜涼膈散分緩急下之若全黑為死不治夏月熱病時火邪大内外燔灼胎黑易生猛可攻治冬月傷寒舌胎全黑決難救也然中暑誤認外感而加温覆多致中黑邊枯紅而潤脈必虚大急用白虎湯清之虚者加人參竹葉如更誤認傷寒而與熱藥必致煩躁不救也夏月中暑多有黑舌黑而中乾者白虎湯無疑黑而滑潤或邊白者必夾寒食古法用大順散然不若理中小陷胸最當若直中少陰真寒始病不發熱舌心便黑色非由白黃變化其舌雖黑而滑舌亦瘦小此真藏寒必厥冷自利嘔吐脈沉遲四逆附子輩急温之稍緩則不可救矣

灰黑舌者足三陰之病也如以青黃和入黑中則為灰色然有傳

經直中之殊蓋傳經熱邪始自白胎而黄黄而灰黑或生芒
刺黑點俱裂干燥不拘左根尖俱宜攻下泄熱有淡灰色中起
深黑重暈者乃温病熱毒急用涼膈双解治之熱毒内傳一
次見暈一重傳二三次見二三重也若見三重者不治若直中三
陰始病無燥熱便見灰色舌潤無胎更不變别色者此内必
夾寒食及冷痰水飲或畜水如狂等証當隨証治之又有感
冒夾食屢經汗下消導二便已通而舌上灰黑未退或濕潤或
雖不濕亦不干燥者不可因其濕而誤認為寒妄投姜附亦
不可因其不潤而誤與硝黄此因汗下過津液盡火上炎所
致其脈必虚微少力治宜救陰為急雖無心悸代脈當用炙
甘草湯主之内有生地阿膠麻仁麦冬之甘潤可以滋陰潤
燥蓋陽邪亢盛則用硝黄以救陰陰血枯涸則宜生地以滋陰

可不辨乎

紅色者心之正色也若紅極為温熱之毒蘊於心胃及瘟疫熱毒内盛若遇者不可便下解毒湯或白虎湯紅中有白胎者更感非時之寒也桂枝白虎湯紅中夾兩路灰色胎者温熱而夾寒食也涼膈散加消導藥一二味紅中有黑胎者熱毒入少陰也大承氣合白虎湯紅極有黃黑芒刺者熱毒入府也調胃承氣湯紅極有紫黑斑及遍身發斑者陽毒入心也人參白虎湯加犀角黃連紅極而破裂者燥熱入肝也大承氣加柴胡白芍甚則加芩連坑爛者濕熱入脾也小承氣加芩連半夏白疱者火氣熇灼也三黃石膏去麻黃紫瘡者火氣鬱伏也解毒湯紅星者心包火炎也涼膈散一種柔嫩如新生望之似潤而燥涸殆甚者為妄行汗下津液竭也

多不治急宜生脈散合人參三白湯主之舌痿不能動者肝

絕舌忽瘦而長者為心絕不治

紫色者酒後傷寒也世俗庸愚往往受寒不服湯藥用姜葱酒發汗汗未當而酒毒藏於心色多有此証若純紫或中間略帶白胎而潤者宜葛根湯加石膏若紫中有紅斑或紫而干黃紫而短縮俱宜涼膈散下之若全紫而干如煮熟肝者死肝色也其証必厥冷脈必沈滑此陽極似陰也急用當歸四逆湯加酒大黃下之然多不救大抵亦紫而赤者是陽熱酒毒宜用甘寒解毒若淡紫而帶青滑者是直中腎肝陰証急宜吴茱萸湯四逆湯溫之然亦有中心生薄青紫胎或略帶灰黑而不燥不濕下証浸急者此熱邪傷於血分也犀角地黃湯加酒大黃微利之

黴醬色舌胎者乃夾食傷寒也食填太陰鬱遏不得發越久之盦而成醬色也其証腹滿時痛者桂枝湯加枳朴橘半痛甚加大黄因冷食不消加炮姜厚朴甚則調胃承氣加炮姜下之如胃氣絶脈結代唇吊齒燥下利者死

藍舌胎者肝藏純色也傷寒日久屢經汗下失於調理致胃傷極心火無氣脾土無依則肺金不生而肝木無制侮於脾土故胎色如靛或兼身生藍斑乃心脾肺氣絶於內也必死如微藍色而不甚深或略見藍紋者為木受金傷藏氣未絶脈不沉濇而微弦者可治小柴胡湯加炮姜肉桂主之

舌之証類雖繁不外八種胎色撮其大要亦辨証之一助也

熱病

冬時受寒至夏而發為熱病其病狀惡寒頭疼身重支節

重痛脉洪盛其證雖與傷寒相似其治法因時令之不同不得不稍有異也夏至前用桂枝須加黄芩夏至後用桂枝麻黄大青龍加知母一兩石羔二兩或加升麻半兩又云熱病三日外與湯不差脉勢仍數邪氣猶在經絡未入藏府桂枝石羔湯主之此方夏至後可代桂枝證用若加麻黄半兩可代麻黄青龍湯用也

晚發

三月至夏為晚發治晚發傷寒梔子升麻湯亦可選用之

中暑

夏月自汗惡寒身熱而渴其脉微弱者中暑也大抵中暑與熱病外證相似但熱病脉盛中暑脉虛以此別之甲乙經云脉盛身寒得之傷寒脉虛身熱得之傷暑蓋寒形

而不傷氣所以脈盛熱傷氣而不傷形所以脈虛傷寒即身体支節痛重其脈洪盛按之有力此是冬月感寒至夏乃發爾中暑即背惡寒面垢手足微冷煩渴口燥但覺倦怠四肢却不痛重其脈微弱按之無力白虎湯主之痰逆惡寒者橘皮湯主之不惡者竹葉湯主之頭痛惡心煩躁心下不快者五苓散最妙

溫病

冬傷於寒至春而發者爲溫病治溫病與冬月傷寒夏月熱病不同以熱輕故也宜升麻湯解肌湯柴胡桂枝湯若不渴微熱者柴胡加桂湯嗽者柴胡加五味湯虛煩渴熱不惡寒者竹葉石羔湯

溫瘧

温瘧亦由冬傷於寒所致也尺寸脉盛先热後寒相等者宜
小柴胡湯先寒後热者柴胡加桂枝湯寒多者柴胡桂姜
湯但热不寒或热多者白虎加桂湯若脉小緊寒热日發或間
日發大便秘嘔吐者大柴胡湯脉浮大往来寒热者祛邪丸
吐之日久不愈者瘧毋煎丸但瘧脉本弦兼緊者宜發汗兼
小緊者宜下兼遲者宜温兼浮者宜吐

冬温

時至冬令反有非節之暖此屬春陽之氣發於冬時即冬時
不正之氣人感之而病者名曰冬温冬温之证心煩嘔逆咽
痛身热頭疼或咳嗽自汗或頭重面腫但始先咽痛後
必下利陽脉浮滑陰脉濡弱其治法用陽旦湯加桔梗姜
棗或有誤用寒涼藥食则寒邪外鬱温邪中结冷食

內伏更加干姜一味以溫散其中兼黃芩以滌解其外此仲聖之陰旦湯所由立也若咽痛甚者則合甘草湯欬者合桔梗湯下利合茯苓甘草湯或陽旦加葛根茯苓不應則溫熱之氣併於陽明而蘊熱也葛根黃芩黃連湯若先受冬溫更加嚴寒外遏則外證雖惡熱煩躁而仍畏寒欬逆者陽旦湯加麻黃石羔以發之有冬溫誤認為傷寒而與辛溫表藥熱邪益甚而胸腹滿悶醫者不察見其脈悶而反用下藥大下後仍發熱無休止時脈反鼓者此陰血傷極也朝用獨參湯暮進六味丸此陰陽俱盡氣血俱弱極熱不得止息所以用六味必兼獨參湯以資陽生陰長之功若服後熱勢漸解飲食漸進神氣漸清脈息漸和者方可收功今世遇冬溫之證鮮能辨識概以傷

寒法混治致變斑黃候痺唾利膿血等証証者皆由誤
治所致也若誤用辛溫發汗而發斑成溫毒者當用犀角
升麻甘草等分並服或升麻葛根湯加犀角黑參甚則
犀角玄參湯之類選用然冬溫為病亦自不一當隨所見
証治之凡冬溫之毒大便泄瀉而譫語脈虛小手足冷者皆
不治也

風溫

風溫亦由冬傷於寒至春復感風邪而發也脈尺寸俱浮頭
疼身熱自汗四肢不收治在少陰厥陰不可發汗宜萎蕤湯
煩躁不臥譫語肌体灼熱者知母干葛湯渴甚者栝蔞
根湯脈浮身重汗出者防己湯

溫疫

溫疫感四時不正之氣而得也四時不正之氣即冬氣溫春氣寒夏氣冷秋氣熱是矣時氣致病其狀雖與傷寒同而治法則迥異蓋因四時不正之氣而發更不拘以日數淺深其汗吐下之治法亦隨證施行不可拘執也春宜升麻散解肌湯夏宜調中湯射干散半夏桂枝甘草湯秋宜白虎湯加蒼术及茵陳蒿汁調五苓散冬宜萎蕤湯

中濕

脈沉緩為中濕脈細者非也中濕之證一身盡痛發熱身黃小便自利术附湯小便不利大便反快者當利其小便宜甘草附子湯五苓散身煩疼者宜麻黄加术湯寒多浮腫者附子桂术湯風多寒熱或為流走為拘急者麻黄薏苡烏頭湯其中氣者為堅滿為癃閉非甘遂葶藶枳术

不能泄也

風濕

風濕者先受濕氣復感風邪而成也其證身体疼痛不可轉側不欲去衣被額上微汗身或微腫其脈浮者麻黄杏子薏苡甘草湯防己黄芪湯桂枝附子湯桂枝加白术湯甘草附子湯术附湯均可選用身腫者甘草附子湯加防風

濕温

濕温一證其狀脛冷胸腹滿頭疼胸汗妄語陽脈濡弱陰脈急小屬太陰不可汗宜白虎加蒼术湯

痙病

痙病皆由感風寒濕邪所致也其脈沉遲或弦細惡寒發熱項強硬身反張瘈瘲口噤無汗惡寒名剛痙有汗不

惡寒名柔痓無汗者宜葛根湯有汗者宜桂枝加葛根湯胸滿口噤臥不着席脚攣急咬齒者宜大承氣湯更有朮附湯桂心白朮湯附子防風散八物白朮散桂枝煮散續命湯皆可選用惟有汗之柔痓用續命湯須去麻黄加葛根庶無患耳

痰疾

痰疾一症其惡寒發熱汗出等狀與傷寒相似惟頭不痛項不強胸膈滿等症與傷寒異耳柴胡半夏湯大半夏湯金沸草散均可用若氣上衝咽喉不得息者用瓜蒂散吐之以吐出痰涎爲效不吐可再服更與熱湯助藥力服藥過多以水解之

食積

傷食頭疼發熱亦與傷寒相似但左手人迎脈和平身不疼痛爲異耳甲乙經云人迎緊盛傷於寒氣口緊盛傷於食傷食之証因脾胃大熱因食不消若膈實嘔吐者食在上脘宜吐之若心腹滿痛者宜下之治中湯五積散黑神丸皆可選而用之

狐惑

狀如傷寒或傷寒後變証默默欲眠目不能閉不欲飲食面目乍白乍赤乍黑虫食其喉爲惑其聲嗄虫食其肛爲狐其咽干爛見五藏則死當視其唇上唇有瘡虫食其藏下唇有瘡虫食其肛多因利下而得遲䘌之病亦相似

陰陽易

病方愈而交接則感其餘熱而生疾者名曰陰陽易其病

狀身体重少氣少腹裡急或引陰中拘急熱上衝胸頭重
不欲舉眼中生花膝脛拘急燒裩散主之

勞復

大病新差後不靜養勞作致勞而發熱者為勞復枳實
梔子豉湯主之

食復

大病差後食多脾虛不能消穀而停滯者為食復宜枳實
梔子豉湯中加大黄五六枚

腳氣

腳氣一證皆由風濕寒熱而得也起時腳先緩弱疼痺不
能行動或脛腫小腹不仁心忪忡見食即嘔惡聞食氣頭
痛身熱支節疼胸滿氣急大便秘脈浮而弦者起於風濕

而弱者起於濕洪而鼓者起於熱遲而澁者起於寒起於風者汗而愈起於濕者溫而愈起於熱者下而愈起於寒者熨而愈寒者小續命湯加生薑汁熱者小續命湯去附子減桂一半大煩燥者須紫雪大便祕者脾約丸神功丸五柔丸大三脘散木瓜散腳腫者檳榔散

百合

此傷寒變證百脈一宗悉致其病其狀欲食復不能食默默欲卧復不能卧欲行復不能行飲食或有美時或有惡聞食臭時如寒無寒如熱無熱小便赤藥入口即吐如有神靈者是也

陰毒

陰毒一證皆由腎經虛寒復感風寒或汗吐下後而得也其

證腰重額上與手背皆有冷汗精神恍惚疲倦無力身體痛頭腹疼吐利厥逆六脈沉細而疾若過三日陰氣漸深其候沈重四肢逆冷身痛如被杖腹痛轉甚或咽痛不利心下脹滿結鞕燥渴虛汗不止或時鄭聲指甲與面皆青黑速於氣海或關元穴灸二三百壯以手足和煖為度仍兼服正陽散肉桂散回陽丹返陰丹天雄散白朮散內外通逐令陽氣復而大汗解矣

陽毒

陽毒一證皆失汗失下或誤服熱藥熱毒散漫所致也其狀舌捲焦黑鼻中如烟煤妄語煩躁發狂面赤身面錦斑溺赤咽痛或狂言直走踰垣上屋登高而歌棄衣而走脈洪大而滑促升麻大黃湯黑奴丸梔子湯均可選用

陰证　陽证　陰证似陽

陰证

陰证者陰邪中人非直中陰經之证也其狀身静氣短少息目不了了鼻中呼不出吸不入水漿不入二便不禁面如刀割色青黑或喜向壁卧閉目不欲見人鼻氣冷唇口不紅或白或青或紫手足冷指甲青紫小便白或淡黃大便不實手重按無大熱若陰重者冷透手也

陽证

陽证者陽邪襲人之病也身動氣高而喘目睛了了呼吸往來自如口鼻氣熱面赤唇紅口干舌燥譫語能飲涼水身輕如常小便赤大便閉手足温指甲紅

陰证似陽

陰证似陽者陰盛於內真陽失守也其狀煩躁面赤身

微热咽痛烦渴脈沈微手足冷大便泄小便清昏沈多眠又有身热反欲得衣口不渴指甲黑宜回逆湯加葱白

陽証似陰

陽証似陰者陽盛於内真陰失守也其狀手足冷大便閉小便赤烦悶昏迷不眠身寒却不欲衣口渴指甲红脉沈滑輕者白虎湯重者承氣湯

陰盛陽隔

陰盛陽隔者病人身冷脈细沈疾烦躁而不欲飲者是也若欲飲水者則非陰盛陽隔之証矣宜用霹靂散火熖散丹砂丸

陰盛陽盡

陰盛陽虛之証身热惡寒脈尺寸浮大或有微烦喜飲热

陽汗之則危下之則亡

陽盛陰虛

陽盛陰虛之証陽邪入胃潮熱譫語不惡寒脈浮滑數或洪實下之則生汗之則死

藏厥

藏厥者脈微而厥膚冷躁無暫安時者是也

尸厥

尸厥者少陰脈不至腎氣微少精血奔氣促迫上入胸膈宗氣反聚血結心下陽氣退下熱歸陰股與陰相動令身不仁此為尸厥當刺期門巨闕

蚘厥

蚘厥者其人靜而復煩得食而嘔吐蚘脈微而厥是也烏

梅丸主之

水逆

水逆者渴欲飲水水入即吐發熱而煩者是也宜五苓散

火逆

火逆者應汗解而誤用火灸邪因火而內盛病從腰以下重而痺也宜桂枝甘草龍骨牡蠣湯

消渴

脈浮小便不利微熱消渴者五苓散

藏結

病如結胸狀飲食如故時時下利寸脈浮關脈小細沉緊名曰藏結藏結無陽證不往來寒熱其人反靜舌上胎滑者不可攻也若病人脇下素有痞連在臍傍痛引少腹入陰筋

者死

按藏結一證人以為仲聖未曾明言治法遂置諸不論而無人能道及者不知仲聖所謂舌胎滑者以其仍有熱邪内結所以生胎若無邪結則胎不生矣只因理氣素虛不能蒸熱故無陽證發現舌胎亦不得干燥故為難治非真不治也謂不可攻者以其飲食如故知邪不在胃也時時自利其腸中亦無留結也邪既不留於腸胃攻之無益徒伐元氣耳至於素有痞積又加邪結新舊兩邪相搏不解故云死雖然未可概為死而委之不救也論中黄連湯又有連理湯均可治之其能食自利腹脹急者用備急丸有腹痛引脇下不可按者用附子瀉心湯素有痞積痛引陰筋者四逆湯加黄桂等往往獲效

但貴在臨診活法耳

霍亂

霍亂頭痛發熱身疼痛等証與傷寒相似惟脈紛亂及不傳經與傷寒異耳其病熱多欲飲水者五苓散寒多不用水者理中湯

虛煩

虛煩之証脈不緊數但煩熱頭不疼體不痛不惡寒不可汗下宜與竹葉石羔湯嘔者與橘皮湯

直中

若陽氣素虛之人始病無發熱頭疼便惡寒踡卧腹與少腹痛自利厥逆脈沈者為直中陰經寒証

夾陰

夾陰者入房不謹感冒風寒及恣意乘涼觸犯風露勞役傷
精而病者謂之夾陰其證亦發熱頭痛胸膈痞悶若陰火上乘
則面赤而足脛逆冷蓋陽病必頭痛陰病必足冷內經所謂陽
病者上行極而下陰病者下行極而上也以其虛陽發外故發
熱煩渴而躁亂不寧真陽不能下通於陰分故足不能熱而
陽道痿縮也按戴起東云治熱須辨真假夫真熱則發熱
惡寒脈數有力按之更實躁煩口渴大便燥小便赤濇或利
臭穢發言壯厲不欲近衣者是也親乎表者宜發散親乎裡
者宜通泄假熱亦發熱惡寒而足必不熱脈大而虛按之微弱
身雖熾熱而不躁不渴或見虛狂而須之即止終不及登高
罵詈者也經曰寒熱有真假治法有逆從此之謂也其治法
若脈來尺中遲弱無力足冷陽縮者於黃芪建中湯內用

生附子汁製入黃芪以溫衛氣肉桂酒製入芍藥以調榮血或用參製黃芪麻附細辛汁製甘草以汗之若尺中弦鼓而多虛火面赤戴陽者於小建中湯中用人參汁製入甘草以助胃氣丹皮入芍藥以降陰火或加建附汁製黃芪及葱白香豉以攝之若春夏感冒夾陰通用黃芪建中湯加減蓋陰虛之人雖患表邪發熱其中必夾陰氣所以尺脈必不能實足脛必不能溫用藥最為不易較陽虛之可用溫補迴乎不侔也至於溫病熱病之夾陰自難指手惟暴感風寒夾陰可用上法治之

兩感

兩感者陰陽俱病也一日太陽並少陰頭痛口干煩滿而渴二日陽明並太陰譫語不食腹滿身熱三日少陽並厥陰耳聾

囊縮而厥是為陰陽双傳藏府俱病此為難治六日而死仲聖無治法但云兩感病俱作治有先後發表攻裏本是不同尋至第三卷言傷寒下之後得下利不止身疼痛者急當救裏宜四逆湯後身疼痛清便自調者急當救表宜桂枝湯但治兩感亦宜循此例先救其裏俟陽氣内正即宜救表是即仲聖治有先後發表攻裏本是不同之義也

合病

合病者二陽經或三陽經同受病病之不傳者是也其因多由於冬時過溫少陰不藏溫氣乘虛先入於裏然後更感寒氣閉鬱於外寒熱錯雜遂致合病其邪内攻必自下利不下利即上嘔邪勢之充斥奔迫從可識矣其黄芩湯雖主太陽少陽合病白虎湯雖主三陽合病而實則溫病熱病之主方慎不

可以此误治傷寒合病设误用之必難救藥也其傷寒合病仲聖自有桂枝加葛根湯葛根加半夏湯葛根湯等治法觀傷寒論諸例自可見矣

併病

併病者先一陽經病未罷又加一經病證兩經聯貫為一也趙嗣真云太陽陽明併病若併而未盡是傳未過尚有表證若併之已盡是謂傳過當下之按此雖曰併病而實傳經也或言本二經病一經證先盡歸併於一經者為併病此說似是而尤误也按論中二陽併病太陽初得病時發其汗汗先出不徹因轉屬陽明一條此則太陽陽明併病也至於二陽併病太陽證罷但發潮熱一條雖曰二陽併病又云太陽證罷獨見陽明府證所以用大承氣湯專治府實而不復用併病例藥

也者仲聖書合病併病證或止言太陽或止言陽明少陽者

甚多如太陽病桂枝證醫反下之利遂不止脈促者表未解

也喘而汗出者葛根黄芩黄連湯主之此非太陽陽明併

病例藥乎

表證

發熱惡寒身体痛而脈浮者表證也宜汗之然亦有麻黄桂枝

之分自汗用桂枝無汗用麻黄此定法也又有不問傷寒中風

以輕藥解之之法傷寒無汗者只與桂枝麻黄各半湯傷風

有汗者只與柴胡桂枝湯夏月天氣大熱玄府開脈洪大正

宜發汗但不可用麻黄桂枝性熱藥須桂枝麻黄湯中加黄

芩石羔知母升麻不加便發黄斑出也

裡證

不惡寒反惡熱手掌心並腋下濈濈然汗出胃中干涸燥屎結聚大便硬小便如常腹滿而喘或譫語脈沉而滑者裏証也

裏証者内熱是也此屬陽明宜下之然亦有輕重之別須詳審而後用藥庶不致誤耳

表裏証

中風發熱五六日不解而煩有表裏証渴欲飲水水入即吐名曰水逆五苓散主之

假令病人脈浮而大是表証當汗其人發熱煩渴小便赤却當下此是表裏証俱見五苓散主之

假令傷寒不大便六七日頭痛有熱者是裏証當下其人小便清者知不在裏乃在表當須發汗此是兩証俱見即未可下宜與桂枝湯

表証　裏証　表裏証

無表裡证

傷寒四五日後以至過經十三日無表证又無裡证未可下者但非汗证亦非下证者皆可用小柴胡隨证加減用之以至十餘日亦可用十餘日外用小柴胡湯不愈者若大便難看证可下則用大柴胡湯下之以過經其人氣稍虛當下者用柴胡湯則穩蓋恐承氣湯太緊病人不禁也

六七日目中不了了睛不和無表裡证大便難身微热此爲實也當下之宜大承氣湯

病人無表裡证發热七八日脉雖浮數可大柴胡湯下之假令已下脉數不解至六七日不大便者有瘀血也屬抵當湯

動氣

動氣者築築然在臍之上下左右跳動也動氣在上心氣不治

也不可汗下汗之則心氣益虛故腎氣上衝正在心端也下之
心血益傷心火益盛故掌心握熱汗出欲得水澆身上浮冷亦
火盛格陰使然也動氣在下腎氣不治也不可汗下汗之則
腎水益虛故骨痛惡寒無汗心煩目暈也下之則寒盛內
甚而腹脹滿故卒起頭眩心下痞滿食則下利清穀也動氣
在左肝氣不治也不可汗下汗之則肝虛失升故頭眩也若汗
出不止津液內竭筋肉失養故惕瞤也下之則肝氣益急故
食不下腹內拘急動氣更劇表實未減裡虛益盛故雖有
身熱卧則欲踡也動氣在右肺氣不治也不可汗下汗之則
肺氣愈熱血脈沸騰故衄而渴苦煩也肺失治節不能通調
水道故飲即吐水也下之則肺先虛津液內涸故咽燥鼻干
頭眩心悸也

亡陽

亡陽之症皆由於發汗太過或以火迫劫汗所致也茲特列舉
中名條於左
其人惡風小便難四肢微急難以屈伸者此發汗太過遂漏不
止而亡陽也宜桂枝加附子湯
其人叉手冒心心下悸欲得按者此發過多而亡陽也宜桂枝
甘草湯
其人驚狂起臥不安者此以火劫汗而亡陽也宜桂枝去芍藥
加蜀漆龍骨牡蠣救逆湯
其人厥而咽干煩躁吐逆惡寒脚攣急者因服桂枝湯而
亡陽也宜甘草干姜湯
其人下利清穀裡寒外熱手足厥逆脈微欲绝面色赤者此

陽將上越而亡也宜通脉四逆湯
其人下利清穀裡寒外熱汗出而厥者陽將立亡陽宜通脈
四逆湯
其人汗出而厥四肢拘急脈微欲絶者亡陽也宜通脈四逆加
猪胆汁湯
其人利不止厥逆無脈干嘔而煩者亡陽也宜白通加猪胆汁
湯
其人仍發熱心下悸頭眩身瞤動振振欲擗者此發汗太過而
亡陽也宜真武湯

陽盡

其人身疼痛脈沉遲者此汗後陽盡也與桂枝加芍藥生姜人
參新加湯

其人發熱惡寒熱多寒少脈微者此無陽也与桂枝二越婢一湯

其人心下痞而復惡寒汗出者陽虛也与附子瀉心湯

其人晝日煩躁不得眠夜而安靜不嘔不渴無表証脈沉微身無大熱者陽虛也与干姜附子湯

其人下利脈微者陽虛也与白通湯

其人身体疼手足寒骨節痛脈沉者無陽也与附陽湯

發汗病不解反惡寒者虛故也与芍藥甘草附子湯

其人吐利手足逆冷煩躁欲死者陽虛也与呉茱萸湯

亡陰

其人惡寒脈微而復利利止亡血也宜四逆加人參湯

其人脈浮自汗出小便數心煩微惡寒脚攣急者亡陰也与芍藥

甘草湯

戴陽

戴陽一症有因陰邪未盡者有因寒甚格陽於外者格陽於外者其人面色赤反不惡寒下利清穀手足厥逆脈微欲絕宜通脈四逆湯陰邪未盡者其人不嘔清便自可寒熱如瘧狀一日二三度發面色反有熱色者宜桂枝麻黃各半湯

奔豚

奔豚症因發汗太過或因以火逼汗所致也以火逼汗者氣必從小腹上衝心而發奔豚腎氣上犯也發汗太過者臍下必悸腎水上救也因於火者宜桂枝加桂湯因於過汗者宜茯苓桂枝甘草大棗湯

汗下二法

古人云未滿三日可汗已滿三日可泄此大略言之耳仲聖云日数
雖多但有表証而脉浮者猶可發汗日数雖少若有裡証而脉沉
者即宜下之又況六氣之邪乘虛入經自背得之則入太陽或入
少陰自面感之則入陽明之類不必皆始於太陽也且寒邪有首
尾只在一經或間傳一二經不可以一理推但據脉與外証治之
此活法也又云傷寒過日脉尚大浮数按之不足者尚責太陽也
可發汗而愈若按之實者汗之必死須下之而愈也若始得
病脉細沉数外証或腹滿咽干或口燥舌干而渴屬裡可
下之而愈若無此証但發熱脉沉者誤下必死須行麻黃
附子甘草湯麻黃細辛附子湯小發汗可也

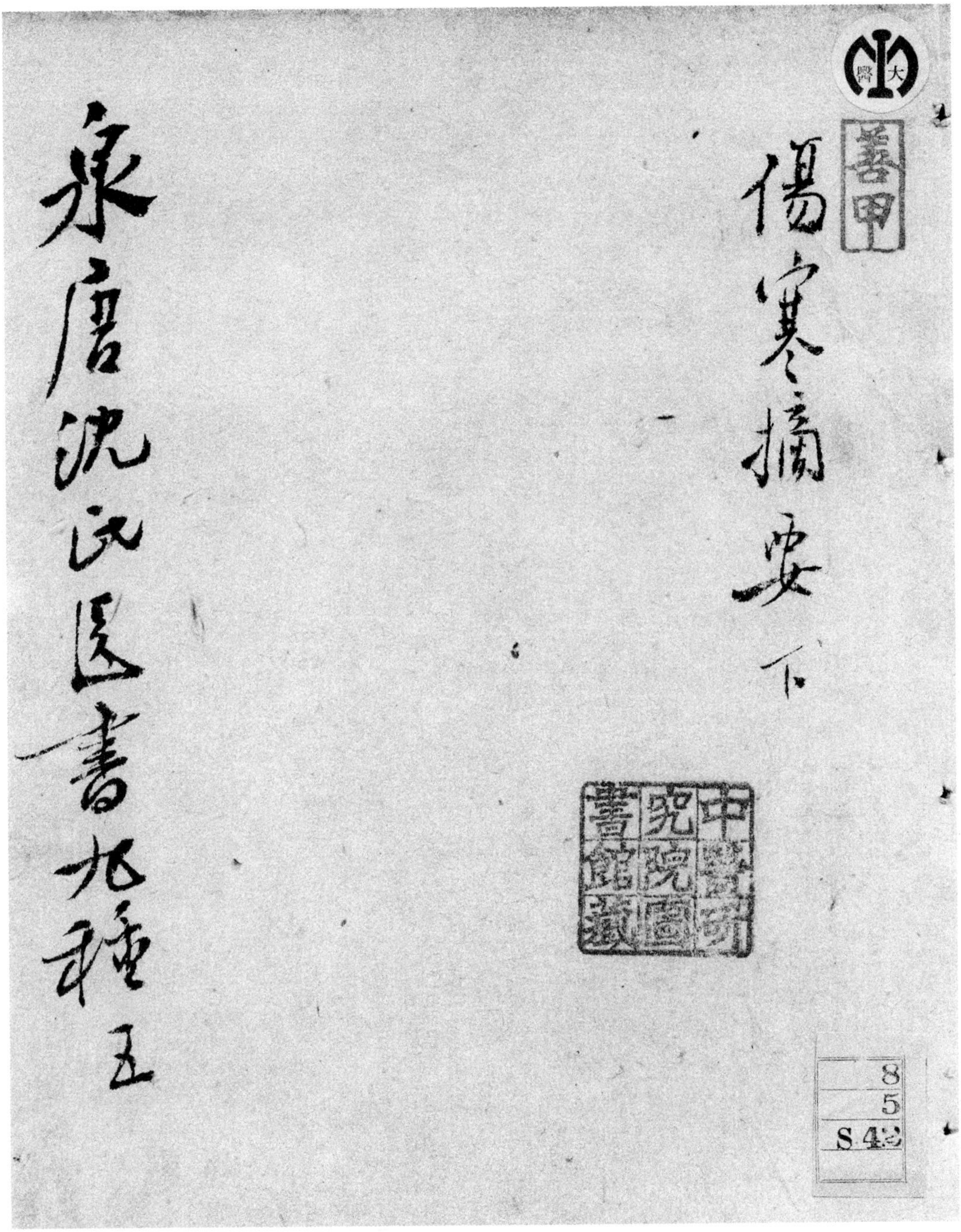
傷寒摘要 下

泉唐沈氏医書九種 五

傷寒摘要

發熱　潮熱　煩熱

身熱　汗後熱　下後熱

反惡熱　惡寒　背惡寒

反惡寒　表裡寒熱　寒熱往來

汗後寒熱　熱多寒少　惡風

無汗　自汗　頭汗

盗汗　手足汗　頭痛

頭眩　身痛　身痒

身重　咽喉痛　骨節痛

胸脇痛　腹痛　胸滿

心下滿　大腹脹滿　小腹滿

喘　渴　欬

嘔　干嘔　吐

噦　呃逆　噫氣

氣逆　氣短　口干舌燥

漱水不欲咽　煩渴　煩

煩躁　懊憹　驚

悸　冒　手足厥冷

冷熱厥　譫語　鄭聲

發黃　發狂　如狂

發斑　嗜卧　不得眠

鼻衄　吐膿血　起卧不安

拘急　支結　振

筋惕肉瞤　結胸　痞

熱入血室　蓄血　腸鳴

下利　下利清穀　便膿血

不大便　大便溏　大便難

大便硬　小便不利　小便自利

小便難　小便數　汗後不解

下後不解　汗吐下後不解　過經不解

傷寒摘要

發熱

泉唐沈璽庠編

發熱一証雖係表証然其因有種種之不同茲特分條辨晰於左

發熱惡風自汗太陽中風証也宜桂枝湯

發熱惡寒無汗傷寒太陽証也宜麻黃湯

時發熱自汗出而不愈無他藏病者此衛氣不和也宜桂枝湯

發熱脈浮緊不發汗因致衄者失汗也宜麻黃湯

中風証而見傷寒之緊脈或傷寒証而見中風之緩脈煩躁發熱者風寒並病也宜大青龍湯

傷寒不大便六七日頭痛有熱小便清者邪仍在表也宜桂枝

湯

發熱惡寒脈微弱者此無陽也宜桂枝二越婢一湯

病人煩熱汗出則解又加瘧狀日晡所發熱者屬陽明也脈虛者邪猶在表宜桂枝湯

發熱惡寒如瘧狀面色反有熱色身痒者此餘邪未盡也宜桂枝麻黃各半湯

翕翕發熱無汗心下滿微痛小便不利者此亡津液而有停飲也宜桂枝去桂加茯苓白朮湯

發熱欬而干嘔者心下有水氣也宜小青龍湯

發熱不渴欬而微喘者心下有水氣也宜小青龍湯

嘔而發熱者邪入少陽也宜小柴胡湯

發熱惡寒汗多者邪將入陽明也宜葛根湯

傷寒差以後更發熱者邪留少陽也宜小柴胡湯脉浮者邪留太陽也以汗解之脉沉實者邪留陽明也以下解之

婦人傷寒發熱經水適來或適斷者熱入血室也宜小柴胡湯

發熱汗出不解心中痞硬嘔吐而下利者邪内陷也宜大柴胡湯

發熱微惡寒支節疼煩微嘔心下支結外證未去者太陽並少陽證也宜柴胡桂枝湯

發熱汗出不惡寒反惡熱心中懊憹舌上胎者邪陷胸中也宜梔子豉湯

發熱身黄者内有結熱也宜梔子柏皮湯

發熱譫語者胃實也宜大承氣湯

發熱汗多者内熱甚也宜大承氣湯

不大便六七日後發熱者内有燥屎也宜小承氣湯

發汗後不惡寒但熱者實也與調胃承氣湯

發熱無汗渴欲飲水脈浮者胃熱甚也宜白虎加人參湯

發熱汗出復惡寒不嘔心下痞小便數渴欲飲水者內有蓄水也宜五苓散

發熱渴欲飲水小便不利脈浮者內熱甚而有蓄水也宜猪苓湯

潮熱

潮熱者一日一發如潮汛之有期也若潮在日晡時者屬陽明大實當下然更察其脈與外証方可確定脈若浮若弦及惡寒者外証未除也宜小柴胡湯以解之

潮熱大便溏小便自可胸脇滿而不去者邪留少陽也宜小柴胡湯

潮熱脈弦浮大氣短腹滿脇下及心下痛鼻干嗜卧一身面目悉黄小便難者邪尚連少陽也宜小柴胡湯

潮熱胸脇滿而嘔已而微利者陽明並少陽症也先宜小柴胡湯以解外後以柴胡加芒硝湯和之

潮熱譫語不大便者有燥糞也宜大承氣湯

潮熱譫語反不能食者胃實也宜大承氣湯

潮熱手足漐漐汗出大便難而譫語者胃實也宜大承氣湯

潮熱從心上至少腹硬滿而痛不可近者邪陷於胸中也宜大陷胸湯

潮熱不大便六七日者恐有燥糞也宜少與小承氣湯

潮熱譫語脈滑而疾者有燥糞也宜小承氣湯

發汗不解蒸蒸發熱者屬胃也調胃承氣湯

煩熱

煩熱者心煩而熱也邪氣内擾致有是證煩熱而胸中窒者邪陷於内也宜梔子豉湯煩熱而又加瘧狀脉虛者邪在表也宜桂枝湯煩熱而在日晡時脉實者邪入胃也宜大承氣湯

身熱

身熱者一身俱熱屬於陽明也然亦有種々之不同不得不條舉於左以備參攷焉

身熱惡風頸項強脇下滿手足温而渴者邪入少陽也宜小柴胡湯

身熱不去心中結痛者虛邪内陷也宜梔子豉湯

身熱不去微煩者虛煩也宜梔子干薑湯

身微熱大便難目中不了了睛不和者胃實也宜大承氣湯
身有微熱小便不利嘔而脈弱發厥者內寒甚也宜四逆湯

汗後熱

汗後熱者發汗後病仍不解而發熱也或因發汗未透水停心下發熱而欬干嘔或渴或喘者小青龍湯或因蓄水脉浮小便不利微熱消渴者宜五苓散或因外邪內陷發熱心中痞硬嘔吐而下利者宜大柴胡湯或因邪入陽明蒸蒸發熱者宜調胃承氣湯或因過汗津涸陽盡發熱心下悸頭眩身瞤動振振欲擗地者宜真武湯

下後熱

下後熱者下後病仍不解而發熱也或因表邪未陷內有停飲翕翕發熱無汗心下滿微痛小便不利者宜桂枝去桂加茯苓

白朮湯或因邪惱心中結痛者宜梔子豉湯或因下後氣虛微煩者宜梔子干姜湯或因表邪未盡痰涎停結其外有熱手足溫不結胸心中懊憹飢不能食但頭汗出者宜梔子豉湯或因邪內惱而胃實發熱譫語者宜大承氣湯

反惡熱

反惡熱者表邪未盡而反惡熱也反惡熱則邪已入陽明故心中懊憹躁煩不得不眠舌上有胎宜梔子豉湯吐之則邪去而病除矣

惡寒

惡寒之證有因於風寒之表邪者有因於陽虛者最特分條辨晰於左

惡寒發熱無汗者傷寒太陽證也宜麻黃湯

惡寒發熱自汗者中風太陽証也宜桂枝湯
微惡寒汗多脈遲者表未解也宜桂枝湯
惡寒心下痞者表邪未盡也先以桂枝湯解表
惡寒發熱如瘧狀面色反有熱色身痒者餘邪未盡也宜桂
枝麻黃各半湯
惡寒發熱熱多寒少脈微弱者此無陽也宜桂枝二越婢一湯
微惡寒頭汗出手足冷心下滿口不欲食大便硬脈細者半表半
裡之証也宜小柴胡湯
微惡寒發熱支節疼煩微嘔心下支結者太陽証仍在也宜柴
胡桂枝湯
惡寒微發熱汗多腹大滿不通者邪入陽明也宜小承氣湯
微惡寒脚攣急自汗出小便數心煩脈浮者陰虛也宜芍藥

反惡熱　惡寒

甘草湯

惡寒汗出心下痞者陽虛也宜附子瀉心湯

惡寒厥逆下利者陽衰也宜四逆湯

惡寒發熱吐利汗出四肢拘急手足厥冷者無陽也宜四逆湯

惡寒脈微下利利止者亡血也宜四逆加人參湯

背惡寒

背惡寒有寒熱之別其因於寒者口中和而不渴因於熱者口中燥而渴口中燥而渴者宜白虎人參湯口中和而不渴者宜附子湯故欲知裡証之寒熱全在渴不渴辨之此傷寒之要訣也

反惡寒

反惡寒有表邪陽虛之別其因於表邪者必頭痛發熱短氣

煩躁心中懊憹胸痛脉浮而動故宜大陷胸湯攻之因於陽虛者雖發汗而病仍不解宜芍藥甘草附子湯和之

表裡寒熱

表裡寒熱者即裡寒外熱或表熱裡寒之謂也茲特分別言之

病人身大熱反欲得衣熱在皮膚寒在骨髓也宜先與陽旦湯解外熱次以小柴胡加桂溫裡寒

病人身大寒反不欲近衣寒在皮膚熱在骨髓也宜先與白虎加人參湯清裡熱次以桂枝麻黃各半湯解外寒

表熱裡寒者脉必沉而遲手或微厥下利清穀也所以陰證亦有發熱者四逆湯通脈四逆湯選而用之

表寒裡熱者脉必沉而滑口燥舌干也所以少陰惡寒而踡

背惡寒　反惡寒　表裡寒熱

時々自煩不欲厚衣用大柴胡湯下之而愈此皆仲聖之餘
義也

寒热往来

寒热往来少陽証也然其因亦各有不同若往来寒热心煩
喜嘔胸脇満痛者少陽本証也宜小柴胡湯若往来寒热
热結在裡者少陽陽明証也宜大柴胡湯若往来寒热胸
脇満微結小便不利渴而不嘔但頭汗出心下煩者邪已深
入也宜柴胡桂枝干姜湯

汗後寒熱

汗後寒热形如瘧脉盡者邪尚在太陽也宜桂枝湯
汗後寒热形如瘧日再发者餘邪未盡也宜桂枝二麻黄一湯
汗下後寒热心煩胸脇満小便不利渴而不嘔但頭汗出者邪

入少陽也宜柴胡桂枝干姜湯

热多寒少

热多寒少者微邪在表也若热多寒少如瘧状不嘔清便自可面色反有热色者宜桂枝麻黄各半湯若热多寒少脈弱而微者宜桂枝二越婢一湯

惡風

惡風發热自汗脈浮緩者太陽中風証也宜桂枝湯

惡風發热無汗脈浮緊者太陽傷寒証也宜麻黄湯

惡風汗不止小便難四肢微急難以屈伸者津脱陽虚也宜桂枝加附子湯

惡風汗出項背強几几者邪將入陽明也宜桂枝加葛根湯

惡風無汗項背強几几者邪已入陽明也宜葛根湯

悪風身熱頸項強脇下滿手足温而渴者邪入少陽也宜小柴胡湯

時時悪風大渴舌上干燥而煩欲飲水數升者火爍津液也宜白虎加人參湯

悪風不欲去衣骨節疼煩汗出短氣小便不利身微腫者風濕也宜甘草附子湯

無汗

無汗發熱悪寒脉浮緊者寒邪襲於太陽也宜麻黄湯

無汗悪風項背強几几者邪入陽明也宜葛根湯

無汗頭項強痛翕翕發熱心下滿微痛小便不利者津亡而有停飲也宜桂枝去桂加茯苓白术湯

無汗而喘脉浮者太陽傷寒証也宜麻黄湯

陽明病本多汗若脉浮無汗而喘者邪尚在太陽也宜麻黄湯

無汗發熱惡寒身疼痛脉浮緊而煩躁者風邪深重也宜大青龍湯

陽明多汗反無汗膚內如虫行者虛极也宜术附湯

自汗

自汗發熱惡風脉浮緩者風邪中於太陽之經也宜桂枝湯

自汗出時發熱藏無他病者邪在表也宜桂枝湯

汗多微惡寒脉遲者邪尚在表也宜桂枝湯

自汗又加瘧狀脉虛者表邪未去也宜桂枝湯

自汗惡風項背強几几者邪欲入陽明也宜桂枝加葛根湯

汗出而喘下利不止脉促者表未解也葛根黄芩黄連湯

自汗譫語者胃實也宜大承氣湯

自汗發熱心中痞硬嘔吐而下利者邪下陷也宜大柴胡湯

自汗發熱不惡寒反惡熱身重胸滿而喘煩躁脉浮緊舌上胎者邪陷中也宜梔子豉湯

發熱汗多者内熱太甚也宜大承氣湯

自汗出小便數心煩微惡寒脚攣急脉浮者陰虛也宜芍藥甘草湯

自汗惡寒心下痞者陽虛也宜附子瀉心湯

汗出而渴者内有蓄水也宜五苓散

自汗發熱復惡寒不嘔心下痞脉寸緩関浮尺弱者宜黄連湯

自汗腹滿身重難以轉側口不仁面垢譫語遺尿者此熱邪

盛於陽明之經也宜白虎湯

自汗熱不去內拘急四肢疼下利厥逆而惡寒者陽衰微也宜先以四逆湯救裡

自汗出而吐利發熱惡寒四肢拘急手足厥冷者陽盡也宜先以四逆湯扶陽為急

汗出而厥四肢拘急不解脈微欲絕者陽將亡也宜通脈四逆加豬胆汁湯

汗出短氣小便不利惡風不欲去衣骨節疼煩或身微腫者風濕病也宜甘草附子湯

頭汗

頭汗出微惡寒手足冷心下滿不欲飲食大便鞕脈沉細者陽氣微結也宜小柴胡湯

頭汗出外有热手足温不結胸心中懊憹飢不能食不者痰涎
停結也宜梔子豉湯
頭汗出胸脇滿微結小便不利渴而不嘔往來寒热心下煩者
邪氣漸深也宜柴胡桂枝干姜湯
頭汗出餘處無汗劑頸而還小便不利身欲發黄者濕热
內鬱也宜茵蔯蒿湯
頭汗出但結胸無大热者邪已下陷也宜大陷胸湯

盜汗

微盜汗出頭痛發热反惡寒煩躁心下硬者邪下陷而成
胸也宜大陷胸湯

手足汗

手足汗出陽明胃實証也故均宜大氣承湯下之

頭痛

頭痛發熱惡風自汗者太陽中風證也宜桂枝湯

頭痛發熱惡寒無汗者太陽傷寒證也宜麻黄湯

頭痛翕翕發熱無汗心下滿微痛小便不利者内有停飲也宜桂枝去桂加茯苓白术湯

頭痛心下痞硬滿引脇下痛干嘔氣短汗出不惡寒者内有蓄水也宜十棗湯

頭痛發熱身疼痛渴欲飲水者内有留飲也宜五苓散

頭痛發熱脉反沉若不差身体疼痛當救其裡宜四逆湯

頭痛干嘔吐涎沫者胃中有寒飲也宜吳茱萸湯

頭眩

頭眩身瞤動振振欲擗地心下悸者亡陽也宜真武湯

頭眩心逆滿氣衝胸脈沉緊者陽虛也宜茯苓桂枝白朮甘草湯

頭眩口苦往來寒熱者屬少陽也宜小柴胡湯

身痛

身痛頭疼發熱惡寒無汗脈浮緊者太陽傷寒證也宜麻黃湯

發汗後身疼痛脈沉遲者表未盡而氣已虛也宜桂枝加芍藥生姜人參新加湯

身疼痛下利清穀不止者裡寒也宜四逆湯

身体疼痛頭痛發熱脈反沉者裡寒外熱也宜四逆湯

身体疼煩不能自轉側不嘔不渴脈虛浮而濇者病風濕而陽虛也桂枝附子湯

身痒

身痒面色反有熱色者微邪未去故也宜桂枝麻黄各半湯

身重

身重腹滿難以轉側口不仁而面垢遺尿者熱甚於陽明之經也宜白虎湯

身重脈遲汗出不惡寒短氣腹滿而喘有潮熱者胃實也宜大承氣湯

身重脈浮而緊咽燥口苦胸滿而喘發熱汗出不惡寒反惡熱怵惕煩躁不眠心中懊憹舌上胎者燥涎停結於胸中也宜梔子豉湯

一身盡重不能轉側胸滿驚煩小便不利者誤下而虛其陽也宜柴胡加龍骨牡蠣湯

身重而痹在腰以下者邪因火實而内盛上逆也宜桂枝甘草龍骨牡蠣湯

咽喉痛

少陰病咽中痛者陰火上炎也宜半夏散及湯或甘草桔梗湯

咽痛下利清穀手足厥逆脈微欲絶反不惡寒者虚陽上升也宜通脈四逆湯

咽痛胸滿心煩下利者陰火上炎也宜猪膚湯

骨節痛

骨節痛身疼腰痛頭疼發熱惡寒無汗而喘者傷寒太陽證也宜麻黄湯

支節疼煩發熱惡寒微嘔心下支結者太陽兼少陽證也宜柴胡桂枝湯

骨節痛身体疼手足寒脈沉者裡寒也宜附子湯

骨節疼煩掣痛不得伸屈汗出短氣小便不利惡風身微腫者風濕也宜甘草附子湯

胸脇痛

脇痛胸滿脈微細而嗜卧者少陽証也宜小柴胡湯

脇下及心痛氣不通鼻干不得汗嗜卧脈浮者邪在少陽也宜小柴胡湯

胸中痛但欲嘔微溏者邪入胃也宜調胃承氣湯

心下痞硬滿引脇下痛干嘔氣短汗出不惡寒者有蓄水也宜十棗湯

腹痛

腹中急痛脈陽濇陰弦者此中宫陽氣虚也宜小建中湯若

不差則爲木邪乘土宜小柴胡湯

太陽病腹滿時痛者因誤下而邪入太陰也宜桂枝加芍藥湯大實痛者則邪已結於太陰矣宜桂枝加大黃湯

腹中痛往來寒熱胸脇苦滿者邪在少陽也宜小柴胡湯

腹滿痛煩不解六七日不大便者有燥屎也宜大承氣湯

繞臍痛躁煩發作有時者此有燥屎也宜大承氣湯

發汗不解腹滿痛者陽明之實邪也宜大承湯

腹中痛欲嘔吐者此胸中有熱胃中有邪氣也宜黃連湯

腹痛下利清穀手足厥逆脉微欲絶者陽氣將絶也宜通脉四逆湯

腹中痛四逆者乃少陰傳經之熱邪也宜四逆散

腹痛小便不利四肢沉重自下利或欬或嘔者此爲水氣也宜真

武湯

腹痛小便不利下痢不止便膿血者寒熱不調也宜桃花湯

胸滿

下後胸滿脈促者中虛而表未去也宜桂枝去芍藥湯若微惡寒者則陽亦虛矣宜桂枝去芍藥加附子湯

胸滿而喘太陽陽明證俱見者合病也宜麻黃湯

胸滿脇痛者少陽證也宜小柴胡湯

胸脇苦滿往來寒熱者邪入少陽也宜小柴胡湯

胸脇滿而嘔日晡所發潮熱者邪轉欲屬陽明也宜柴胡加芒硝湯

脇下滿身熱惡風頸項強手足溫而渴者邪仍在少陽也宜小柴胡湯

胸脇滿發潮熱大便溏小便自可者邪留少陽也宜小柴胡湯

脇下硬滿不大便而嘔舌上白胎者邪未結於陽明也宜小柴胡湯

脇下硬滿干嘔不能食往來寒熱脉沉緊者陽少之邪已漸入裏也宜小柴胡湯

胸脇下滿如結胸狀譫語者熱入血室也當刺期門再與小柴胡湯

胸滿煩驚小便不利身重者因誤下邪入裏而復外擾也宜柴胡加龍骨牡蠣湯

胸脇滿微結小便不利渴而不嘔頭汗出往來寒熱心煩者

少陽之邪已漸深也宜柴胡桂枝干姜湯

胸滿而喘發熱汗出不惡寒反惡熱身重而煩心中懊憹舌上胎者邪結於胸中也宜梔子豉湯

胸滿咽痛心煩下利者少陰之火上逆也宜猪膚湯

心下滿

心下滿頭汗出微惡寒不欲食大便硬脈沈細者邪在半表半裡也宜小柴胡湯

嘔而發熱心滿而不痛者此為痞也宜半夏瀉心湯

心下逆滿氣上衝胸起則頭眩脈沈緊身為振振搖者此陽虛而動水之証也宜茯苓桂枝白朮甘草湯

心下滿微痛發熱無汗頭痛項強小便不利者乃亡津液而有停飲也宜桂枝去桂加茯苓白朮湯

大腹脹滿

腹滿心煩卧起不安者下後邪陷也宜梔子厚朴枳實湯

腹滿不減減不足言者胃實也宜大承氣湯

發汗不解腹滿痛者胃中有實邪也宜大承氣湯

腹滿痛煩不解不大便六七日者此有燥屎也宜大承氣湯

腹滿而喘短氣身重潮熱手足濈然汗出者此大便已硬也宜

大承氣湯

腹微滿鬱鬱微煩心中溫溫欲吐胸中痛大便反溏者内實也

宜調胃承氣湯

吐後腹脹滿者調胃承氣湯

腹滿身重難以轉側口不仁而面垢譫語遺尿自汗者熱甚

於陽明之經也宜白虎湯

腹微滿小便不利身黃如橘子色者陽明瘀熱也宜茵蔯湯

小腹脹滿

少腹滿小便不利發熱而欬或渴或喘者心下有水氣也宜小青龍湯

少腹硬滿小便自利脈微而沉反不結胸其人發狂者有蓄血也宜抵當湯

少腹硬滿小便自利身黃其人如狂脈沉結者有蓄血也宜抵當湯

從心上至少少腹硬滿不大便五六日舌上燥而渴日晡小有潮熱者邪結於胸也宜大陷胸湯

喘

喘而發熱惡寒無汗脈浮緊者傷寒太陽證也宜麻黃湯

無汗而喘脈浮者邪在太陽經也宜麻黃湯

喘而胸滿者邪未離太陽也不可下宜麻黄湯

汗出而喘無大熱者太陽之邪已漸輕也宜麻黄杏仁甘草石羔湯

微喘而欬發熱不渴者水停心下也宜小青龍湯

太陽病下之微喘者表未解故也宜桂枝加厚朴杏仁湯

喘而汗出下利不止脈促者表未解也宜葛根黄芩黄連湯

喘而腹滿氣短身重不惡寒潮熱者胃實也宜大承氣湯

喘冒不能卧小便不利大便乍難乍易者有燥屎也宜大承氣湯

渴

渴而發熱咳欬微喘者心下有水氣也宜小青龍湯

渴而往來寒熱胸脇苦滿者少陽證也宜小柴胡湯

渴而手足温脇下滿身熱惡風頸項强者邪未離少陽也宜
小柴胡湯
渴而不嘔但頭汗出往來寒熱心下煩胸脇滿微結小便不利
者邪已斷沵也宜柴胡桂枝干姜湯
渴而舌上燥日晡所小有潮熱從心上至少腹硬滿而痛不可近者
邪內結也宜大陷胸湯
口燥渴背微惡寒身無大熱者火爍津液也宜白虎加人參湯
渴欲飲水發熱汗出者陽明火盛也宜白虎加人參湯
渴欲飲水水入即吐者胸中有蓄水也宜五苓散
渴而口燥煩心下痞小便不利者水停心下也宜五苓散
渴而不惡寒發熱汗出者表裡有邪也宜五苓散
渴欲飲水小便不利發熱脈浮者胃燥也宜猪苓湯

渴而嘔欬心煩不得眠下利者係热邪傳少陰也宜猪苓湯

渴欲飲水小便不利但頭汗出身無汗者陽明瘀热也宜茵蔯蒿湯

欬

欬而干嘔發热者心下有水氣也宜小青龍湯

欬而喜嘔胸脇苦滿往来寒热者少陽証也宜小柴胡湯

欬而腹痛下利四肢沉重疼痛小便不利者少陰腎水上犯也宜真武湯

咳而嘔渴下利心煩不得眠者少陰熱邪也宜猪苓湯

欬而四肢厥逆或腹中痛泄利者少陰傳経之热邪也宜四逆散加五味干姜

嘔

嘔而胸脇滿往来寒热者少陽証也宜小柴胡湯

嘔而胸脇滿日晡所發潮热已而微利者少陽兼陽明証也先宜小柴胡以解外後以柴胡加芒硝湯

嘔而不大便脇下硬滿舌上白胎者邪尚在少陽也宜小柴胡湯

嘔不止心下急鬱〻微煩者外未解而裡亦有邪也宜大柴胡湯

嘔而發热者邪留少陽也宜小柴胡湯

嘔吐下利心中痞硬者邪已内陷也宜大柴胡湯

嘔而虛煩不得卧者邪内擾也宜梔子生姜豉湯

嘔而發热心下滿而不痛者此爲痞也宜半夏瀉心湯

欲嘔吐而腹中痛者胸中有热胃中有邪氣也宜黄連湯

嘔而自利者太陽少陽合病也宜黄芩加半夏生姜湯

嘔而咳渴心煩不得眠者熱邪傳少陰之証也宜猪苓湯

嘔而脉弱小便不利身有微熱見厥者外熱内寒也宜四逆湯

嘔而腹痛小便不利四肢沉重疼痛自下利者此為有水氣也宜真武湯

食穀欲嘔者屬陽明也宜呉茱萸湯

干嘔

干嘔發熱而欬或喘或渴者心下有水氣也宜小青龍湯

干嘔不能食脇下硬滿往來寒熱脉沉緊者少陽之邪已漸入裡也宜小柴胡湯

干嘔飲食入口即吐心中温温欲吐復不能吐者膈上有寒飲也宜四逆湯

干嘔心下痞硬而滿心煩不安下利穀不化腹中雷鳴者客氣上逆

也宜甘草瀉心湯主之

干嘔發熱惡風自汗脉陽浮陰弱者太陽中風也宜桂枝湯

干嘔手足厥逆下利清穀脉微欲絶身反不惡寒者寒邪逼陽於外也宜通脉四逆湯

干嘔而煩厥逆無脉者陰陽相隔也宜白通加猪胆汁湯

干嘔吐涎沫頭痛者胃中有寒飲也宜吴茱萸湯

吐

嘔吐下利發熱心中痞硬者邪下陷也宜大柴胡湯

吐逆咽中干煩躁而厥者陽將上越也宜甘草干姜湯

心中温温欲吐胸中痛大便反溏腹微滿鬱鬱微煩先其時自極吐下者邪氣乘虚入陷也宜調胃承氣湯

欲嘔吐腹中痛者胸中有熱胃中有邪氣也宜黄連湯

食入口即吐者因誤下而寒格更逆也宜干姜黄連黄芩人參湯

氣逆欲吐虛羸少氣者病後餘熱也宜竹葉石羔湯

寒多不飲水而吐者理中湯去术加生姜

大病差後喜吐久不了了者胃上有寒也宜理中丸

渴欲飲水水入則吐而煩者胸中有水也宜五苓散

飲食入口則吐心中溫溫欲吐復不能吐始得之手足寒脈遲弦者此胸中實也當吐之

吐利手足逆冷煩躁欲死者宜吳茱萸湯

噦

噦者其聲濁惡而長有胃虛氣逆停飲虛實寒熱生死之辨或因胃實欲飲水與水則噦其後發熱者宜小承氣湯或因胃中虛冷不能食攻其熱必噦者宜理中湯加吳茱萸或

因熱氣壅鬱上下不通噦而腹滿者視其前後知何部不利利之則愈或因胃中有熱邪有潮熱時時噦者先與小柴胡湯後與大柴胡湯或因停飲怔噦手足逆冷者宜橘皮半夏湯若胸滿虛煩者宜橘皮竹茹湯若噦而腹滿不尿者肺胃之氣隔絕膀胱之氣亦絕為不治之証也

呃逆

呃逆者氣上逆而為呃忒也有虛實寒熱之别或因胃寒脈微細呃逆者橘皮干姜半夏生姜湯丁香柿蒂湯或因心火上逆肺不得納氣脈洪大而呃逆者甘草瀉心湯或因胃實失下呃逆大便實者宜小承氣湯若久病而見呃逆者此真氣已衰不治及頭汗不得尿與大便自利而腹滿者死

噫氣

噫氣者即噯也中有邪氣結於心胃之間或肝胃間氣結不散所致也論中云心下痞硬噫氣不除旋覆代赭湯主之者以此也

氣逆

氣從小腹上衝者因火劫汗而發奔豚也宜桂枝加桂湯

氣逆欲吐虛羸少氣者中有虛邪也宜竹葉石膏湯

心下逆滿氣上衝胸起則頭眩脈沉緊身為振振揺者陽虛而動腎水之証也宜茯苓桂枝白术甘草湯

氣上衝咽喉不得息胸中痞硬寸脈微浮者胸中有寒飲也宜瓜蒂散

氣短

短氣腹都滿脇下及心痛久按之氣不通鼻干不得汗嗜臥一身

面目悉黄小便難有潮熱脈弦浮大者邪尚在少陽也宜小柴胡湯

短氣腹滿而喘汗出不惡寒身重有潮熱脈遲者胃實也宜大承氣湯

短氣干嘔心下痞脇下痛不惡寒者此表解裡未和也宜十棗湯

短氣煩躁心中懊憹心下硬者邪結於胸中也宜大陷胸湯

口干舌燥

舌上干燥而煩大渴欲飲水數升者陽明火盛爍津液也宜白虎加人參湯

口燥渴而煩無大熱背惡寒者盡燥之證也宜白虎加人參湯

舌燥而渴日晡所小有潮熱從心上至少腹硬滿而不可近者邪

陷於胸中也宜大陷胸湯

口干燥而渴心下痛自利清水色純青者胃實也宜大承氣湯

少陰病口燥舌干者陽邪傳陰腎水欲涸也宜大承氣湯急下之以保津液

口燥渴而煩痞不解小便不利者水停心下也宜五苓散

漱水不欲咽

漱水不欲咽唇燥胸腹滿無他表裡証者此爲有瘀血必發狂也宜桃仁承氣湯

煩渴

煩渴欲飲水脉數者有留飲也宜五苓散

煩渴脉洪大者胃涸干枯也宜白虎加人參湯

煩

服桂枝湯後煩不解者風邪凝結於太陽之要路也宜與桂枝湯

煩而脉浮數者發汗透也宜桂枝湯

煩而心中悸者心脾之氣虛也宜小建中湯

發煩目瞑者必衄衄乃解若不解者陽鬱不能達也宜麻黃湯

煩而嘔渴往來寒熱者少陽証也宜小柴胡湯

鬱鬱微煩心下急嘔不止者邪將入裡也宜大柴胡湯

煩驚胸滿小便不利讝語一身盡重不能轉側者陽邪內陷而擾動也宜柴胡龍骨牡蠣湯

心煩往來寒熱胸脇滿小便不利渴而不嘔但頭汗出者邪氣漸深也宜柴胡桂枝干姜湯

虛煩不得眠者邪在上焦也宜梔子豉湯

漱水不欲咽　煩渴　煩

煩而身熱不去者邪已內陷也宜梔子干薑湯

心煩腹滿卧起不安者邪氣內擾也宜梔子厚朴枳實湯

煩而懊憹者陽明胃實宜大承氣湯

煩而腹滿痛者此有燥屎也宜大承氣湯

心煩微惡寒脚攣急自汗出小便數脉浮者陰虛也宜芍藥
甘草湯

心煩不吐不下者陽明病也可與調胃承氣湯

心煩不得安下利穀不化腹中雷鳴心下痞滿者胃虛而客氣
上逆也宜甘草瀉心湯

心煩背微惡寒無大熱口燥渴者胃液干涸也宜白虎加人參
湯

煩而發熱渴欲飲水水入則吐者心下有水也宜五苓散

心煩不得眠欬而嘔渴者熱邪傳少陰也宜猪苓湯
煩而肉上粟起意欲飲水反不渴者熱結在皮膚肌肉之中也
宜文蛤散
煩而骨節疼掣痛不得伸屈汗出短氣小便不利惡風不欲去
衣或身微腫者風濕也宜甘草附子湯
煩而身疼不能轉側不嘔不渴脈虛浮而濇者風濕也宜桂枝附
子湯若其人大便硬小便自利者腸胃津液亡少也宜桂枝附子
去桂加白术湯
心中滿而煩饑不能食者病在胸中也宜瓜蒂散
心中煩不得卧者少陰傳經之熱邪也宜黄連阿膠湯
心煩咽痛胸滿下利者陰火上炎也宜猪膚湯
煩而吐蚘脈微而厥者蚘厥也宜烏梅丸

煩躁

因燒針逼汗而煩躁者陽邪內擾也宜桂枝甘草龍骨牡蠣湯

煩躁發作有時不大便五六日繞臍痛者此有燥屎也宜大承氣湯

煩躁不汗出發熱惡寒身疼痛脈浮緊者並病風寒也宜大青龍湯

煩躁心下硬小便利脈弱無太陽柴胡證者有燥屎也宜小承氣湯

煩躁不得眠舌上胎者胸有痰飲也宜梔子豉湯

晝日煩躁不得眠夜而安靜不嘔不渴無表證脈微沉者此邪退而陽氣衰弱也宜干姜附子湯

煩躁吐逆厥而咽中干者陽越之象也宜甘草干姜湯

煩躁短氣心中懊憹心下硬者陽氣内陷也宜大陷胸湯

發汗若下之病仍不解煩躁者陽氣不攝也宜茯苓四逆湯

煩躁不得眠欲得飲水脉浮小便不利微熱消渴者此有蓄水也宜五苓散

煩躁欲死吐利手足逆冷者吴茱萸湯

懊憹

心中懊憹反覆顛倒者陽邪内陷也宜梔子豉湯

心中懊憹膈内拒痛短氣煩躁者陽氣内陷也宜大陷胸湯

心中懊憹舌上胎者邪結胸中也宜梔子豉湯

心中懊憹飢不能食但頭汗出其外有熱手足温不結胸者痰涎停結也宜梔子豉湯

心中懊憹而煩者有燥屎也宜大承氣湯

心中懊憹氣短煩躁心下硬邪結於胸也宜大陷胸湯

驚

驚狂起卧不安者以火劫汗亡陽也宜桂枝去芍藥加蜀漆龍骨牡蠣救逆湯

煩驚胸滿小便不利譫語一身盡重不能轉側者陽邪内陷而復外擾也宜柴胡加龍骨牡蠣湯

悸

心下悸而叉手冒心者過汗而虛其陽也宜桂枝甘草湯

臍下悸而欲作奔豚者過汗而動腎氣也宜茯苓桂枝大棗湯

心下悸而往來寒熱者屬少陽也宜小柴胡湯

心下悸而頭眩身瞤動振振欲擗地者亡陽故也宜真武湯

心悸動而脈結代者虛故也宜炙甘草湯

心中悸而煩者虛煩也宜小建中湯

心下悸而厥者腎水上犯也宜茯苓甘草湯

悸而四肢厥逆者少陰傳經之熱邪也宜四逆散

冒

喘冒不能卧小便不利大便乍難乍易者有燥屎也宜大承氣湯

手足厥冷

手足寒而脈弦遲者此胸中實也宜瓜蒂散

手足厥冷發熱惡寒四肢拘急者內寒也宜四逆湯

手足厥逆下利清穀脈微欲絕者陽氣將絕也宜通脈四逆湯

手足厥逆脈微欲絕陽衰也宜當歸四逆湯

手足厥冷脉微欲絶素有久寒者當歸四逆加吳茱萸生姜湯

手足厥逆腸鳴脉浮革者虛寒而氣不通和也宜當歸四逆湯

手足寒骨節身体疼痛脉沈者虛寒也宜附子湯

手足厥逆寸脉沈遲下部脉不至咽喉不利吐膿血泄利者上热下寒也宜麻黄升麻湯

手足厥冷脉乍緊心中滿而煩亂不能食者邪結在胸中也宜瓜蒂散

手足逆冷吐利煩躁欲死者胃中虛寒也宜吳茱萸湯

手足冷頭汗出微惡寒心下滿口不欲食大便硬脉細者陽氣微結也宜小柴胡湯

冷热厥

厥而脉微膚冷躁無暫安時者此爲藏厥

厥逆無脉干嘔煩者冷厥也宜白通猪胆汁湯

厥而汗出四肢拘急脉微欲絶者冷厥也宜通脉四逆加猪胆汁湯

厥而汗出下利清穀者冷厥也宜通脉四逆湯

厥而咽中干煩躁吐逆者陽將越也宜甘草干姜湯

厥逆而惡寒下利大汗出熱不去内拘急四肢疼者冷厥也宜四逆湯

厥冷而利者冷厥也宜四逆湯

厥而脉弱作嘔小便利身微熱者冷厥也宜四逆湯

厥而心下悸有蓄飲也宜服茯苓甘草湯先治其水

厥而脉滑者熱厥也宜白虎湯

厥而脈微自下利今反和者熱厥也宜調胃承氣湯

讝語

發汗多讝語者亡陽也不可下宜柴胡桂枝湯

讝語遺尿腹滿身重難以轉側口不仁面垢自汗其脈必滑者三陽合病也宜白虎湯

讝語咽燥口苦胸滿而喘發熱汗出不惡寒反惡熱舌上胎者邪在胸中也宜梔子豉湯

讝語不大便五六日日晡潮熱不惡寒但發熱者胃實也宜大承氣湯

讝語有潮熱及不能食者有燥屎也宜大承氣湯

讝語汗出者以有燥屎在胃中也宜大承氣湯

讝語發潮熱脈滑而疾者小承氣湯

傷寒十三日不解過經譫語者以有熱也宜調胃承氣湯

譫語多汗津液外出胃中燥大便必硬也宜小承氣湯

譫語大便難發潮熱手足漐漐汗出者胃實也宜大承氣湯

譫語身重不可轉側胸滿煩驚小便不利者邪下陷而復外擾也宜柴胡龍骨牡蠣湯

下利譫語者有燥屎也宜小承氣湯

鄭聲

鄭聲者謂虛而聲轉無力不相接續字出喉中若鄭聲之輕怯也又重語疊出説過又説亦謂鄭聲蓋因汗下後失其正音精氣衰奪之候也然其證亦有不同而其治法亦因之轉異若脈弦細而微身有微熱或寒熱或嘔逆大小便自利而鄭聲者宜小柴胡湯若脈雖微弱而和手足温者宜生

脈散人參三白湯若氣短促脈沉細欲絕者宜附子湯倍參若上氣喘促或呃逆不止神昏不省人事者死

發黄

發黄一証與瘀血外証及脈俱相似但以小便自利為蓄血小便不利為發黄耳發黄之因亦各不同有因瘀熱者有因濕熱者有因寒濕者因於寒濕者寒濕在裡身目皆黄不可下也於寒濕中求之宜朮附湯因於濕熱者發熱頭面汗出身無汗劑頸而止渴欲飲水小便不利必發黄也宜茵蔯蒿湯加五苓散因於瘀熱者小便不利發熱身黄者宜梔子柏皮湯麻黄連翹赤小豆湯因於太陽中濕者一身盡痛發熱身如熏黄宜麻黄加朮湯或有不得汗嗜臥一身面目悉黄小便難潮熱短氣腹都滿脇下及心痛脈浮者宜小柴胡湯

發狂

狂走妄言煩躁面赤咽痛脈洪滑熱獨語如見鬼狀者此爲陽毒也宜升麻鱉甲湯

發狂少腹硬滿小便自利反不結胸脈微而沈表證仍在者蓄血證也宜抵當湯

驚狂煩躁臥起不安者以火劫汗亡陽也宜桂枝去芍藥加蜀漆龍骨牡蠣救逆湯

如狂

其人如狂小腹急結太陽病不解者熱結膀胱也宜桃核承氣湯

其人如狂小便自利身黃脈沈結少腹硬者有蓄血也宜抵當湯

發斑

熱甚傷血裡實表虛發爲斑也斑見紫黑者十死一生或陽證誤溫或當汗失汗當下失下或汗下未解或下早熱邪入胃或下遲熱留胃中皆致發斑之因也其治法陽毒升麻湯玄參升麻湯犀角地黃湯防風通聖散等均可選用

嗜卧

嗜卧脈浮細者邪尚在太陽也宜麻黃湯

嗜卧一身面目悉黃小便難有潮熱脇下及心痛者邪留少陽也宜小柴胡湯

脈浮細而嗜卧者外已解也設胸滿脇痛者邪傳少陽也宜小柴胡湯

脈沉細但欲寐者少陰證也宜四逆湯

不得眠

虛煩不得眠心中懊憹者邪在胸中也宜梔子豉湯

煩躁不得眠欲飲水者當少少與之胃中和即愈若脈浮小便不利發渴者有蓄水也宜五苓散

晝日煩躁不不眠夜而安靜不嘔不渴無表証脈沉微身無大熱者此邪退而陽氣弱也宜干姜附子湯

不得眠心中煩者此少陰傳經之熱邪也宜黃連阿膠湯

不得眠心煩咳而嘔渴者熱邪傳於少陰也宜豬苓湯

晝夜不得眠心煩乏氣者吐下太過所致也宜酸棗湯

傷寒差後不得眠者蓋熱氣與諸陽相并陰氣未復所致也宜梔子烏梅湯

鼻衄

發煩目瞑者必衄者脈仍浮緊者爲未解也宜麻黄湯

傷寒脈浮緊不發汗因致衄者邪未解也宜麻黄湯

發汗頭痛而衄小便清者邪仍在表也宜桂枝湯

服桂枝湯不中病桂枝證尚在必頭疼甚而致衄脈仍浮者宜

再與桂枝湯

少陰病但厥無汗强發之必動血未知從何道出或從口鼻或

從耳目出是爲下厥上竭爲難治

吐膿血

吐膿血泄利不止手足厥逆下部脈不至咽喉不利寸脈沈而遲

者上熱下寒也宜麻黄升麻湯

誤服桂枝湯吐血者熱邪内盛也宜犀角地黄湯

當汗不汗熱毒深入而吐血者内有瘀積也宜桃仁承氣湯

起卧不安

起卧不安之症有因大發汗而亡陽者有因陽邪内擾所致者因於邪擾者其人心煩腹滿起卧不安宜梔子厚朴枳實湯因於亡陽者其人必驚狂起卧不安也宜桂枝去芍藥加蜀漆龍骨牡蠣救逆湯

拘急

拘急一症皆由於陽虛所致也其四肢拘急難以屈伸惡風小便難汗不止者因於過汗也宜桂枝加附子湯其内拘急四肢疼下利厥逆惡寒大汗出熱不去或四肢拘急手足厥冷吐利汗出發熱惡寒者皆内寒外熱之症也宜四逆湯若四肢拘急汗出而厥脈微欲絶者陽將絶也宜通脈四逆加猪膽汁湯

支結

支結少陽证也然其因有誤汗下及少陽太陽合病之不同少陽太少陽合病者其人發熱微惡寒支節痛煩微嘔心下支結宜柴胡桂枝湯因誤汗下所致者其人微結小便不利渴而不嘔但頭汗出往来寒熱心下煩宜柴胡桂枝干姜湯

振

身振動者陽虛也其所以致陽虛者汗下太過也其輕者心下逆滿氣上衝胸起則頭眩脈沉緊發汗則動經身為振振搖者宜茯苓桂枝白朮甘草湯重者汗後汗出不解其人仍發熱心下悸頭眩身瞤動振振欲擗地者宜真武湯

筋惕肉瞤

筋惕肉瞤者亡陽也故其人頭眩身瞤動振振欲擗以真武湯挽回其陽而鎮腎水則心悸亦愈矣

結胸

結胸證雖因下而陽邪陷於胸中之所致然其因亦甚多也胸連臍腹堅硬不按而痛者為大結胸宜大陷胸湯若結胸者項亦強如柔痓狀宜大陷胸丸其心痞鞕按之始痛者為小結胸宜小陷胸湯但結胸無大熱者此為水結在胸脅間也宜小半夏加茯苓湯小柴胡湯去棗加牡蠣若加頭汗出者宜大陷胸湯其胸中煩躁心中懊憹舌上燥渴脈沈緊心下痛按之石硬者為實熱結胸宜大陷胸湯其病無熱證者為寒實結胸宜三物白散或枳實理中丸

痞

痞證亦因於邪內陷之所致也然其因亦各有不同詳將條舉於左

心滿而不痛者此為痞宜半夏瀉心湯
痞証関脈沉者宜枳實理中丸
痞証関上浮者宜大黄黄連瀉心湯
心下痞而惡寒汗出者恐將亡陽也宜附子瀉心湯
心下痞與瀉湯痞不解其人渴而口燥煩小便不利者水停心下之
故也宜五苓散
胃中不和心下痞硬干噫食臭脇下有水氣腹中雷鳴下利者
留飲在心下也宜生姜瀉心湯
下利日數十行穀不化腹中雷鳴心下痞硬而滿干嘔心煩不得
安者此胃中虚客氣上逆也宜甘草瀉心湯
心下痞硬噫氣不除者陰陽不和也宜旋覆代赭湯
太陽外証未除而數下之遂協熱而利利下不止心下痞硬者表

裡未解也宜桂枝人參湯
其人漐漐汗出發作有時頭痛心下痞硬滿引脇下痛干嘔短
氣汗出不惡寒者此表解裡未和也宜十棗湯
痞證下利與瀉心湯不差以理中治中焦益甚服赤石脂禹餘
糧湯亦不愈者當利其小便宜五苓散
凡痞用瀉湯不愈可與陷胸丸下之

熱入血室

婦人中風七八日續得寒熱發作有時經水適斷者此為熱入
血室宜小柴胡湯
又云婦人中風發熱惡寒經水適來得之七八日熱除而脈遲
身涼胸脇下滿如結胸狀譫語者此為熱入血室當刺期門
隨其實而瀉之

又云婦人傷寒發熱經水適來晝日明了暮則譫語如見鬼狀者此為熱入血室無犯氣及上二焦必自愈

蓄血

其人如狂小腹急結其外已解者宜桃仁承氣湯

脈微而沉其人發狂少腹硬滿小便自利者為蓄血也宜抵當湯

身黃脈沉結少腹硬小便自利者蓄血也宜抵當湯

喜忘大便反易其色必黑者蓄血也宜抵當湯

無表裏証發熱脈浮數不大便者宜抵當湯

外有熱少腹滿小便不利今反利者為有血也宜抵當丸

腸鳴

腸鳴下利手足厥逆脈浮革者以弦下之故也宜當歸四逆湯

腹中雷鳴下利胃中不和心下痞硬干噫食臭脇下有水氣者心下有留飲也宜生姜瀉心湯

腹中雷鳴下利日數十行穀不化心下痞滿干嘔者此胃中虛客氣上逆也宜甘草瀉心湯

下利

少陰病自利清水色純青心下必痛口干燥者肝邪入腎也宜急下之宜大承氣湯

下利嘔吐發熱心中痞硬者邪內陷也宜大柴胡湯

陽明少陽合病必下利脈滑而數者有宿食也宜大承氣湯

過經譫語若自下利者脈當微厥今反和者知為內實也宜調胃承氣湯

下利心下痞干噫食臭脇下有水氣腹中雷鳴者胃不和而有

蓄血　陽明　下利

留飲也宜生姜瀉心湯

太陽與少陽合病自下利者邪入裡也宜與黄芩湯若嘔者邪在少陽也宜黄芩半夏生姜湯

下利六七日欬而嘔渴心煩不得眠者熱邪傳入少陰也宜猪苓湯

自利不渴者屬太陰以其臟有寒故也宜四逆輩温之

下利厥逆而惡寒者虛寒也宜四逆湯

大下利而厥冷者虛寒極也宜四逆湯

下利脈微惡寒者亡陰也宜四逆加人參湯

下利脈微者陽虛也宜白通湯利不止厥逆無脈干嘔者陽將絶也宜白通加猪胆汁湯

泄利下重小便不利腹中痛或渴或悸者少陰傳經之熱邪也

宜四逆散
自下利腹痛小便不利四肢沉重疼痛或咳或嘔者此為有水氣也宜真武湯
協熱而利，利下不止心下痞硬者表裡未解也宜桂枝人參湯
下利不止心下痞硬服瀉心湯不愈與理中利益甚者病在下焦也宜赤石脂禹餘糧湯利後不止者當利其小便宜五苓散
泄利不止寸脈沉遲手足厥逆下部脈不止者此壞証也宜麻黃升麻湯
吐利手足厥冷煩躁欲死者胃氣虛寒也宜吳茱萸湯
下利咽痛胸滿心煩者中焦氣虛陰火上炎也宜豬膚湯
熱利下重者內熱也宜白頭翁湯
下利欲飲水者以有熱故也宜白頭翁湯

下利身疼痛腹脹滿者裡寒也宜四逆湯

下利清穀

下利清穀脈浮而遲者表熱裡寒也宜四逆湯

下利清穀脈微欲絶者陽盡也宜四逆湯

下利清穀身疼痛者裡寒也宜四逆湯

下利清穀手足厥逆脈微欲絶反不惡寒面色赤者寒逼陽於外也宜通脈四逆湯

下利清穀汗出而厥者陽將亡也宜通脈四逆湯

便膿血

下利便膿血者寒熱不調也宜桃花湯

下利不止便膿血腹痛小便不利者寒熱不調也宜桃花湯

不大便

不大便六七日頭痛有熱小便清者邪仍在表也宜桂枝湯

不大便脇下硬滿而嘔舌上白胎者邪未結於陽明也宜小柴胡湯

不大便五六日日晡時發潮熱讝語者胃實也宜大承氣湯

不大便六七日煩不解腹滿痛者此有燥屎也宜大承氣湯

不大便五六日繞臍痛煩躁發作有時者此有燥屎也宜大承氣湯

不大便六七日不能食小便利者屎定硬也宜大承氣湯

少陰病六七日腹脹不大便者少陰熱邪也急下之宜大承氣湯

不大便六七日恐有燥屎少與小承氣湯入腹中轉失氣者此有燥屎宜與大承氣湯攻之

不大便脈反微濇者裡虛也不可更與承氣宜蜜煎導豬膽汁

不大便六七日脈數不解合熱則消穀善飢者有瘀血也宜抵當湯

不大便五六日舌上燥而渴日晡所小有潮熱從心上至少腹硬滿而痛不可近者邪結於胸中也宜大陷胸湯

大便溏

大便溏小便自可發潮熱胸脇滿而不去者邪留少陽也宜小柴胡湯

大便溏胸中痛腹微滿鬱鬱微煩者邪氣乘虛入陷也宜調胃承氣湯

大便難

大便難譫語發潮熱手足漐漐汗出者胃實也宜大承氣湯

大便乍難乍易小便不利時有微熱喘冒不能卧者有燥屎

也宜大承氣湯

大便難身微熱目中不了了睛不和無表裏証者此爲實也宜

大承氣湯

大便難小便數趺陽脈浮而濇者脾約也宜麻仁丸

大便硬

大便硬頭汗出微惡寒手足冷心下滿口不欲食脈微細者此

爲半在裏半在表也宜小柴胡湯設不了了者裏實也宜柴胡

加芒硝湯大柴胡湯

大便硬脈遲雖汗出不惡寒身必重短氣腹滿而喘有潮熱

者胃實也宜大承氣湯

不大便六七日其後發熱者必大便復硬而少也宜小承氣湯

大便硬譫語有潮熱反不能食者胃實也宜大承氣湯

陽明病其人多汗以津液外出胃中燥大便必硬硬則譫語者宜小承氣湯

小便數大便因硬微煩者胃液枯干也宜小承氣湯

小便不利

小便不利少腹滿干嘔發熱而欬者心下有水氣也宜小青龍湯去麻黄加茯苓

小便不利心下悸往來寒熱胸脇苦滿者少陽証也宜小柴胡湯去黄芩加茯苓

小便不利頸項強痛翕翕發熱無汗心下滿微痛者此亡津液而有停飲也宜桂枝去桂加茯苓白朮湯

小便不利胸滿煩驚譫語一身盡重不能轉側者邪陷而内擾也宜柴胡加龍骨牡蠣湯

小便不利渴而不嘔胸脇滿微結但頭汗出往來寒熱心下煩者
邪氣已深也宜柴胡桂枝干姜湯

小便不利大便乍難乍易時有微熱喘冒不能臥者有燥屎也
宜大承氣湯

小便不利渴欲飲水但頭汗出餘處無汗者身必發黃也宜
茵蔯湯

小便不利渴欲飲水微熱消渴者此有蓄水也宜五苓散

小便不利脉浮發熱渴欲飲水者胃火盛而爍津液也宜猪
苓湯

小便不利四肢厥逆或渴或悸者少陰傳經之熱邪也宜四逆
散加茯苓

小便不利腹痛四肢沉重疼痛自下利者此爲有水氣也宜

真武湯

小便不利汗出氣短骨節疼煩惡風不欲去衣或身微腫者風濕也宜甘草附子湯

小便不利腹微滿身黃如橘子色者內有瘀熱也宜茵蔯湯

小便不利腹痛下利不止便膿血者內熱也宜桃花湯

小便自利

小便自利少腹硬滿其人發狂脈微而沉者蓄血証也宜抵當湯

嘔而脈弱小便復利身有微熱見厥者外熱而內虛寒也宜四逆湯

小便利而腹痛自下利四肢沉重疼痛者此為有水氣也宜真武湯

傷寒有熱少腹滿應小便不利今反利者為有血也宜抵當丸

陽明證自汗出應小便少而小便自利者此乃津液內竭也不可攻之宜蜜煎導而通之

小便難

小便難四肢微急難以屈伸其人惡風汗出不止者津脫陽虛也宜桂枝加附子湯

陽明中風小便難脈弦浮大而短氣腹都滿脇下及心痛久按之氣不通鼻干不得汗嗜卧一身面目悉黃有潮熱者宜小柴胡湯

小便數

汗後微煩小便數大便因硬者宜小承氣湯

小便數脈浮自汗心煩微惡寒腳攣急者陰虛也宜芍藥甘

小便自利　小便難　小便數

草湯

趺陽脉浮而濇浮則胃氣強濇則小便數浮濇相摶大便則難

其爲脾約宜麻仁丸

小便數者大便必硬不更衣十日無所苦渴欲飲水者有蓄水

也宜五苓散

汗後不解

汗後遂漏不止惡風小便難四肢微急難以屈伸者因過汗而津

脱陽虛也宜桂枝加附子湯

汗後身疼痛脉沉遲者邪未盡而氣虛也宜桂枝加芍藥生姜

人參新加湯

汗後叉手冒心心下悸欲得按者陽虛也宜桂枝甘草湯

汗後臍下悸欲作奔豚者過汗動腎水也宜茯苓桂枝甘草大

棗湯
汗後脈洪大者汗出而邪未盡也宜桂枝湯若形如瘧狀日再發
者尚有微邪也宜桂枝二麻黃一湯
汗後不可更行桂枝湯汗出而喘無大熱者尚有微邪留在肺中
也宜麻黃杏仁甘草石羔湯
汗後不解發熱心中痞硬嘔吐而下利者邪內陷也宜大柴胡
湯
汗後譫語者亡陽也與柴胡桂枝湯
汗後煩躁心懊憹譫語者邪陷胸中也宜梔子豉湯
汗後煩熱不解又如瘧狀日晡所發潮熱者屬陽明也脈實者
宜大承氣湯脈虛者邪尚在表也宜桂枝湯
汗後微煩小便數大便因硬者胃液枯干也宜小承氣湯

汗後不解

汗後惡寒者虛故也不惡寒但熱者實也當和胃氣宜調胃
承氣湯
汗後蒸蒸發熱者屬胃也宜調胃承氣湯
汗後胃中不和心下痞硬干噫食臭腹中雷鳴下利者脇下有
水氣也宜生姜瀉心湯
汗後心下痞噫氣不除者寒氣客於胃也宜旋覆代赭湯
汗後腹脹滿者虛邪入腹也宜厚朴生姜甘草半夏人參湯
汗後譫語自汗者熱氣盛於陽明之經也宜白虎湯
汗後大煩渴不解脉洪大者陽明大熾而胃液干涸也宜白虎
加人參湯
汗後胃中干煩躁不得眠欲得飲水者少少與飲之若脈浮
小便不利微熱消渴者此蓄水也宜五苓散

汗後脈浮數煩渴者有留飲也宜五苓散

汗後熱不去內拘急四肢疼下利厥逆而惡寒者虛寒也宜四逆湯

汗後厥冷者陽虛也宜四逆湯

汗後病仍不解煩躁者陽氣不攝也宜茯苓四逆湯

汗後仍發熱心下悸頭眩身瞤動振振欲擗地者陽氣淺而動水也宜真武湯

汗後反惡寒者虛故也宜芍藥甘草附子湯

汗後小便自利此乃津液內竭不可攻當須自欲大便宜蜜煎導而通之豬膽汁方亦可用

下後不解

下後脈促胸滿者中虛而表邪未去也宜桂枝去芍藥湯若

微惡寒者陽亦虛也宜桂枝去芍藥加附子湯

下後仍頭項強痛翕翕發熱無汗心下滿微痛小便不利者此亡津液而有停飲也宜桂枝去桂加茯苓白术湯

下後因而腹滿時痛屬太陰也宜桂枝加芍藥湯大實痛者邪已結於太陰也宜桂枝加大黃湯

下後柴胡證不罷者邪仍在少陽也宜復與小柴胡湯

下後柴胡證仍在者先與小柴胡湯嘔不止心下急鬱鬱微煩者為未解也宜大柴胡湯

下後胸滿煩驚小便不利譫語一身盡重不能轉側者邪陷而內擾也宜柴胡加龍骨牡蠣湯

下後微利而潮熱者實也先宜小柴胡以外解後以柴胡加芒硝湯與之

下後身熱不去心中結痛者邪陷胸中也宜梔子豉湯

下後煩熱胸中窒者邪結胸中也宜梔子豉湯

下後胃中空虛客氣動膈心中懊憹舌上胎者邪結胸中也
宜梔子豉湯

下後外有熱手足温不結胸心中懊憹飢不能食但頭汗出者
痰涎停結也宜梔子豉湯

下後更煩按之心下濡者為虛煩也宜梔子豉湯

下後身熱不去微煩者為虛煩也宜梔子干姜湯

下後心煩腹滿卧起不安者邪陷胸中也宜梔子厚朴枳實湯

下後不解

下後不解不大便五六日上至十餘日日晡時發潮熱不惡寒獨
語如見鬼狀者劇者發則不識人循衣摸床惕而不安微喘直
視脈弦者生濇者死微者但發熱譫語宜大承氣湯

下後微煩小便數大便因硬者胃液干涸也宜小承氣湯
下後脈遲膈内拒痛胃中空虛客氣動膈短氣煩躁心中
懊憹陽氣内陷心下因硬則為結胸宜大陷胸湯
下後柴胡證仍在者復與小柴胡湯
下後其人下利日數十行穀不化腹中雷鳴心下痞硬而滿干嘔
心煩不得安復下之其痞益甚此非熱結但以胃中虛客氣上
逆故使硬也宜甘草瀉心湯
下後心下痞按之自濡其脈関上浮者邪結於胸中也宜大黃黃
連瀉心湯
下後心下痞與瀉心湯痞不解其人渴而口燥煩小便不利者心下
有水氣也宜五苓散
下後續得下利清穀不止身疼痛者陽虛也宜四逆湯

下後利而脈大者虛也設脈浮革因而腸鳴者虛寒而氣不通和也宜當歸四逆湯

下後遂協熱而利利不止心下痞硬表裡不解者宜桂枝人參湯

下後寸脈沉而遲手足厥逆下部脈不至咽喉不利唾膿血泄利不止者上熱下寒也為難治宜麻黃升麻湯

下後額上生汗手足逆冷若自汗者熱邪盛於陽明之經也宜白虎湯

汗吐下後不解

汗下後脈仍浮者邪仍在表也宜桂枝湯

汗下後心下痞惡寒者表邪未盡也先以桂枝湯解表再以大黃黃連瀉心湯攻痞

汗下後胸脇滿微結小便不利渴而不嘔但頭汗出往來寒熱

心下煩者邪氣已深也宜柴桂枝干姜湯
汗吐下後虛煩不得眠若劇者必反覆顛倒心中懊憹者邪結胸中也宜梔子豉湯
汗下後煩熱胸中窒者邪陷胸中也宜梔子豉湯
吐下後不解不大便潮熱譫語不識人微喘直視脈弦者生濇者死若但發熱譫語者胃實也宜大承氣湯
汗吐下後微煩小便數大便因硬者胃液枯干也宜小承氣湯
吐後腹脹滿者熱邪入胃也宜調胃承氣湯
汗下後不大便舌上燥而渴日晡所小有潮熱從心上至少腹硬滿而痛不可近者宜大陷胸湯
吐下後寒格更逆吐下若食入口即吐者此因誤治而虛其正氣也宜干姜黃連黃芩人參湯

汗吐下後心下痞噫氣不除者寒氣客於胃也宜旋覆代赭湯
吐下後心下逆滿氣上衝胸起則頭眩脈沉緊發汗則動經身為振〻搖者陽虛而動胃水也宜茯苓桂枝白朮甘草湯

過經不解

太陽病十日以去過經之候也脈浮細而嗜卧者外已解也設胸滿脇痛者邪留少陽也與小柴胡湯脈但浮者則邪尚在太陽矣宜麻黃湯
傷寒十三日過經不解胸脇滿而嘔日晡所發潮熱已而微利此本柴胡證下之而不得利今反利者知醫以丸藥下之非其治也潮熱者實也先宜小柴胡湯以解外後以柴胡加芒硝湯主之
太陽病過經十餘日反二三下之後二三日柴胡證仍在者先

與小柴胡湯嘔不止心下急鬱鬱微煩者爲未解也與大柴
胡湯則愈
傷寒十三日不解過經讝語者以有熱也當以湯下之若小便
利者大便當硬而反下利脉調和者知醫以丸藥下之非其
治也若自下利者脉當微厥今反和者知爲内實也宜調
胃承氣湯
太陽病過經十餘日心下温温欲吐而胸中痛大便反溏腹微
滿鬱鬱微煩先其時自極吐下者邪氣乘虚陷入也與調
胃承氣湯若不爾者邪在半表半裡也不可與但欲嘔胸
中痛微溏者此非柴胡證以嘔故知極吐下也
太陽病六七日過經表證仍在脉微而沈反不結胸其人發狂
者以熱下焦少腹當硬滿小便自利者下血乃愈所以然者以

太陽隨經瘀血在裏故也宜抵當湯
病人無表裏證發熱七八日過經也脈浮數者裏實也可下之
假令已下脈數不解合熱則消穀善饑至六七日不大便者有
瘀血也宜抵當湯其脈數不解而下利不止必協熱而便膿
血也
傷寒十餘日已過經也熱結在裏復往來寒熱者與大柴
胡湯但結胸無大熱者此為水結在胸脇也但頭汗出者大
陷胸湯主之

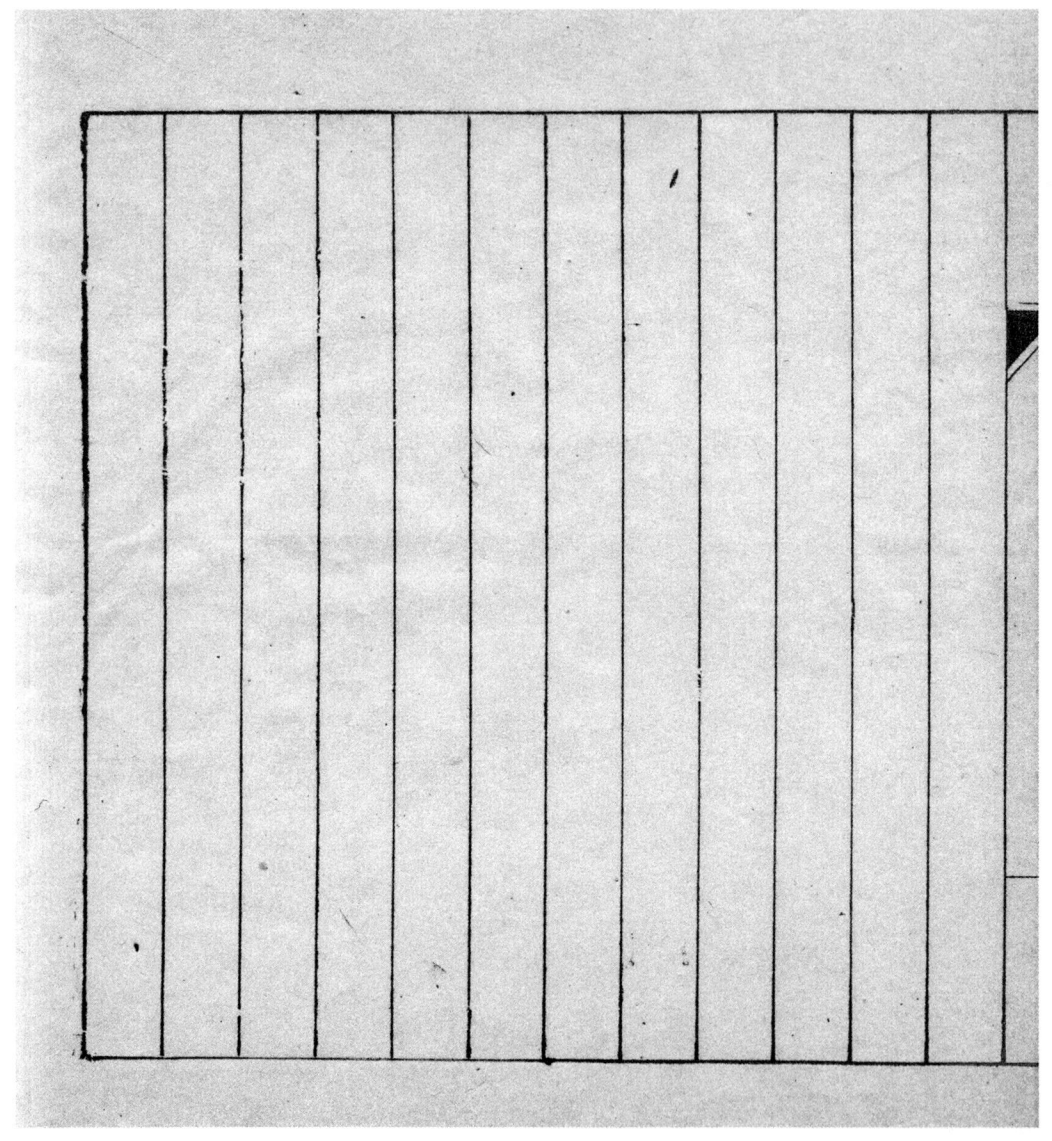